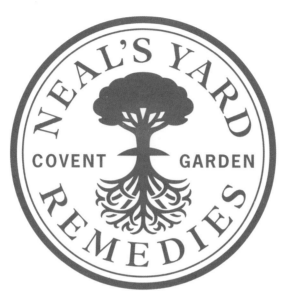

HEALING
FOODS

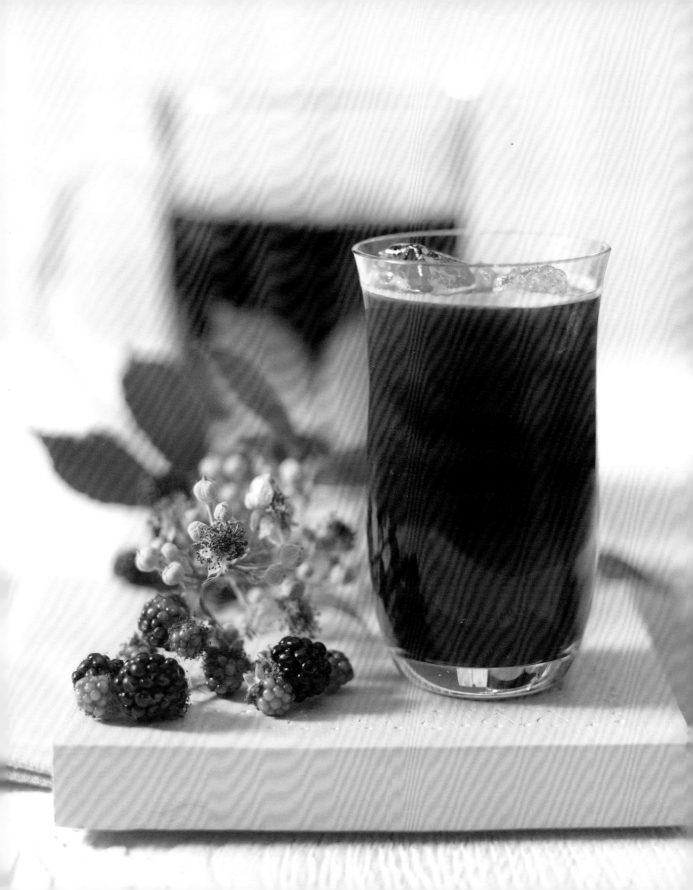

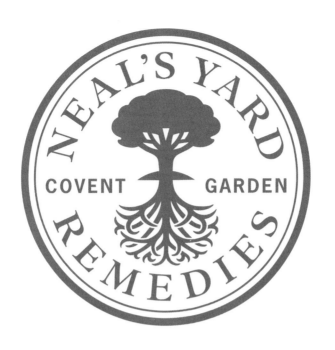

治愈系美食

[英] 苏珊·柯蒂斯　　[美] 帕特·托马斯　　[英] 德拉加娜·维利纳克　著

常洁　译

中国轻工业出版社

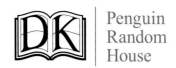

A Dorling Kindersley Book

图书在版编目（CIP）数据

治愈系美食/（英）苏珊·柯蒂斯（Susan Curtis），（美）
帕特·托马斯（Pat Thomas），（英）德拉加娜·维利纳克
（Dragana Vilinac）著；常洁译. —北京：中国轻工业出版
社，2018.11
ISBN 978-7-5184-2002-5

Ⅰ.①治… Ⅱ.①苏… ②帕… ③德… ④常… Ⅲ.①食物
养生 Ⅳ.① R247.1

中国版本图书馆CIP数据核字（2018）第138188号

责任编辑：伊双双　　责任终审：劳国强
封面设计：锋尚设计　　版式设计：锋尚设计
责任校对：晋　洁　　责任监印：张　可

出版发行：中国轻工业出版社
　　　　　（北京东长安街6号，邮编：100740）
印　　刷：鸿博昊天科技有限公司
经　　销：各地新华书店
版　　次：2018年11月第1版第1次印刷
开　　本：889×1194　1/16　印张：22
字　　数：200千字
书　　号：ISBN 978-7-5184-2002-5
定　　价：138.00元
邮购电话：010-65241695
发行电话：010-85119835
传　　真：85113293
网　　址：http://www.chlip.com.cn
Email：club@chlip.com.cn
如发现图书残缺请与我社邮购联系调换
161363S1X101ZYW

A WORLD OF IDEAS:
SEE ALL THERE IS TO KNOW

www.dk.com

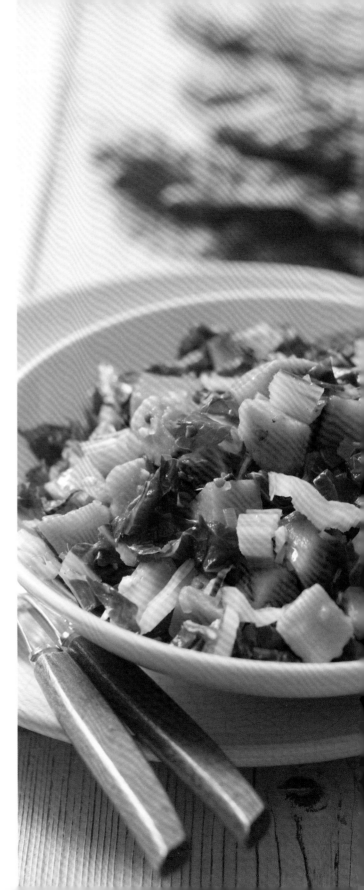

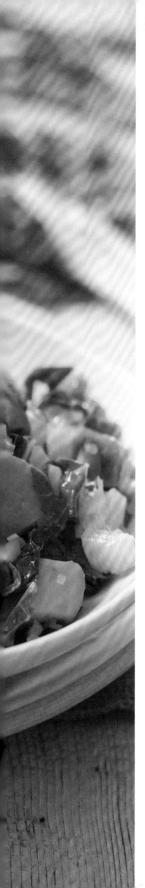

目　录

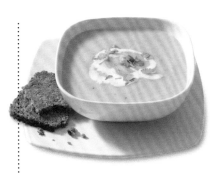

关键图标

以下图标代表食物在健康领域的作用。

♡ 心脏及血液循环系统	⚡ 增强能量
☰ 消化系统	🖐 肌肉及关节
泌尿系统	✋ 皮肤及头发
呼吸道系统	思维及情绪
✳ 排毒	◉ 眼部健康
⚖ 平衡新陈代谢	♂ 男士健康
免疫支持	♀ 女士健康

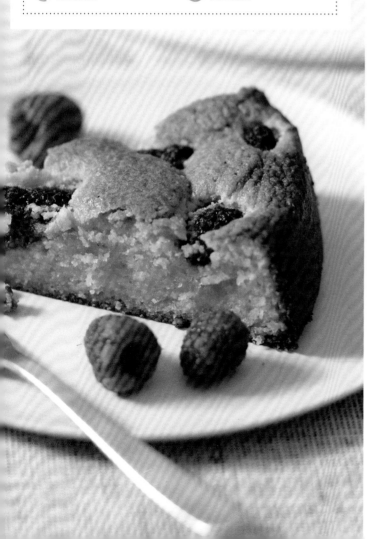

作者

苏珊·柯蒂斯（Susan Curtis） 自20世纪80年代中期成为一名顺势疗法医师和理疗师。英国NYR（Neal's Yard Remedies）有机护肤公司董事。曾编写过数本书籍，包括《芳香精油宝典》（*Essential Oils*），并与他人合著《女性自然疗法》（*Natural Healing for Women*）。苏珊有两个已经成年的孩子，她对于帮助人们如何更好地、健康地饮食，从而拥有一个更加有机健康的生活方式，有着极大的热情。

帕特·托马斯（Pat Thomas） 记者、活动家、播音员，并且热爱厨艺。她编写过不少有关健康及环境领域的书籍，并从业于前沿活动机构，为其在健康及可持续的饮食方式上出谋划策。她曾是《生态学家》（*The Ecologist*）杂志的编辑，曾担任英国保罗·麦卡特尼（Paul McCartney）"周一不吃肉"（Meat Free Monday）运动的负责人。如今在土壤协会（Soil Association，英国有机认证机构）拥有委员会席位，并且是英国NYR有机护肤公司自然健康网站（NYR Natural News）的编辑，负责NYR自然新闻的撰写。

德拉加娜·维利纳克（Dragana Vilinac）医疗草药学医师，来自于一个具有浓厚传统草药学医师血统的家庭。她的人生目标是探索并学习植物、地球及人体之间的疗愈动态系统。她自20世纪80年代起就对西方医学、中药及传统藏药（不丹草药学）等领域进行研究。她还是国际发展项目有关欧洲及亚洲草药医学领域的顾问医师。她曾与他人合著以植物的药食同源性为主题的书籍。英国NYR公司首席草药师。

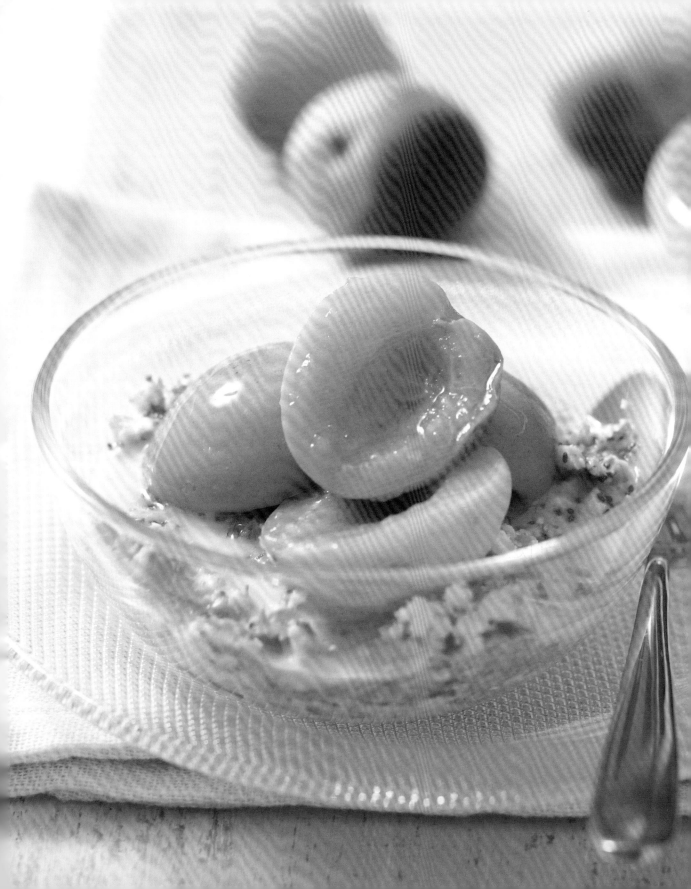

INTRODUCTION
引言

"让食物成为你的良药，药物来自于食物。"

—希波克拉底（HIPPOCRATES）

无论我们是否意识到，人类日常所吃的食物对健康和**幸福感**有极大的影响。更好地认识日常饮食及食物的**治愈功能**，能够帮助我们做出必要的调节以满足身体日常所需，从而为保持并改善**身体健康**带来明显的效果。

食物的治愈力量

营养学已经阐明了"完整食物"的重要性：食物中的各种营养对于人体健康有着协同推进的作用。而加工食品使食物损失了大量营养成分，从而可能会导致疾病。从日常饮食中，人体能获得50多种必需的维生素、氨基酸、矿物质和必不可少的脂肪酸。另外，我们在水果、蔬菜、豆类、谷类以及动物制品中能获得超过1200种营养素。

植物营养素的彩虹色谱

植物营养素是植物中的生物活性成分，能影响植物的颜色及气味。虽然维生素和矿物质在人类生活中并不是本质要素，但它们以多种方式支持着人体健康。

例如，抗氧化剂能抑制自由基带来的损害，从而保护人体健康。自由基是由人体代谢和环境污染而产生的不稳定分子，会造成疾病并损害我们的身体器官与组织。

颜色的抗氧化作用

颜色	植物营养素	益处	来源
绿色			
	叶黄素	保护眼睛；增强免疫力；维持器官组织、皮肤以及血液健康	羽衣甘蓝，羽衣甘蓝叶，黄瓜，西葫芦，豌豆，鳄梨，芦笋，四季豆
	叶绿素	排毒；促进血红细胞及胶原蛋白形成；补充能量及提升幸福感	所有绿叶蔬菜，芽菜，微藻类
	吲哚类化合物	抗癌；平衡激素水平	抱子甘蓝，西蓝花，白菜，卷心菜，芜菁（大头菜）
橙色/黄色			
	胡萝卜素（包括α-胡萝卜素、β-胡萝卜素、γ-胡萝卜素）	维生素A的来源；抗癌；保护心脏；保护黏膜组织	橙色及黄色水果、蔬菜（彩椒、南瓜、胡萝卜、杏、杜果、橘子、葡萄柚）
	叶黄素类（包括玉米黄质及虾青素）	维生素A的来源；抗癌；保护眼睛及大脑；增强免疫系统	红色鱼肉类（如鲑鱼），鸡蛋，大部分橙色及黄色水果、蔬菜
红色			
	番茄红素	保护心脏；抗癌（尤其是前列腺癌）；保护视力	新鲜及烹制过的番茄制品，西瓜，枸杞，番木瓜，玫瑰果
	花青素	降低心脏疾病及神经退化性疾病风险；抗癌	蔓越莓，草莓，覆盆子，樱桃，紫甘蓝
蓝/紫色			
	花青素	抵抗自由基；抗癌；抗衰老	蓝莓，茄子，葡萄，葡萄汁，葡萄干，葡萄酒
	白藜芦醇	抗癌；维持激素平衡	葡萄，葡萄汁，葡萄酒，桑葚，可可粉
白色			
	烯丙基硫化物	增强免疫力；抗癌；消炎	洋葱，大蒜，葱，韭菜
	黄酮类	降胆固醇，降血压；降低罹患癌症及心脏疾病风险	香蕉，菜花，蘑菇，洋葱，欧洲防风草，马铃薯，大蒜，生姜，芜菁

不同的饮食方式

我们并不主张用一个严格的方法来规定日常饮食，因为这些都可以从传统饮食中学习并继承。人类是非常具有适应性的，有趣的是，在不同文化习俗影响下的人们，形成了不同的饮食习惯来适应环境及保持健康。

传统饮食方式

因纽特人饮食方式

生活在北极区域的因纽特人，在其传统日常生活中获得的谷物及新鲜蔬菜、水果资源较少。但他们可以通过捕猎当地资源最丰富的鱼类（及肉类）来获取日常营养。世界其他地区植物含有的维生素及矿物质也大多数存在于因纽特人的饮食食谱中，例如：维生素A和维生素D存在于冷水鱼及哺乳动物的油脂和肝脏中；维生素C可以从驯鹿的肝脏、海带、鲸鱼皮以及海豹内脏中获得。人们通常将食物直接生食或冰冻食用，从而使这些食物中的维生素C可以更好地保存下来（维生素C加热后会被破坏。）

地中海饮食方式

近几年被广泛宣传的另一种传统饮食文化是地中海饮食文化。这种饮食习惯主要以新鲜蔬菜、水果及全麦谷物为基础。使用更健康的油脂（如橄榄油、新鲜鱼油）、葡萄酒以及少量的肉类。研究表明，严格按照地中海饮食方式生活将有助于抗癌，降低患心脏疾病、帕金森症以及阿尔茨海默症的风险。研究表明，地中海饮食方式能够降低这些疾病的死亡率。另外，对按照地中海食谱进食的人群的研究表明，这种饮食习惯能显著改善身体健康，并使青年人的死亡率降低9%。

日本饮食方式

传统的日本菜肴富含从鱼类及动物内脏获得的脂溶性维生素、由鱼汤获取的矿物质，以及含有大量有益乳酸的发酵食品，如豆豉和味噌。尽管日本传统菜肴的分量往往比较少，但它们都富含大量的营养。事实上，按照这种饮食习惯进食的日本人是世界上最健康、肥胖率最低并且最长寿的人群之一。

"返祖"古式饮食方式

这种饮食习惯又被称为狩猎-采集饮食或穴居人饮食。这种营养饮食计划建立在远古时期的饮食基础之上，更多地食用早期石器时代（大约250万年前至1万年前直到农耕社会开始）人类习惯摄取的野生植物及肉类。早期人类在觅食时只能根据季节获取相应的食物，并且不像现代人这样将野菜与种植作物、药用植物与食用植物区分开。尽管古式饮食已经包含了常见的现代食品——大部分鱼类、草饲及谷饲肉类、水果、菌类、叶菜类、根菜类、坚果等，但它在很大程度上避开了在西方饮食习惯中人们所熟悉的豆类、谷物、乳制品、盐、精制糖以及精炼油。研究表明，"返祖"古式饮食能够改善健康，降低糖尿病、癌症、肥胖症、痴呆症及心脏病等疾病的发病率。

以上这些饮食方式的共同点是均以植物为基础，偶尔摄入肉类（如节日或宴席）。另外，这些饮食方式含有丰富的油性鱼类，富含ω-3脂肪酸DHA，其必需脂肪酸的比例更加健康（不同于现代快节奏饮食习惯，这些油性鱼类中ω-3脂肪酸的含量高于ω-6），并且具有很强的抗氧化作用。如果人们按照季节享用新鲜时令食品、摒弃加工食品，并且进食时间合理规律，不在正餐之间吃零食，这意味着在一整年中，我们能够摄取大量富含营养、保持身体最佳健康状态所必需的食物。

西方饮食方式

相反的，现代西方饮食方式又被称为西方型饮食模式。其特点是摄入大量红肉类、糖、人工合成甜味剂、高脂肪食物、盐，以及精制谷物。另外，这种饮食方式也包含大量氢化及反式脂肪、高糖分饮料以及加工肉类。研究表明，按照这种饮食方式生活的西方人群，其各种疾病的发病率明显升高，例如，肥胖症、心脏疾病和癌症（尤其是结肠癌）等。由于典型的西方饮食方式往往伴随着谷物的高消费率（如早餐麦片、面包、蛋糕、饼干、比萨等），这导致谷物成为重要的碳水化合物及矿物质来源。尽管全麦谷物里含有B族维生素和纤维素，但目前大部分研究认为，这种饮食方式造成的谷类高依赖性会给保持身体健康带来很高的成本。大量使用现代高筋小麦粉、过度依赖小麦制品和精制谷类食品，都会对我们的消化系统及营养平衡造成压力。例如，目前麸质不耐受及麸质过敏人群的数量在不断增加，如果这类人群在一天之中进食大量谷类食品，将会造成腹部浮肿等疾病。

"目前人们认为，对谷类的高依赖性会给保持身体健康带来很高的成本。"

谷物中含有被称为"抗营养素"的成分，会阻碍消化系统吸收身体必需的营养物质。抗营养素是一种植酸，在麸皮或大部分谷物的外壳中含量最高，它能够控制种子在适合的条件下发芽。这种植酸会阻挡人体对必需矿物质的吸收，如钙、镁、铜、铁、锌等。长期大量摄入加工不当的全麦食品，有可能会导致严重的矿物质缺乏及骨质疏松。这也是为什么大量食用未经加工的麸皮，初期能改善肠道规律性，但从长远来看则有可能导致过敏性肠道综合征（俗称IBS）及其他不良反应的原因。

尽管谷类被认为是日常饮食中非常有用的一部分，但因为其"抗营养素"成分的存在，谷类必须进行合理加工。世界上不同文化习俗地区都已经发展出了与自己地域相适应的谷类加工办法，如浸泡、发芽，以及广泛应用的发酵技术。为了抑制谷物中的"抗营养素"成分，一些旧时传统加工办法是利用复杂工序生产出现代不常见的食物，但它们曾是日常饮食的一部分。例如，曾在西方欧洲地区广泛传播的传统黑麦面包发酵工序，其可以促进黑麦的营养成分更易被人体吸收。

现代西方日常饮食也包括大量的豆类及其制品，尤其是大豆制品。尽管摄取豆制品可以获得人体必需的纤维素及蛋白质，但豆类也含有"抗营养素"成分。如大豆，其营养成分中钙的含量很低。如果不对大豆进行发酵以去除其中的"抗营养素"，那么它的营养价值可能比大部人认为的要低。有趣的是，日本传统饮食习惯里包含了大量大豆，但其往往被发酵成豆豉和味噌。日本的加工办法可以消除豆类及谷类制品中的大部分"抗营养素"。但豆奶并没有经过发酵工序，所以这是造成缺钙及消化系统不适的原因之一。大豆中含有一种非常有效的植物雌激素，对降低更年期妇女潮热症有较好的效果，但并不适合幼儿或者所有人摄取。

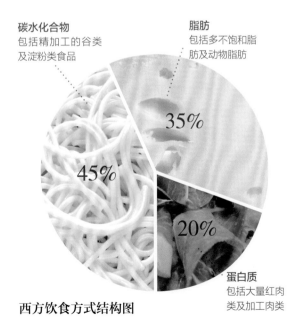

碳水化合物
包括精加工的谷类及淀粉类食品

脂肪
包括多不饱和脂肪及动物脂肪

45%

35%

20%

蛋白质
包括大量红肉类及加工肉类

西方饮食方式结构图

西方饮食结构中，主要营养成分包括脂肪、碳水化合物以及大部分被加工过的蛋白质。同时包括大量的糖、精制谷类和饱和脂肪酸。

膳食多样化是生活的良性调味剂

　　一个好消息是如果你正按照之前提过的西方饮食方式生活，那么你可以非常容易地通过调整饮食习惯来改善身体健康。摄入多样化的高营养低热量食品，既可以控制体重又有利于健康，例如，各种新鲜蔬菜和水果。膳食多样化保证我们稳定地获得高生物利用度的营养素，从而能够帮助我们降低罹患各种疾病的风险，如阿尔茨海默症、痴呆症、焦虑症、抑郁症、关节炎、某些癌症（包括乳腺癌和肠癌）以及心血管疾病等。

膳食多样化

　　没有一种或一类食物能够提供人体所需的全部营养素，所以膳食多样化越来越为人们所看重。实验表明，多元化的饮食结构能够维护血糖平衡及血管壁健康，从而降低2型糖尿病的发病率。另外，摄入丰富的应季时令蔬果可以有效降低罹患癌症的概率，特别是对消化道系统类癌症。为了促进日常饮食品种的多样化，我们可以选择杂粮面包、混合麦片以及食材丰富的蔬菜水果沙拉，并配以多种酱料。

　　将各种食材放在一起炒、炖及做成各种汤也是加强膳食多样化的一种方式。或者平时在超市购物时，也可以多购买一些家里不常吃的蔬菜及水果。膳食多样化不但能带来更高的生活满意度，也能减少糖类、盐及脂肪的摄取，从而降低患心脏疾病的风险。另外，使用多种香料及香草也能够增加食物的风味及营养。例如，在生菜沙拉中加入一小把切碎的新鲜香草，就能将菜肴具有的抗氧化作用额外提高75%。

膳食多样化建议

传统饮食方式	多样化饮食方式
早餐 加糖牛奶麦片，香蕉，橙汁，加奶红茶	**早餐** 加入水果干、葵花籽、南瓜籽、肉桂粉及枫糖浆的牛奶燕麦粥，玫瑰果及木槿花草茶
午餐 小麦面包，火腿，奶酪，生菜沙拉三明治，一份水果	**午餐** 姜黄扁豆汤（p212），黑麦面包（p328）配黄油，一份水果
晚餐 鸡肉（或其他肉类）搭配一份蔬菜及米饭	**晚餐** 日式烤鲑鱼佐新鲜莳萝（p268），什锦豆沙拉（p226）
零食 薯片	**零食** 粗粮饼干配香菜鹰嘴豆泥（p196）
总计使用13种食材	**总计使用35种食材**

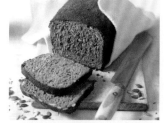

黑麦面包（p328）

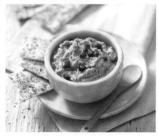

香菜鹰嘴豆泥（p196）

遵循作物的自然规律

传统的膳食方式能够带来健康及幸福感，如地中海饮食及因纽特人饮食等（P11），其成功在于它们所使用的大部分食材是该地区富含营养的时令食物。然而，为了从当地种植的新鲜农产品中获得最好的营养，值得考虑购买有机食品，因为以这种方式生产的食品含有更多的营养，使得这些季节性食品对我们的健康非常有益。

食材的地域性及应季性

按照季节变化调整日常饮食，人们能够更多地摄入当地的新鲜食物，从而有利于身体的"能量"。选择地域性及时令性食材、饮食遵循自然周期的规律，能够普遍提升人们的幸福感。但这并不代表强迫你必须在什么时间进食哪种食物。某些食物不一定生长在你所生活的地区，如鳄梨和香蕉。总体原则是要建立在人们日常饮食习惯的基础之上。另外一个比较好的建议是保持80：20原则，即在日常膳食中摄入80%当地时令的未加工食品，辅以20%其他地域生产的食品或反季食品。当按照地域及季节变化调整饮食后，大部分人发现自己在烹饪上更有创意了。举个例子，如果打开一张本地区的食物图谱，你很可能会发现一种不认识的水果或蔬菜，而你必须找到最适合的方法去烹饪它。并且当下次该季节到来，你会期待能够再次享用这种食物。或者也许你会对学习如何保鲜这种食材更感兴趣，这是更传统、对身体影响更小的一种延长食物时令性的方式。

有机食品的益处

有机食品是在有机农场中，利用对环境及动物相对友好的种植方法生产的作物。这类种植方法在世界大部分国家已经有了相关法律规定。任何食品作为有机食品出售必须进行严格的监管。有机农业已经意识到人体健康与作物的生产方式有着直接联系，禁止使用人工肥料，农民通过轮种、堆肥、生物肥和苜蓿来培育肥沃的土壤。相反的，现代化密集型农业则会导致作物中矿物质及维生素含量降低。通过观察英国和美国官方发布的食物营养成分表，可以看出当今水果、蔬菜、肉类及其他日常食物中矿物质的含量均低于以前。

"有机食品中含有什么不是重点，更重要的是我们需要关注有机食品中缺乏什么。"

由于土壤中矿物质含量减少（如镁、锌），作物在生长期间吸收的矿物质也越来越少，从而导致我们摄入的矿物质更少。受到现代化密集型农业影响最大的矿物质包括铁、锌、铜、镁、硒等元素，并且其减少的程度非常明显。一个早期的研究（*Journal of Applied Nutrition*, 1993）对比了在美国郊区分别利用有机及现代密集型方法种植的苹果、马铃薯、梨、小麦及甜玉米中的矿物质含量。相同重量下，通过有机方式种植的作物中矿物质的平均含量要远高于通过现代密集型方法种植的作物。在有机作物中，钙的平均含量高出普通种植作物63%，铬高出78%，铁高出73%，镁高出118%，钼高出178%，磷高出91%，钾高出125%，锌高出60%。现在更多的研究支持了这种观点。根据人口研究，西方国家中身体缺乏这些矿物质的人群数量在不断上升，从而导致贫血、亚健康、生育率降低、免疫力低下等问题的出现。而有机农业则能够阻止作物中矿物质含量持续降低。有机食品中维生素C、酚酸及抗氧化成分的含量也高出普通食品60%~80%。另外，从同样重要的健康角度来看，有机肉类及乳制品中ω-6和ω-3脂肪酸的含量比例更好。

有机食品中含有什么不是重点，重要的是我们需要关注有机食品中缺乏什么。大部分人认为，现代农业中使用的人工合成化学品会损害我们的神经系统、循环系统、内分泌以及生殖系统，尤其是对于生长发育期的婴幼儿和少年儿童影响更大。尽管现今大部分国家都规定了食品中农药残留量的安全标准，但这种标准是建立在不同国家的化学产业水平之上，并且对损害力更大的、多种农药混合的残留检测效果不够精确。许多加工食品中常见的食品添加剂也被禁止用于有机食品的生产。例如，目前研究表明对儿童健康及肢体行为发展有影响的味精（MSG）、柠檬黄、亮蓝以及阿斯巴甜等。另外，有机食品的标准坚持在人类活动较少地参与下，给予动物成长所需的充足空间及新鲜空气，并且不使用常规抗生素来抑制疾病或缩短动物生长周期。

有机产业对自然环境更加友好。有机农业生产遵循自然规律，而不是去违反它。研究表明，有机农业生产过程有利于鸟类、蝴蝶以及其他多种野生动物的生存。有机农场为多种野生动物提供住所及栖息地，如蜜蜂、鸟类及蝴蝶等。事实上，有机农场中植物、昆虫和鸟类的生存率提高了50%。生物的多样性对环境及地球都有着积极的影响。

转基因食品

转基因（GM）作物是另一种具有潜在健康风险的食品。转基因食品通过改变其遗传基因（DNA）从而使其特性达到人们预期的变化。尽管转基因科技的表现一直不尽如人意，但它是育种公司为应对气候变化和全球人口增长等问题而发展出来的。人们对于转基因食品被评估为安全食品一直存有疑虑。有证据表明它们对于人类身体健康及野生动物生存可能有一定的风险。2012年法国的一个研究表明，大鼠在经过长期转基因玉米喂养之后，罹患乳腺肿瘤及肝肾功能障碍等疾病的概率变大。在美国，尽管大部分公众要求，但转基因食品并没有被规定必须要注明相关标识。在欧洲大部分国家，人们允许利用转基因饲料喂养农场牲畜，但转基因食品进入人类食品消费环节仍然不被大众所接受，如大豆、玉米、大米、番茄及巴西坚果等。

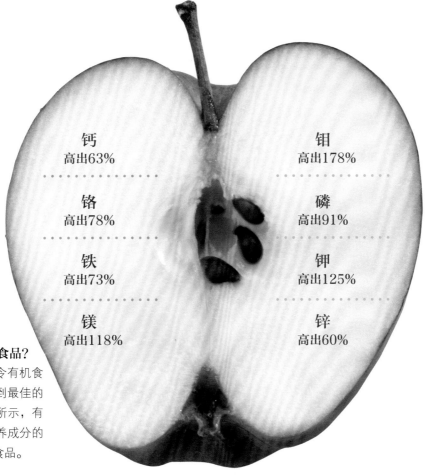

钙
高出63%

钼
高出178%

铬
高出78%

磷
高出91%

铁
高出73%

钾
高出125%

镁
高出118%

锌
高出60%

为什么选择有机食品？
选择新鲜时令有机食品能够使身体达到最佳的健康状态。如图所示，有机食品中各种营养成分的含量均高于普通食品。

食物的药食同源性

食物是维持生命、维护身体健康的基础，并且能缓解压力、疾病以及越来越糟糕的生态环境所带来的影响。科学研究表明，健康的饮食能够帮助身体长期处于良好水平，也能缓解某些急性症状。例如，生姜的传统食疗功效是缓解恶心感；蜂蜜在缓解夜咳症状方面有非常明显的效果；藏红花中的抗氧化成分能够减缓因衰老而导致的视力下降；大蒜能够抗血栓、促进血液循环，从而降低脑卒中的风险；每日进食适量坚果则有利于心脏健康及男性生殖能力。随着常规医学疗法的成本和副作用成倍增加，我们应该摄入营养更丰富、质量更好的食物。每个人都有享受高质量食品的权利，最好的方法是广泛摄取有机食品或当地应季食品。我们在重新建立食品与身体健康的关系及探索传统饮食方式的益处方面，应当汲取前人经验，将前人宝贵的知识应用于现代农业及食品加工领域。

中国与印度传统医学在食物的治愈功效方面研究了数千年，发现了不同食物具有的不同辅助治疗功效。例如，鹌鹑蛋能够集中快速地为人体补充能量，而大麦则能够缓慢持续地供给能量。传统食疗也关注季节变化与食物功效的关系。例如，冬季摄入燕麦、肉桂等暖性食品及香料；春季摄取排毒食品，如荨麻和蒲公英；夏季进食生菜、黄瓜等凉性蔬菜；秋季选择温和并提供能量的食物，如南瓜与胡萝卜。

在本书的前半部分，我们会详细介绍多种食物，包括其对健康的好处及食疗效果。本书的后半部分，我们根据不同的传统文化习惯，提供了多种对健康有益的食谱。我们衷心地希望，读者能够从本书中了解食物与健康之间不可忽视的关系，并为自己或家人选择对终身健康最有益的日常饮食。

食物的药用效果

恶心

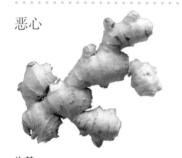

生姜
能够减轻并缓解恶心症状

咳嗽

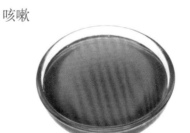

蜂蜜
自古被用来缓解咳嗽及其他咽喉不适

心脏

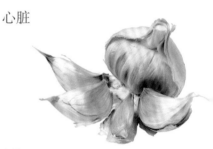

大蒜
对抗自由基，降血压

肝脏

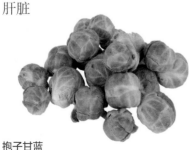

抱子甘蓝
良好的硫元素来源，增强肝功能

记忆力

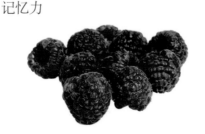

浆果
含有抗氧化成分，减缓记忆力减退

胆固醇

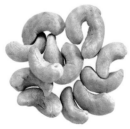

坚果及种子
富含不饱和脂肪酸，降低胆固醇

营养补充剂

良好的饮食习惯是健康的基础，但有时日常饮食并不能提供身体需要的所有营养。西方饮食方式及生活习惯也会导致人体对某些营养元素的摄入不足，如铁、钙、镁、叶酸、维生素B_6、维生素B_{12}、维生素C及维生素D。目前大多数国家政府提出了更科学的推荐膳食营养素供给量（RDAs）以广泛覆盖不同年龄与性别的人群。RDAs是膳食营养素参考摄入量（DRIs）的基础，监管机构利用DRIs创建了每日营养量（DV）标准。RDAs是基于预防坏血病和佝偻病等营养缺乏性疾病所需的最低营养水平，并不反映最佳健康状态所需的较高营养水平。这也是补充营养素的剂量往往要高于RDAs的原因。

哪些人群将受益于营养补充剂？

对于健康人群，复合维生素或其他营养补充剂能够预防维生素及矿物质不足。通过营养补充剂获得比日常饮食更多的营养元素，从而能更好地避免或控制某些特殊疾病。以下分类指出了每日摄入营养补充剂对哪些人群最有益：

● 减肥人群，可能会缺乏多种维生素和矿物质。

● 素食者，主要可能缺乏维生素B_2、维生素B_{12}、铁、维生素D、锌、碘、钙和硒。

● 严格素食主义者，在素食者的基础上，蛋白质、硒及维生素B_{12}的缺乏更严重。

● 挑食或没有健康饮食习惯的人群，补充复合维生素更为有益。

● 独居老人往往会缺乏维生素D、维生素A、维生素E、钙、锌以及维生素B_1和维生素B_2。

● 吸烟者，有可能缺乏维生素C和锌。

● 绝经前的妇女往往被体检出钙、铁、维生素A及维生素C的水平较低。

● 怀孕妇女推荐补充叶酸。研究表明，在备孕期和怀孕期间，遵医嘱补充多种营养素能够使孕妇及胎儿更健康。

● 生活在少日照的寒冷地区的人群往往缺乏维生素D。这种维生素的缺乏会导致某些疾病发病率的升高，如乳腺癌、肠癌、抑郁症、骨质疏松症、帕金森综合征以及心脏疾病。

● 生活、工作及学习压力过大的人群，补充B族维生素更为有益。

● 生育力较低的人群往往缺乏锌。

营养补充剂安全吗？

一般说来，正规的有信誉的公司售卖的营养补充剂是非常安全的，但这并不代表它适合每一个人。做一些关于营养补充剂潜在益处及风险的研究是很有必要的。如果你正患有某种疾病，建议先去正规的医疗机构咨询后，再选择相应的营养补充剂。如果你正处于怀孕或哺乳期，那么请只选择专业医生推荐的营养素。

尽管补充多种维生素、矿物质及草药被认为是一类安全的手段来预防及缓解多种疾病，但它们和一般药品相同，都是以其化学性质来影响身体。所以在补充某种营养素之前，请核实它是否会与你正在服用的药物相互影响。

在选择营养补充剂之前，本书中的信息会帮助你选择某种特定食物来补充相应营养素。例如，当需要补充钾时，可以选择香蕉、椰子汁或者新鲜浆果。

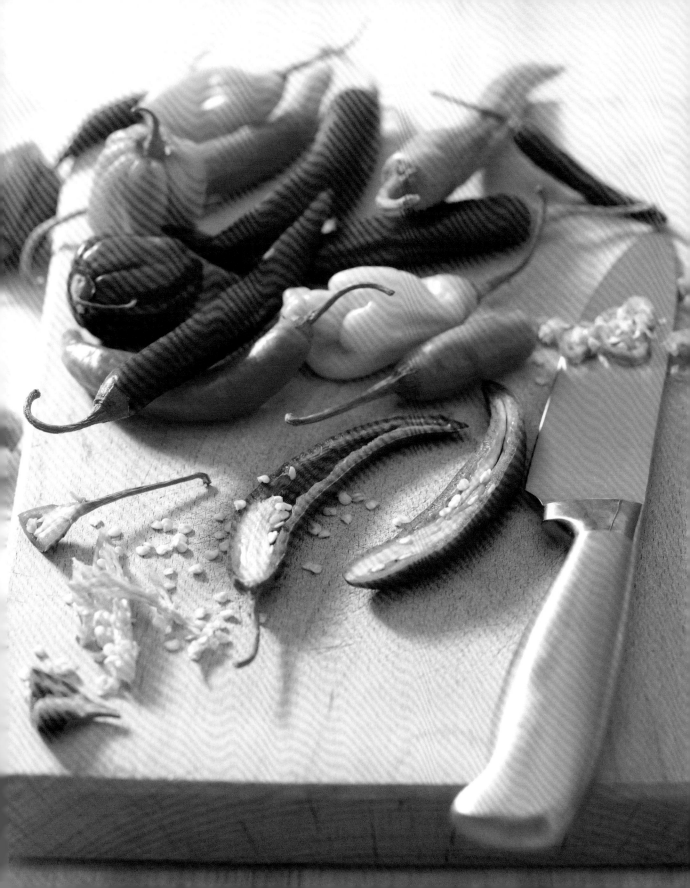

FOODS THAT HEAL
食物的治愈功效

充分利用**多种多样**的食物能为健康带来难以置信的**益处**，从而"让食物成为你的健康'**良药**'"。

苹果

🔺 平衡血糖　　🥣 缓解腹泻、便秘　　🦴 强壮骨骼　　❤️ 降低胆固醇

　　品种繁多、汁水丰富、脆甜可口的苹果，自古以来就因其对健康的益处而得到无数赞美。苹果含有大量**果胶**、纤维素，并且是一种**缓升糖**水果。它能够改善心脏健康，平衡血糖，同时也含有大量人体必需的维生素和矿物质，以及强壮骨骼的物质。

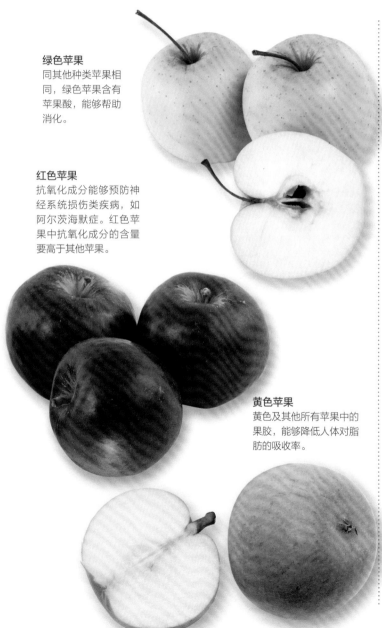

绿色苹果
同其他种类苹果相同，绿色苹果含有苹果酸，能够帮助消化。

红色苹果
抗氧化成分能够预防神经系统损伤类疾病，如阿尔茨海默症。红色苹果中抗氧化成分的含量要高于其他苹果。

黄色苹果
黄色及其他所有苹果中的果胶，能够降低人体对脂肪的吸收率。

有哪些益处？

平衡血糖　苹果中的果糖及抗氧化成分能够改善身体代谢平衡，减缓糖分进入血液的速度。

缓解腹泻、便秘　果胶具有两面性，能够根据人体实际情况缓解便秘或腹泻。

强壮骨骼　在苹果皮中发现的根皮苷（黄酮类化合物），能够预防更年期导致的骨质流失，也能够减缓因炎症及自由基而导致的骨质流失。

降低胆固醇　苹果中的果胶及其他成分（如抗氧化多酚），能够降低血液中的"不健康"（LDL，低密度脂蛋白）胆固醇，并能降低动脉粥样硬化（动脉硬化）的风险。抗氧化多酚也能防止自由基对心脏肌肉及血管的损害。

怎么吃更健康？

食用整个苹果　苹果每个部分都是可食用的，但请注意在直接食用之前要清洗干净。因为超市会给苹果打蜡使其表面具有光泽及长时间保鲜。

选择有机及本地产苹果　为了保证果实的天然无公害及新鲜程度，推荐购买有机苹果，并尽量选择本地栽种的苹果。

连皮一起吃　苹果去掉皮会失去其一半以上的营养成分，包括纤维素、维生素C及铁。

推荐食用方法

一种简单的苹果食疗法　将一个苹果磨碎，静置令其微微氧化变为浅棕色并渗出汁液，从而使其更容易消化。可每小时食用1~2大勺或根据实际需求情况食用。

烤苹果　苹果去核，加入各种坚果、水果干以及香料（如肉桂），放入烤箱中适度烤至苹果变软，即可食用。

杏

 美白肌肤　　　　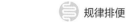 保护眼部健康　　　　🪷 规律排便　　　　🪷 抑制自由基

　　中国自数千年前就开始种植杏树，但遗憾的是很晚才传播至其他国家和地区。杏是一种**富含纤维素、低热量**的水果，并含有大量人体必需的维生素。新鲜的杏及其干果均可食用，另外它的叶子及种子（杏仁）也有重要功效。从药用价值来看，它能够**改善消化、美白肌肤、保护视力**。

有哪些益处？

美白肌肤及保护视力　杏中含有的β-胡萝卜素能预防视力下降。研究表明，杏中含有大量维生素C、维生素E、锌和铜，能够将患黄斑变性的风险降低25%。另外，经常食用杏能够保持皮肤健康，美白肌肤。

消化系统健康　杏中丰富的纤维素能促进人体规律排便，从而改善便秘，预防肠癌。

防癌抗癌　杏含有的抗氧化成分能够抑制自由基，从而预防癌症及其他疾病。实验研究表明，杏仁中含有的维生素B_{17}（苦杏仁苷）能够杀死癌细胞。

怎么吃更健康？

直接食用新鲜果实或干果　无论新鲜果实还是干果都含有大量维生素A、维生素C、维生素E及各种人体所需的重要营养元素。但在购买干果时请关注食品添加剂列表，注意选择不添加亚硫酸盐的杏干。

食用杏仁　杏仁可以食用，其具有排毒、增强抵抗力及防癌的作用。

杏仁油　杏仁油含有大量单不饱和脂肪酸及维生素A、维生素C和维生素E，可以在烹饪及制作沙拉时加入杏仁油。

推荐食用方法

平衡肉类中的脂肪　与鸭肉或鹅肉一起食用，或者在炖羊肉时加入适量杏干。

水煮　将新鲜的杏放入蜂蜜水中煮（蜂蜜与水的比例为1：3），并将6个磨碎的豆蔻及1/2香草荚加入水中，小火煨，果肉变软后即可食用。

腌制　日本乌梅或酸梅实际上是杏，配合米饭食用，能够促进消化、缓解反胃（包括宿醉引起的恶心症状）。

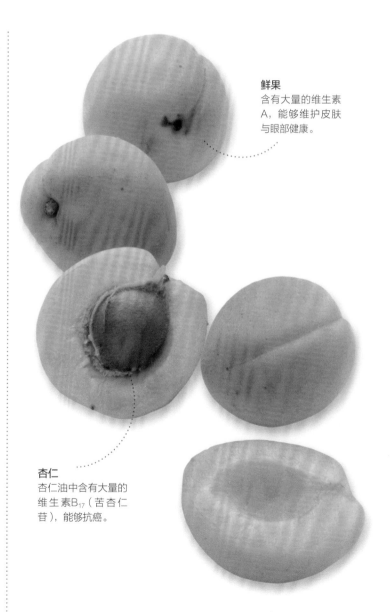

鲜果
含有大量的维生素A，能够维护皮肤与眼部健康。

杏仁
杏仁油中含有大量的维生素B_{17}（苦杏仁苷），能够抗癌。

桃子及油桃

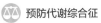 预防代谢综合征　　 清除自由基对皮肤的损害　　保持体内水分平衡

　　桃子原产于中国，自古被比喻为一种**赞美师德**的水果。与其他核果类水果一样，桃子及油桃（桃子的一类变种）都含有酚类化合物：花青素、绿原酸、槲皮素衍生物以及儿茶素——这些酚类化合物能够共同抵御**代谢综合征**（又称胰岛素抵抗综合征，是导致糖尿病及心脏疾病的危险因素）。

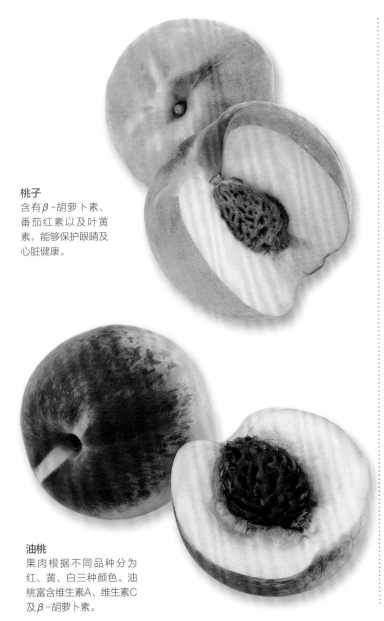

桃子
含有β-胡萝卜素、番茄红素以及叶黄素，能够保护眼睛及心脏健康。

油桃
果肉根据不同品种分为红、黄、白三种颜色。油桃富含维生素A、维生素C及β-胡萝卜素。

有哪些益处?

控制体重　桃子与油桃中含有的酚类化合物能够控制肥胖症、消炎、抗糖尿病及抵御代谢综合征。

保护皮肤　这两种水果均含有大量的维生素C，能够促进体内胶原蛋白的合成。另外，它们是人体获取叶黄素（一种抗氧化成分）的良好来源，从而减少自由基对皮肤的损害，保护肌肤健康。

利尿　桃子与毛桃中的大量磷、钾、镁等元素能够清除毒素，排出体内多余水分，并起到温和通便的作用。

防癌抗癌　实验研究表明，乳腺癌细胞（甚至是具有强侵略性的恶性乳腺癌细胞）暴露于桃子提取物会被破坏并失去活性。

怎么吃更健康?

食用应季鲜果　成熟桃子购买后应尽快食用，这是因为桃类水果很容易"过成熟"和表皮受损从而失去其大部分营养价值。

加工保存　可将鲜果制作成美味的果酱，从而保存较长时间。

推荐食用方法

抗氧化冰茶　将两个成熟的桃子切片，放入平底锅中。倒入500毫升水，加热至沸腾后关火，放入8袋绿茶包。浸泡5分钟后，轻轻挤压并拿出绿茶包，再次加入240毫升水，可用少许蜂蜜调味。冷却后加入冰块，并用薄荷装饰。

早餐百吉饼　烤好的百吉饼抹上山羊或酸奶奶酪，放上切好的新鲜桃片。可根据口味撒入适量黑胡椒以突出桃子的甜味。

梨

 低过敏性食品　　　 温和的通便作用　　　 镇定情绪　　　 保持关节柔韧灵活

　　目前市面上有各类不同品种的梨。大多数品种有很薄的外皮和类似的形状，另外一些品种的外观则稍微有些不同，如中国梨（如下图所示）。梨是一种凉性、低过敏性、能够稳定情绪的水果，它还含有大量**可溶性纤维素**、**β-胡萝卜素**、B族维生素，以及铜、钾等其他人体必需营养元素。

有哪些益处?

低过敏性　由于梨中水杨酸及苯甲酸酯的含量比其他水果低，是一种低过敏性食品，所以经常出现在过敏体质人群的日常食谱中。其也是对疾病或手术恢复期患者康复较好的一种水果。另外，梨汁也往往被推荐给第一次尝试果汁的婴幼儿饮用。

缓解便秘　梨的石细胞含有不可溶性纤维，具有润肠通便、改善便秘的功效。

改善神经衰弱　梨被认为是一种凉性、具有精神舒缓作用的食物。其含有的维生素C能促进去甲肾上腺素和5-羟色胺的合成。去甲肾上腺素能够改善神经衰弱。

改善风湿性疾病　梨含有的钾、果胶及鞣质（又称单宁）能溶解尿酸，从而改善风湿性疾病，如痛风及关节炎。

怎么吃更健康?

连皮食用　大部分维生素C及纤维素都存在于梨的外皮中，最好连果皮一起食用。

购买接近成熟的果实　梨完全成熟后很容易被碰伤，从而损失营养。购买时应选择接近成熟的果实，待放置成熟后即可食用。

梨干　和其他水果干一样，梨干是一种高糖分食品。但其富含天然纤维素，少量食用即可。

榨汁　新鲜梨汁是一种凉爽、舒缓精神的饮料，能够很好地缓解燥热及焦虑。

推荐食用方法

精力饮品　将适量梨干放入水中煮15分钟，冷却后饮用。能够改善神经衰弱及经前期综合征（PMS）。

小火炖煮　新鲜梨加入少量白糖或红酒，小火慢炖。根据个人口味，加少许切碎的生姜或肉桂粉。待温热时撒入烤杏仁碎，即可食用。

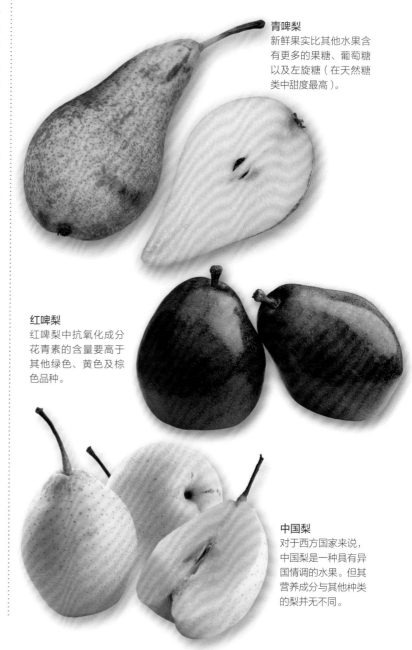

青啤梨
新鲜果实比其他水果含有更多的果糖、葡萄糖以及左旋糖（在天然糖类中甜度最高）。

红啤梨
红啤梨中抗氧化成分花青素的含量要高于其他绿色、黄色及棕色品种。

中国梨
对于西方国家来说，中国梨是一种具有异国情调的水果。但其营养成分与其他种类的梨并无不同。

李子

 保护眼部健康　　 润肠通便　　⚖ 平衡血糖　　✳ 保护肝脏功能

　　李子，或者梅子，都是蔷薇科植物。目前已有超过2000个品种，包括青李、黄香李（又称布拉斯李）以及西洋李子等。李子具有良好的**抗氧化**及**排毒**效果，能够**加快新陈代谢**。李子中含有**维生素C**、**β-胡萝卜素**，以及铬、钾、硒等多种矿物质。传统辅助治疗手段往往使用李子干或梅干来提高人体消化能力。

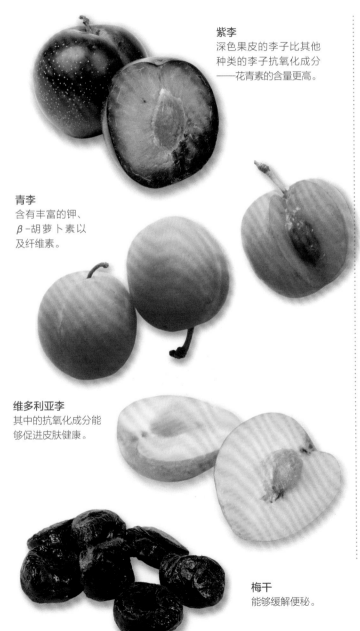

紫李
深色果皮的李子比其他种类的李子抗氧化成分——花青素的含量更高。

青李
含有丰富的钾、β-胡萝卜素以及纤维素。

维多利亚李
其中的抗氧化成分能够促进皮肤健康。

梅干
能够缓解便秘。

有哪些益处？

保护视力　李子中含有的抗氧化成分能预防因年龄增加而导致的黄斑变性（又称老年性黄斑变性，这是导致老年人失明的主要原因之一）。

缓解便秘　富含大量纤维素、果胶、果糖以及硫元素，能促进食物在人体肠道中有效运行。另外，李子中含有的纤维素（如山梨糖醇及吲哚）具有润肠通便的作用。

加快新陈代谢　含有大量人体必需的钙、钾、镁等矿物质，以及抗氧化成分β-胡萝卜素。有助于调节心率、血压、血糖以及人体水平衡。研究表明，饭前食用李子能够增强食欲及促进消化。

排毒　李子具有排毒的作用，并能提高肝脏功能，从内而外改善肌肤健康。

怎么吃更健康？

干果　梅干是一种全年都能食用、具有良好营养价值的食品。梅干中可溶性及不可溶性膳食纤维的含量都很高，能够缓解便秘、调节血糖。

连皮食用　大部分抗氧化成分存在于李子的表皮中。

推荐食用方法

烘焙　将李子对半切开并去核，放入烤箱中（180℃）烤至表皮褶皱。直接食用，也可根据个人口味加入少量蜂蜜或酸奶。

甜米饭沙拉　将李子和开心果切碎，拌入冷却的糙米沙拉中。用适量初榨橄榄油及果醋（如蓝莓醋或覆盆子醋）调味。

猕猴桃

 促进胶原蛋白合成　　 润肠通便　　 降低血液中甘油三酯　　 预防感冒及流感

　　猕猴桃，又称奇异果，原产于中国，这种曾经不常见的水果如今在世界各地阳光充足的地区广泛种植和栽培。绿色猕猴桃与黄色猕猴桃在营养成分含量上稍有不同，但均对**消化系统**和**心脏健康**有益。猕猴桃含有大量的维生素C，能够**美容养颜**、**增强肌肤健康**、**提高免疫力**以及对抗各种炎症。

有哪些益处?

美容养颜　含有大量维生素C，能够促进胶原蛋白合成，并能修复因日晒及风吹导致的肌肤损伤。

消化系统健康　猕猴桃中富含的纤维素能润肠通便，两个猕猴桃就能提供20%身体日常所需的膳食纤维，在缓解便秘及保持肠道健康方面均有良好的效果。另外，猕猴桃中含有猕猴桃碱，能够促进蛋白质的消化。

心脏健康　研究表明，猕猴桃中含有大量黄酮类化合物及维生素C和维生素E，能够降低血液中甘油三酯（一种脂肪成分）的含量及减少动脉斑块（动脉粥样硬化）的形成。果肉中小小的黑色种子富含维生素E和ω-3脂肪酸，是一种天然的血液稀释剂。

增强免疫力　维生素C能够提高人体免疫力、预防感冒和流感，并能对抗各种炎症。

怎么吃更健康?

直接食用　可以像西方人吃煮鸡蛋一样用勺子挖着吃。食用时请注意，绿色猕猴桃中的猕猴桃碱会与一些食物中的蛋白质发生凝结反应，如乳制品，所以最好不要同时食用。

两种颜色的猕猴桃一同食用　绿色猕猴桃含有更多膳食纤维，而黄色猕猴桃含有更多维生素C和钾。

推荐食用方法

综合思慕雪（smoothie）　将1/4个西瓜去籽、2个猕猴桃去皮、1根香蕉剥皮后一同放入搅拌机，搅拌混合后食用。

排毒汤　制作两人份的排毒汤：1/2个甜瓜、1个猕猴桃、1个熟梨（去核去籽）、少量绿葡萄、新鲜生姜碎（可选）及200毫升芦荟汁，以上所有食材放入搅拌机中混合均匀。放入冰箱冷却后，倒在已去掉果肉的空甜瓜壳中。用小块猕猴桃及新鲜薄荷装饰即可。

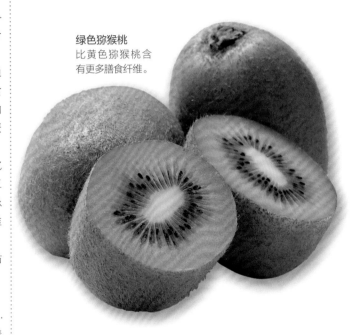

绿色猕猴桃
比黄色猕猴桃含有更多膳食纤维。

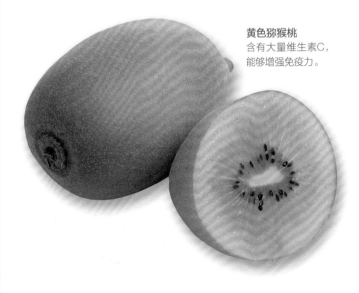

黄色猕猴桃
含有大量维生素C，能够增强免疫力。

无花果

调节心率及血压　　　强健骨骼　　　润肠通便

　　无花果是一种味道甜美的季节性水果，在每年7月至9月成熟，可在新鲜时供人们享用，或制作成果干。新鲜无花果及其干果都富含钾元素，能够调节**血压**。另外，无花果具有**维护消化系统健康、强健骨骼**的功效。

紫色无花果
这种无花果含有大量纤维素，能够润肠通便、降低肠癌风险。

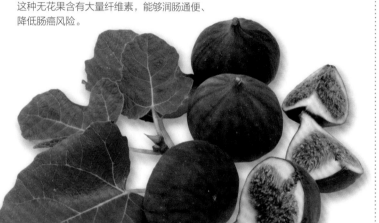

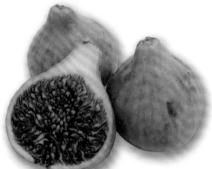

白色无花果
同紫色无花果一样，白色无花果也富含纤维素、钙、钾与其他微量元素。

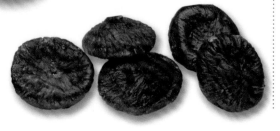

无花果干
干果保留了鲜果所有的营养成分，但其β-胡萝卜素含量较低。

有哪些益处？

调节血压　新鲜无花果及干果都含有大量钾，对于肌肉和神经的安抚起到至关重要的作用，并能够平衡体液、调节心率及体内水平衡。无花果对于高血压人群是一种非常健康的食物。

强健骨骼　无花果是很好的钙质来源。一个无花果就能提供人体每日建议摄入量10%的钙元素。钙是促进身体健康及骨骼成长的重要元素之一。另外，无花果中大量的钾元素也能减少钙质流失。这说明，食用无花果能使身体吸收更多的钙。

促进消化，缓解便秘　无花果含有大量膳食纤维。每日摄入适量膳食纤维能够维持消化系统健康、改善便秘。

怎么吃更健康？

食用鲜果　相对于干果来说，无花果鲜果的热量及含糖量更低。鲜果也含有更多β-胡萝卜素，从而能为人体转换更多的维生素A。

食用干果　无花果干全年可食用。它比鲜果含有更多纤维素、蛋白质、钙、钾、镁和磷。干果也是获取果胶（一种可溶性膳食纤维）的良好来源，能够帮助人体降低血糖。但干果的热量及糖分都更高。

推荐食用方法

作为零食　无花果干是一种很好的甜味小零食，可以用来代替糖果和巧克力，特别适合减肥人群食用。

同麦片一起食用　将无花果加入早餐中对身体非常有益。把切碎的无花果加在牛奶麦片或粥中，既美味又健康。

榅桲（木梨）

 缓解胃部不适　　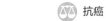 抗癌　　 消炎抗感染　　维护血管健康

　　榅桲原产于中东，是一种古老的水果，如今逐渐为人们所关注。它能够**增强免疫系统**、有益**心脏健康**。其果汁有多种功效，常用于缓解腹泻，或制成漱口水来保持**牙龈健康**及缓解**口腔溃疡**。榅桲是一种带有芳香的水果，但未经加工的榅桲非常酸。我们可以通过烹饪手段既保留果实的芳香，又获取其丰富的营养价值。

有哪些益处？

缓解胃部不适　榅桲具有镇静收敛作用，能很好地舒缓消化系统不适。同时它也是一种温和的利尿剂。

抗癌　实验研究表明，榅桲的叶子及果实均含有抑制肠癌和肾脏肿瘤细胞生长的物质。

对抗自由基　榅桲含有丰富的抗氧化成分、维生素A、维生素C、维生素E以及独特的植物营养素。对于清除体内自由基有明显的效果（自由基是导致心脏疾病、糖尿病、炎症以及癌症的因素之一）。

维护心脏健康　榅桲含有大量钾元素，能够调节心率，维持体内水平衡。另外其丰富的纤维素及抗氧化成分有助于动脉壁修复及动脉健康。

怎么吃更健康？

购买应季鲜果　每年9月至11月是榅桲的上市季节，购买时注意选择个头较大、色泽黄亮的果实。奇怪的是，榅桲虽然是一种质地较硬的水果，但其很容易受到损伤及腐坏。购买后不要放置太长时间，应在其还有香味时尽快食用。

泡水食用　一些实验表明，将榅桲泡入热水中会提高其增强免疫力的效果，并能缓解过敏性皮炎症状。

推荐食用方法

与苹果一起食用　将一大块榅桲加入苹果酱、苹果派中，或将榅桲与苹果切碎混合以提升其口感、风味和香气。

泡茶　在绿茶中加入一勺榅桲酱或榅桲蜜饯，可以增加茶水的甜味、香气以及增强绿茶的抗氧化效果。

腌制　榅桲含有大量果胶，可以做出非常美味的蜜饯。

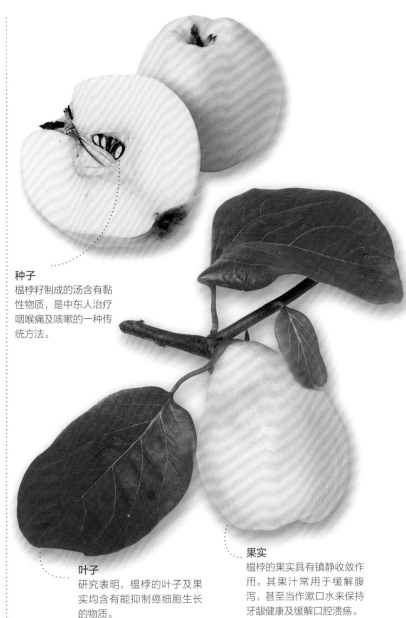

种子
榅桲籽制成的汤含有黏性物质，是中东人治疗咽喉痛及咳嗽的一种传统方法。

叶子
研究表明，榅桲的叶子及果实均含有能抑制癌细胞生长的物质。

果实
榅桲的果实具有镇静收敛作用。其果汁常用于缓解腹泻，甚至当作漱口水来保持牙龈健康及缓解口腔溃疡。

樱桃

 改善睡眠　　 增加胰岛素的分泌　　 降低运动后的炎症反应　　 预防痛风

如果选择正确品种的樱桃，那么其能够成为"超级食品"之一。蒙特默伦西（Montmorency）樱桃因其富含大量**抗氧化成分**，从而成为最具药用价值的樱桃品种。这种樱桃能够消炎并能有效预防及**缓解痛风**。它也是少数几种含有褪黑素的水果之一。褪黑素能治疗失眠、调整时差反应及**改善睡眠质量**。

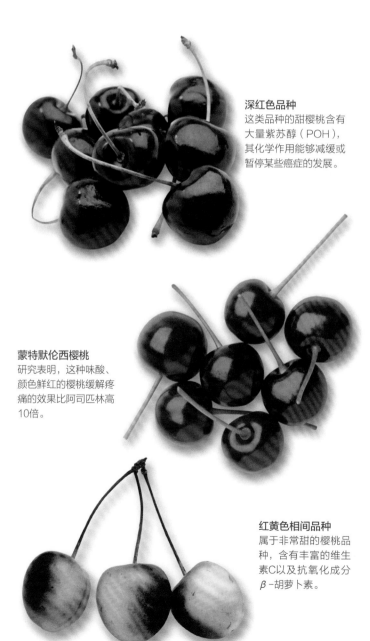

深红色品种
这类品种的甜樱桃含有大量紫苏醇（POH），其化学作用能够减缓或暂停某些癌症的发展。

蒙特默伦西樱桃
研究表明，这种味酸、颜色鲜红的樱桃缓解疼痛的效果比阿司匹林高10倍。

红黄色相间品种
属于非常甜的樱桃品种，含有丰富的维生素C以及抗氧化成分β-胡萝卜素。

有哪些益处?

改善夜间睡眠　蒙特默伦西樱桃(色鲜红、味酸)是少数几种含有大量褪黑素的水果之一。褪黑素是一种人体自然分泌的激素，其作用是调整睡眠节奏。研究表明，睡前食用一小杯酸樱桃汁能够更好地入睡。

抗糖尿病　樱桃对治疗糖尿病有所帮助。其含有丰富的抗氧化成分花青素，能促进胰岛素分泌，从而平衡血糖。

消炎　樱桃中丰富的抗氧化成分能够对抗炎症。研究表明，饮用酸樱桃汁可以降低运动员及长跑者运动后的酸痛及炎症反应。

缓解关节炎　痛风是一种炎症反应，往往会导致关节炎。痛风发生的原因是血液中的尿酸过多。酸樱桃及甜樱桃都被证实能够降低血液中的尿酸含量，并减少患痛风的风险。

怎么吃更健康?

食用应季鲜果　尽量购买有机、当地应季的新鲜樱桃。另外，窖藏或冷冻的鲜果可供全年食用，或选择浓缩樱桃汁及樱桃提取物。

尽量选择酸樱桃　酸樱桃中抗氧化成分的含量要高于其他樱桃。

推荐食用方法

樱桃干　樱桃干可加在麦片及酸奶中食用。

樱桃派　樱桃在烹制过程中并不会损失其药用价值。这使得它们成为制作果酱、派、馅饼以及其他甜点的理想配料。

樱桃思慕雪　制作水果思慕雪时加入甜樱桃能够提升香味，增强口感。

蔓生水果

葡萄

🍇 降低癌症风险　　💚 预防动脉硬化　　🟤 温和的利尿作用　　🔺 平衡血糖

　　数千年来，葡萄植株的每个部分（包括其树干中的汁液）都能入药。葡萄是一种**天然的利尿剂**，并含有丰富的**抗氧化成分**，特别是低聚原花青素（OPCs）。低聚原花青素具有多种功效，如**美容养颜、保护心脏健康、修复自由基带来的损伤**，其大量存在于葡萄籽中。

有哪些益处？

抗癌　大量存在于葡萄（特别是深色葡萄）中的黄酮类化合物、花青素、芪类化合物以及其他多种抗氧化成分，能够降低因自由基损伤导致的乳腺癌及前列腺癌风险。另外，葡萄抗氧化膳食纤维（GADF）也能降低肠癌风险。葡萄籽中含有大量抗氧化成分白藜芦醇，能够防癌并有效减缓衰老。

心血管健康　葡萄中含有的高剂量抗氧化成分，能够预防及改善动脉粥样硬化。葡萄酒和葡萄汁也含有丰富的白藜芦醇，能够有效保护心脏健康。

排毒及维持水平衡　富含钾，且钠元素含量非常低，可以促进排除体内多余水分及毒素。

维持血糖平衡　葡萄含有缓释类碳水化合物，可协助控制血糖平衡。另外，葡萄中的抗氧化成分及纤维素也能够改善代谢综合征。

怎么吃更健康？

连籽一起吃　注意选择有籽葡萄并连籽一起吃（少量）。葡萄籽中含有丰富的低聚原花青素、维生素E及亚麻酸。

葡萄干　当葡萄制作成葡萄干后，其中的果糖会转化为可溶性纤维素及果聚糖，从而利于人体吸收和消除血液中的胆固醇，并为肠道中有益微生物的生长提供能量。

推荐食用方法

拌饭或沙拉　在拌饭中加入葡萄干可以增强其营养及风味。在水果蔬菜沙拉中加入新鲜葡萄能够带来甜蜜的口感。

冷冻　冰冻葡萄是一道凉爽的甜品，且和鲜果的营养价值相同。

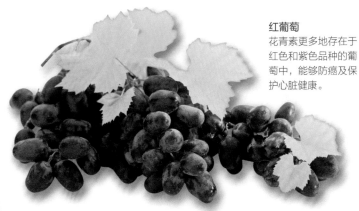

红葡萄
花青素更多地存在于红色和紫色品种的葡萄中，能够防癌及保护心脏健康。

葡萄叶
葡萄叶中含有丰富的抗氧化剂如多酚类化合物、β-胡萝卜素以及维生素K，是一种具有缓解疼痛及消炎功效的传统草药。

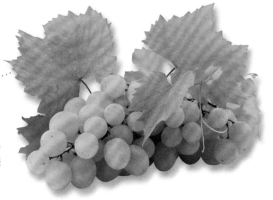

白葡萄
白色葡萄品种含有更多的抗氧化成分如黄酮类化合物和儿茶素。

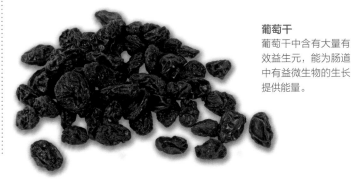

葡萄干
葡萄干中含有大量有效益生元，能为肠道中有益微生物的生长提供能量。

黑莓

 修复晒伤　　　　清除肠道毒素　　　　降血压　　　　抗癌

　　黑莓富含抗氧化成分，其含有的高剂量花青素使黑莓呈现出深紫的颜色。花青素不仅能够**抵抗自由基**对身体的损害，还能对多种现代疾病产生有益影响，如**高血压**、糖尿病、癌症、视力减退、肝功能减退以及**智力下降**。黑莓还能够清除肠道毒素、维护肠道健康。

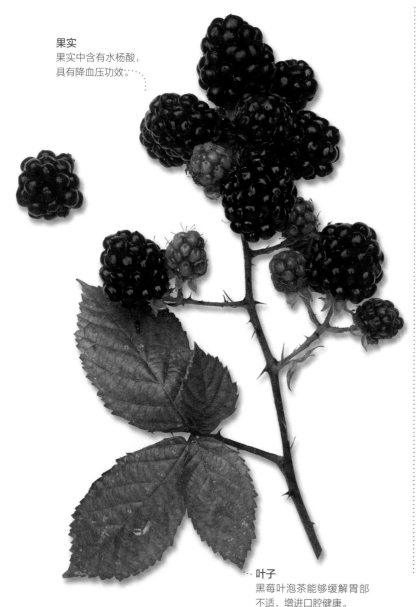

果实
果实中含有水杨酸，具有降血压功效。

叶子
黑莓叶泡茶能够缓解胃部不适，增进口腔健康。

有哪些益处?

皮肤健康　黑莓是抗氧化成分鞣花酸的优质来源，能够修复晒伤肌肤。鞣花酸还能够防止胶原蛋白流失、紧致肌肤并消除皮肤炎症。

肠道健康　含有丰富的可溶性及不可溶性膳食纤维，能够润便通肠、排出肠道毒素。

保护心脏　黑莓中含有水杨酸，这种复合物的功效类似于阿司匹林（又称乙酰水杨酸），能够保护心脏并降低血压。

抗癌　科学实验表明，黑莓中的鞣花酸能阻止癌细胞生长。

怎么吃更健康?

直接食用鲜果　黑莓中的营养成分很容易流失，可以直接去果园采摘食用，或购买后尽快吃完。常温食用即可。

叶子　黑莓叶含有天然抗生素鞣质及没食子酸。黑莓叶茶作为一种传统代茶饮，常用于缓解急性腹泻、口腔溃疡以及牙龈出血。

推荐食用方法

加入甜品　可以将黑莓加在各类甜品（如苹果泥）中以增强口感，并提升其抗氧化效果。

制作果醋　黑莓醋广泛用于各类沙拉、腌料和炒菜中。在黑莓醋中加入少量清水直接饮用能够缓解咽喉疼痛及发烧症状。将新鲜黑莓放入白葡萄酒或苹果醋中，静置于阴凉处3周后取出。平底锅中倒入果醋，每600毫升果醋加入450克细砂糖，小火慢煮5分钟。冷却后倒入密封消毒容器中即可，保存期限为一年。

黑醋栗（黑加仑）

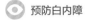

❤ 控制血压　　　◯ 抵御神经退行性疾病　　　◉ 预防白内障　　　♨ 防止尿路感染

黑醋栗不仅含有丰富的维生素C、**钾**及磷元素，其还含有高剂量的**抗氧化成分花青素**，从而能够抵抗**心脏疾病**、癌症以及神经系统疾病，如**阿尔茨海默症**等。另外，黑醋栗具有**提高视力**的作用。虽然黑醋栗直接食用过于酸涩，但它是制作果露、糖浆和果酱的上好原料。

有哪些益处？

心脏健康　黑醋栗含有的丰富钾元素能够调节心率、维持心跳、控制血压，同时它也是一种温和的利尿剂。另外，其含有的抗氧化成分能够修复血管壁损伤、预防动脉粥样硬化。

保护大脑　高剂量的花青素使黑醋栗的果实呈现出深黑色，它能保护我们的大脑免受自由基的损害，从而预防痴呆症及阿尔茨海默症。

改善夜间视力　研究表明，黑醋栗中的抗氧化成分能够改善夜间视力、缓解眼睛疲劳及预防白内障。

防止尿路感染　黑醋栗的抗菌作用与蔓越莓类似。经常饮用适量黑醋栗果汁能够预防尿路感染（UTIs）。

提高免疫力　果实富含的维生素C及抗氧化成分能够增强人体免疫力，并能加快伤口愈合。

怎么吃更健康？

加糖食用　将黑醋栗用糖腌渍，或与其他含糖量更高的水果混合后一起加在甜品中食用。

黑醋栗籽油　这种油富含维生素E及不饱和脂肪酸，如α-亚麻酸和γ-亚麻酸。经常摄入黑醋栗籽油能稳定肌肤状态、缓解湿疹及皮炎。

黑醋栗叶　利用黑醋栗叶泡茶能够止咳并缓解咽喉不适。

推荐食用方法

制作糖浆　将黑醋栗制成糖浆或果露，能更好地保存黑醋栗中具有抗氧化及提高免疫力功效的天然植物成分。

制作黑醋栗茶　将少许黑醋栗叶放入茶壶并倒入开水，浸泡几分钟后即可饮用。

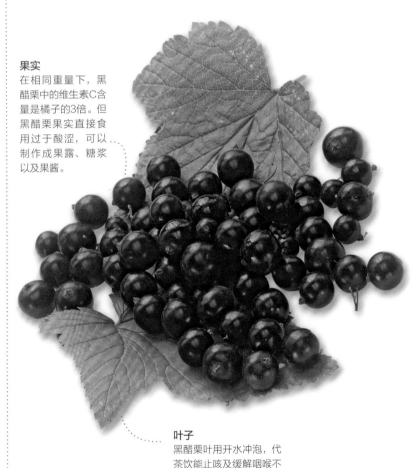

果实
在相同重量下，黑醋栗中的维生素C含量是橘子的3倍。但黑醋栗果实直接食用过于酸涩，可以制作成果露、糖浆以及果酱。

叶子
黑醋栗叶用开水冲泡，代茶饮能止咳及缓解咽喉不适等症状。

蓝莓

🔵 减缓前列腺癌细胞生长　　🔵 减缓认知功能下降　　🔵 缓解胃肠炎　　🔵 保护眼部健康

　　蓝莓原产于北美，因其良好的营养和药用价值而被广泛食用。蓝莓富含的**抗菌化合物**能缓解胃部不适。另外，其含有的大量**抗氧化成分**能**预防眼部疾病**、提高**视力**及**记忆力**，并能保护**前列腺健康**。蓝莓果实比其他浆果更甜，可直接食用。

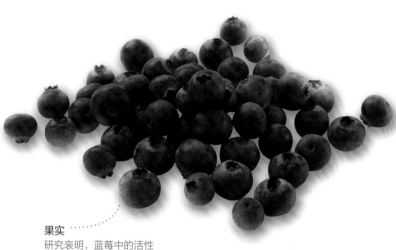

果实
研究表明，蓝莓中的活性抗氧化成分含量高于其他食物。

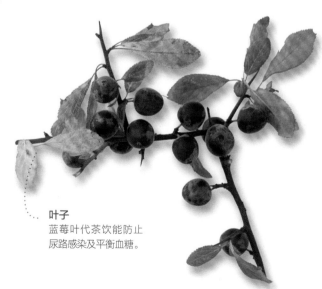

叶子
蓝莓叶代茶饮能防止尿路感染及平衡血糖。

有哪些益处?

前列腺健康　蓝莓富含原花青素化合物，能减缓癌细胞的生长及转移。现代科学实验表明，蓝莓提取物对于减缓前列腺癌细胞的生长有明显效果。

提高记忆力　对神经系统有积极的影响。研究表明，蓝莓能提高多巴胺（一种重要的神经递质）的分泌，从而增强记忆力。另外，蓝莓也能够减缓认知功能下降。

肠道健康　蓝莓富含花青素及抗菌化合物，对造成胃肠炎的因素（如大肠杆菌）有明显的清除效果，并能杀死引起腹泻的细菌。

保护视力　花青素能够维护眼睛健康，防止视网膜病变。另外，花青素也能促进胶原蛋白合成，预防青光眼。

缓解尿路感染　现代研究表明，蓝莓对缓解尿路感染（UTIs）有良好的作用。

怎么吃更健康?

购买有机蓝莓　普通蓝莓往往有大量的农药残留。食用有机蓝莓是避免各种化学农药污染的唯一办法。

蓝莓叶　蓝莓叶中抗氧化成分的含量与其果实类似，可用于防止尿路感染及平衡血糖。

推荐食用方法

早餐　在麦片或酸奶中加入新鲜蓝莓。也可将其制成能较长时间保存的冷冻蓝莓，加在早餐奶昔或思慕雪中食用。

蓝莓叶茶　开水冲泡蓝莓叶，静置几分钟后饮用。

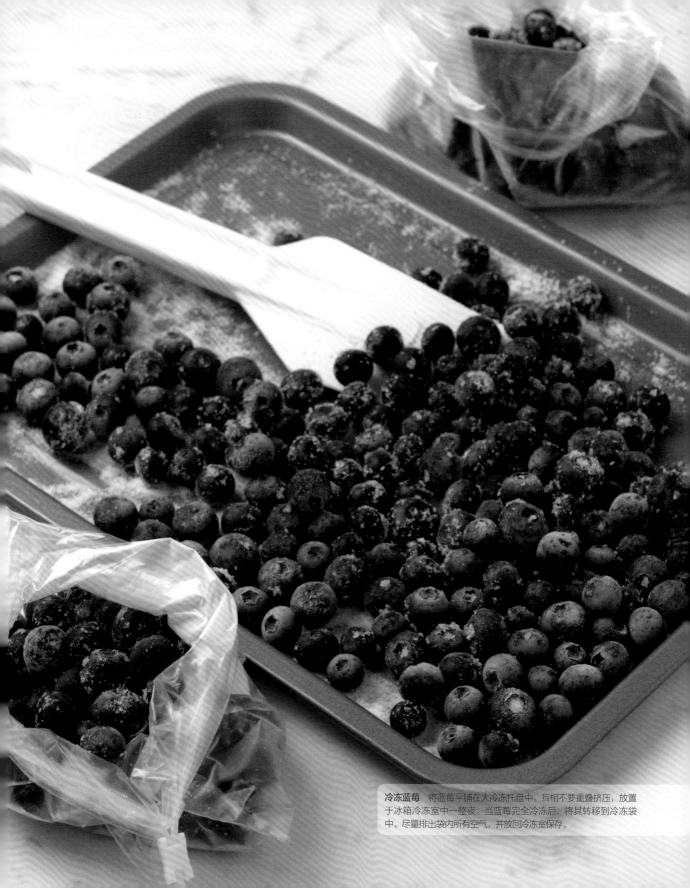

冷冻蓝莓 将蓝莓平铺在大冷冻托盘中，互相不要重叠挤压，放置于冰箱冷冻室中一整夜。当蓝莓完全冷冻后，将其转移到冷冻袋中。尽量排出袋内所有空气，并放回冷冻室保存。

蔓越莓

 预防尿路感染　　 预防牙龈疾病　　 纤体减重　　预防胃溃疡

　　蔓越莓原产于北美，这种酸涩的红色小浆果中含有大量**抗氧化成分**。蔓越莓对人体健康有很多益处，其具有**抗菌收敛**的功效，能**改善牙龈健康**、预防泌尿系统感染（包括尿路、肾及膀胱）。

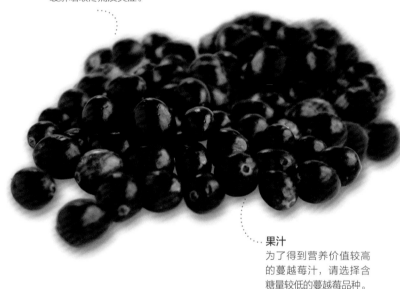

果实
蔓越莓曾被印第安人用于缓解咽喉疼痛及炎症。

果汁
为了得到营养价值较高的蔓越莓汁，请选择含糖量较低的蔓越莓品种。

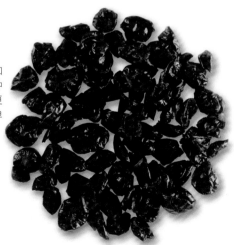

蔓越莓干
在早餐牛奶麦片中加入蔓越莓干，是一种在日常饮食中获取更多抗氧化成分的简单办法。

有哪些益处？

防止尿路感染　蔓越莓中含有的非透析物质（NDM）能够预防尿路、肾及膀胱的感染。

保护牙齿　这种亮红色的浆果富含抗氧化成分原花青素，能够抑制牙菌斑、龋齿及牙龈萎缩的发生。

收敛镇静　蔓越莓含有的收敛成分是一种天然杀菌剂，能够温和缓解腹泻、胃部不适、咽喉疼痛及炎症，并对纤体减重有一定效果。

消化系统健康　科学研究初步发现，蔓越莓中的非透析物质能抑制幽门螺杆菌（*Helicobacter pylori*）在胃壁上附着，从而预防胃溃疡。

心脏健康　蔓越莓中大量的维生素C及抗氧化成分能够清除自由基、抗菌消炎并保护心脏健康。

怎么吃更健康？

榨汁　新鲜蔓越莓汁对身体特别有益。最佳方式是自己制作蔓越莓汁，但须注意制作时不要加糖（糖分会使导致尿路感染的细菌数量增加），并进行高温消毒。

蔓越莓干　蔓越莓干可以全年享用。果干基本保存了新鲜蔓越莓的全部营养成分，只是流失了维生素C。

推荐食用方法

蔓越莓果茶　600毫升水中放入少许蔓越莓干，低温慢煮10~15分钟，即可饮用。

牙龈按摩　取适量蔓越莓干，缓慢彻底咀嚼以释放蔓越莓干中的牙龈保护成分，并给牙龈做一次温和的按摩。

接骨木果

 预防感冒及流感　　 温和的利尿作用

　　接骨木果是接骨木树的果实，其树木常见于欧洲、北美及亚洲。接骨木树所有部分均能入药，自古被人们称为"**完善的医药箱**"。现代人们则更多选择接骨木的果实及花朵，利用其**增强免疫力**及**温和利尿**的功效。很多人初次食用新鲜接骨木果时往往不适应它的味道，但其经过烹制就会变得可口多了。

有哪些益处？

增强抵抗力　接骨木花是治疗肺淤血的传统药物。它能够促使人体发汗、降温并退烧。另外，接骨木花具有抗菌消炎的功效。实验证明，接骨木果熬制的糖浆能够增强人体抵抗力，特别是对于预防冬季感冒及流感的效果最好。

排毒　接骨木果具有润肠通便及温和利尿的作用。

怎么吃更健康？

接骨木果　未经加工的接骨木果非常酸涩，不易入口。将其制作成果酱、蜜饯、糖水或糖浆，都是获取其营养价值的最佳方法。

接骨木花　接骨木花制成的漱口液能够有效舒缓喉咙疼痛。花朵含有的化学成分也能缓解鼻黏膜肿胀。

推荐食用方法

制作糖浆　将600毫升接骨木果汁与450克蜂蜜混合均匀。预防感冒及流感可根据实际情况分次食用，每次10毫升（2茶匙）。

接骨木花茶　选取2~4朵接骨木花放入茶壶（或每杯加入2茶匙干花），倒入开水，等候几分钟即可饮用。接骨木花茶能够缓解咳嗽及鼻炎。

制作糖水　在平底锅中放入900克接骨木果，加入1杯水，低温慢煮直到果实析出汁液。压碎果实，再加入250克白砂糖和2.5厘米长的新鲜生姜（可选），小火煨1小时。储存在密封消毒瓶中，保存期限为3个月。稀释后饮用。

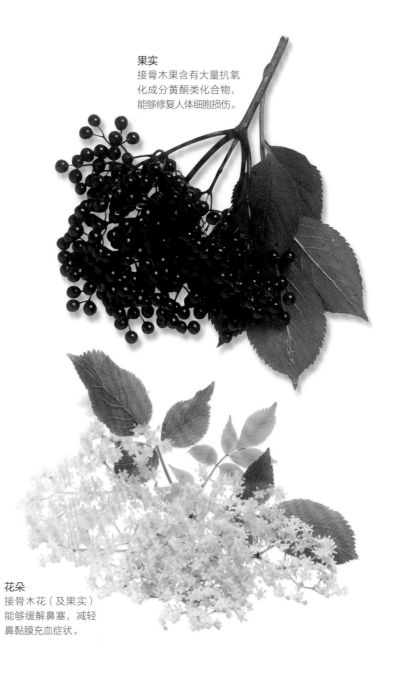

果实
接骨木果含有大量抗氧化成分黄酮类化合物，能够修复人体细胞损伤。

花朵
接骨木花（及果实）能够缓解鼻塞，减轻鼻黏膜充血症状。

枸杞

 强健肌肉　　　给细胞供氧　　　提高睡眠质量　　　保护眼睛免于自由基损害

　　枸杞属于分布广泛、种类繁多的茄科（包括辣椒和番茄）植物。枸杞中的大量**抗氧化成分**能够维护**心血管健康**、强健肌肉以及保护视力。其还含有多种类胡萝卜素（如β-胡萝卜素），能够促进**新陈代谢**、改善**睡眠质量**及提高**记忆力**。

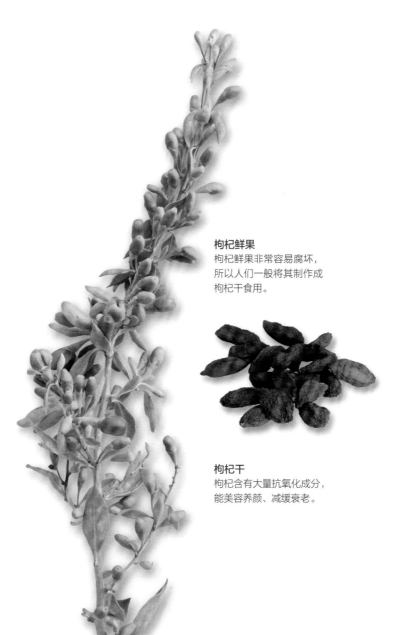

枸杞鲜果
枸杞鲜果非常容易腐坏，
所以人们一般将其制作成
枸杞干食用。

枸杞干
枸杞含有大量抗氧化成分，
能美容养颜、减缓衰老。

有哪些益处?

强健肌肉　枸杞含有的甜菜碱能强壮肌肉，另外其中的β-谷固醇成分能缓解因炎症引起的肌肉酸痛。

促进新陈代谢　枸杞富含的吡哆醇（维生素B_6）能够参与人体大多数代谢过程。例如，辅助机体制造能量、加强血红细胞的供氧能力。

神经系统健康　肝脏可利用甜菜碱合成胆碱，能够舒缓神经、改善睡眠质量及提高记忆力。

保护视力　枸杞含有丰富的叶黄素和玉米黄质，这些抗氧化成分能够维护眼睛健康、保护视力。

强大的抗氧化作用　枸杞中抗氧化成分的含量是蓝莓的近10倍，特别有益于维护心血管及免疫系统的健康。同时，食用枸杞也能预防退行性疾病和炎症，如糖尿病及关节炎。并且它对维护皮肤健康有着良好的功效。

怎么吃更健康?

枸杞干　枸杞鲜果非常容易腐坏，制作成枸杞干是一种很好的保存其营养价值的方法。制作时注意选择有机、不含亚硫酸盐的枸杞。

枸杞果汁　如果你不喜欢吃枸杞干，那么可以选择饮用枸杞果汁。枸杞果汁包含干果中除纤维素以外所有的营养成分。

推荐食用方法

直接食用　可以将枸杞作为日常补充能量的小零食，直接食用即可。

早餐时食用　将枸杞泡在早餐麦片、粥、酸奶或思慕雪中食用，或在烘焙早餐饼时加入枸杞。

桑葚

 恢复活力　　　　　⊙ 改善干眼症　　　　　◎ 舒缓情绪，改善睡眠　　　　☰ 缓解腹胀及便秘

　　桑葚是一种古老的水果，也是一种历史悠久的传统药物。很早以前，桑葚就作为一种**补药**用于提升人体元气。桑树的所有部分（从树根到树梢）都能入药。这里我们只分析其果实和叶子，它们含有丰富的**抗氧化成分**花青素、**抗癌物质**白藜芦醇以及维生素C。另外，它们还能预防**眼部疾病**，并作为一种**镇静剂**来舒缓情绪。

有哪些益处？

增强身体活力　桑葚是一种能够提升身体活力的食补佳品。果实富含的铁元素对肝脏、肾脏以及血液都有好处。另外，其含有的白藜芦醇（也存在于葡萄籽中）能够防癌抗癌。其高剂量的抗氧化成分可以预防心脏疾病及某些与慢性炎症相关的疾病。

保护眼睛　桑树的果实及树叶含有的甜菜碱能够保护视力。桑葚曾作为一种传统药物来缓解与"干燥"相关的症状，如皮肤干燥、湿疹、口干及咽喉干痒。同时这种滋润因子对干眼症也有很好的缓解作用。

舒缓情绪　用新鲜桑葚（或1茶匙干桑葚）泡茶是一种改善失眠的传统方法。

消化道健康　桑葚能改善消化道健康、缓解腹胀和便秘。

退烧　桑葚是一种凉性水果，对缓解发烧及中暑症状都有很好的效果。

怎么吃更健康？

食用桑葚干　新鲜桑葚不易保存，直接食用桑葚干是一种方便快捷的好办法。

桑叶茶　秋季第一次霜降后的桑叶抗菌消炎作用最佳。

直接食用鲜果　从树上采摘后直接食用。但桑葚鲜果非常容易损伤，所以采摘时请格外小心。

推荐食用方法

桑叶沙拉　新生的桑树嫩叶可以制作沙拉，直接生食。

制作果酱　桑葚含有丰富的果胶，能制成美味的果酱。

作为天然甜味剂　在绿茶（或红茶）中加入桑葚干，能提升茶的营养价值及口感。

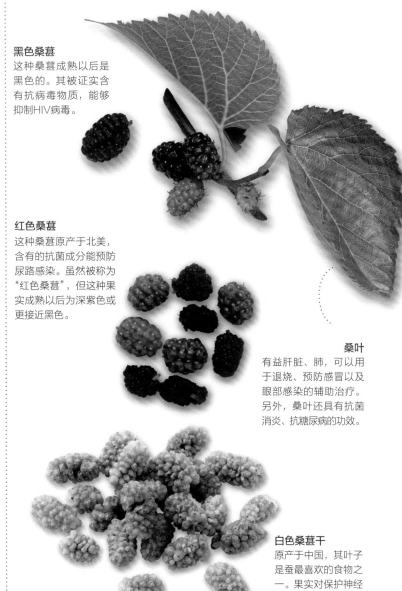

黑色桑葚
这种桑葚成熟以后是黑色的。其被证实含有抗病毒物质，能够抑制HIV病毒。

红色桑葚
这种桑葚原产于北美，含有的抗菌成分能预防尿路感染。虽然被称为"红色桑葚"，但这种果实成熟以后为深紫色或更接近黑色。

桑叶
有益肝脏、肺，可以用于退烧、预防感冒以及眼部感染的辅助治疗。另外，桑叶还具有抗菌消炎、抗糖尿病的功效。

白色桑葚干
原产于中国，其叶子是蚕最喜欢的食物之一。果实对保护神经系统有良好功效。

覆盆子

 抑制脂肪吸收　　 调理子宫　　 防癌

　　最新研究表明，覆盆子含有的大量抗氧化成分对**调节代谢**及**抑制疾病**有潜在的作用，其中抗炎化合物鞣花酸有**抑制癌症**的功效。同时，覆盆子叶是一种温和的**孕期**滋补药物，尤其能为生产调理子宫。

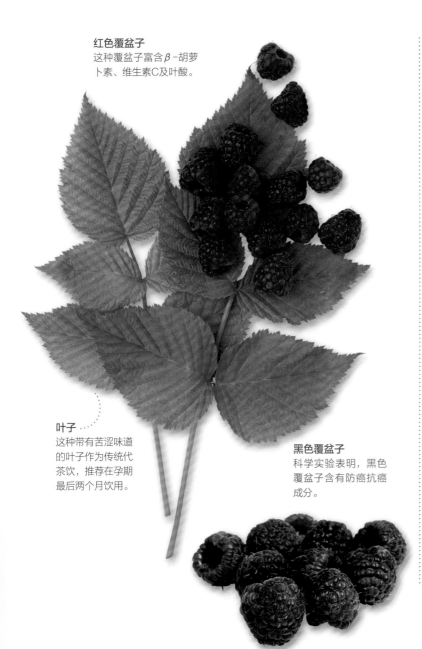

红色覆盆子
这种覆盆子富含β-胡萝卜素、维生素C及叶酸。

叶子
这种带有苦涩味道的叶子作为传统代茶饮，推荐在孕期最后两个月饮用。

黑色覆盆子
科学实验表明，黑色覆盆子含有防癌抗癌成分。

有哪些益处?

促进新陈代谢　初步研究表明，覆盆子中的大黄明（rheosmin,一种酚类化合物）能抑制脂肪的消化及吸收。另外，覆盆子还含有其他与大黄明功效相似的复合物，能够平衡血糖。

孕期保健　覆盆子叶含有的丰富鞣质能调理子宫，但注意只能在孕期的最后两个月饮用覆盆子叶茶。

抗癌　红色及黑色覆盆子含有的植物营养素能抑制某些癌症的发展。针对覆盆子的研究表明，黑色覆盆子能预防基因突变及抑制肿瘤生长。在科学实验中，黑色覆盆子可以中止食道和结肠癌的发展，其含有的抗炎化合物鞣花酸不但是一种很好的抗癌成分，还能改善肠道环境。

怎么吃更健康?

食用有机鲜果　最新研究结果显示，有机覆盆子中的抗氧化成分含量明显高于非有机果实。

食用成熟果实　研究表明，完全成熟的覆盆子中抗氧化成分的含量显著高于未成熟果实。

推荐食用方法

制作果酱　覆盆子的上市季节非常短，可以将其制作成覆盆子果酱。

覆盆子叶茶　在茶壶中放入覆盆子叶，每1茶匙干覆盆子叶（或2茶匙新鲜叶子）加入175毫升水。倒入开水，等待10分钟后即可饮用。需要特别注意的是，覆盆子叶茶只能在孕期的最后两个月饮用，尤其是孕期最初两个月绝对不能饮用。

草莓

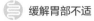 预防血管壁损伤　　 缓解胃部不适　　🔺 抗癌

　　富含**维生素C**的新鲜草莓是一种**高抗氧化**食物，其含有多种营养元素：锰、叶酸、钾、B族维生素、有益**黄酮类化合物**、槲皮素及山奈酚。草莓能**保护心脏**、改善**消化系统**健康。同时，草莓是唯一一种种子（富含小分子ω-3脂肪酸）附着在果皮之外的水果。

有哪些益处？

心脏健康　草莓含有丰富的维生素C、槲皮素及山奈酚，能够抑制血液中"不健康"胆固醇（LDL，低密度胆固醇）对动脉血管壁的氧化及破坏（动脉粥样硬化）。

消化道健康　草莓叶茶是一种传统代茶饮，能够缓解胃酸过多。草莓中丰富的膳食纤维能润肠通便。

抗癌　草莓中的抗氧化成分复合鞣花酸能够中和并清除人体内的致癌因子。

怎么吃更健康？

食用当季鲜果　草莓目前在世界各地广泛种植，全年都能购买。但草莓不易保存，且采摘后其营养素会很快流失。应季鲜果营养价值最高、口感最好。

购买有机草莓　大部分草莓在种植过程中会使用农药及杀菌剂。食用有机草莓是唯一避免这些化学污染的方法。

推荐食用方法

黄瓜草莓沙拉　450克草莓去蒂，从中间对半切开，1根黄瓜切成薄片，放入碗中混合均匀。用新鲜黑胡椒调味（能够引出草莓的芳香）。蓝莓也是一种很好的配料，可根据个人喜好适量加入。这种不常见的搭配制成的沙拉具有很好的排毒效果。

草莓叶茶　草莓叶茶能够缓解腹部不适，最好选取刚采摘的新鲜草莓嫩叶。将少许新鲜草莓叶放入茶壶中，倒入开水没过叶子，等待5分钟即可饮用。可以根据个人口味加入适量蜂蜜。如果没有新鲜草莓叶，可用干叶代替。

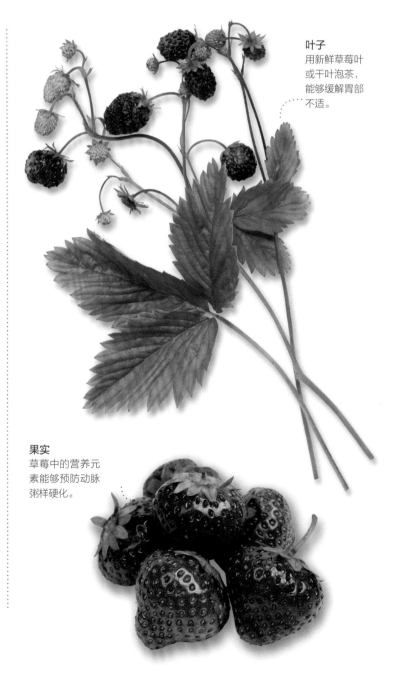

叶子
用新鲜草莓叶或干叶泡茶，能够缓解胃部不适。

果实
草莓中的营养元素能够预防动脉粥样硬化。

柑橘类水果

 预防肾结石　　 降低胆固醇　　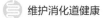 维护消化道健康　　 排毒

　　柑橘类水果不仅指柠檬、青柠、橙子和葡萄柚，还包括蜜柑、柑橘，以及某些西方比较少见的水果，如金橘和柚子。柑橘类水果含有丰富的**维生素C**，能够降低患**心脏疾病**、**肾结石**及**各种感染**的风险。同时，柑橘类水果还有**促进消化**、排酸及排毒的功效。

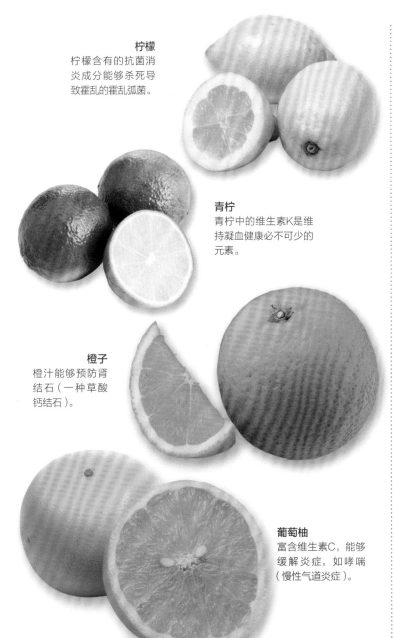

柠檬
柠檬含有的抗菌消炎成分能够杀死导致霍乱的霍乱弧菌。

青柠
青柠中的维生素K是维持凝血健康必不可少的元素。

橙子
橙汁能够预防肾结石（一种草酸钙结石）。

葡萄柚
富含维生素C，能够缓解炎症，如哮喘（慢性气道炎症）。

有哪些益处？

预防肾结石　柠檬含有丰富的柠檬酸。实验表明，每日饮用柠檬汁或不加糖的柠檬水，能够降低肾结石的形成概率。此外，橘子也有相同的功效。

心脏健康　柑橘类水果中的橙皮苷能够预防高血压。同时，其含有的果胶（纤维素）和柠檬苦素类化合物可以改善动脉粥样硬化，减少血液中"不健康"（LDL）胆固醇。抗氧化成分黄酮类化合物则能降低女性中风的风险。

缓解消化不良　柠檬汁与热水混合后饮用，能够缓解胃灼热、恶心、胃酸、胃痛以及消化不良。同时也具有清除消化道内寄生虫的功效。

排酸及排毒　柠檬是一种天然的利尿剂，能抑制肿胀、感染及水肿。另外还含有抗菌消炎物质，可以缓解尿路感染（UTIs）。

怎么吃更健康？

食用果皮　柑橘类水果的果皮含有大量对身体有益的抗氧化因子及柠檬苦素。现代科学表明，柑橘类果皮能够清除体内自由基、平衡血糖、维护甲状腺健康。

与其他食物混合　富含维生素C的柑橘类水果能够帮助人体吸收非血红素铁，可以与含有非血红素铁的食物（如蔬菜）一同食用，以增加非血红素铁的吸收效率。

推荐食用方法

制作沙拉　5个橙子去皮并切碎、1个石榴取石榴籽，放入碗中混合。另取1个石榴、1个橙子榨汁，倒入碗中。再加入3汤匙橄榄油、切碎的新鲜薄荷及胡椒，混合均匀后即可食用。

泡水饮用　清晨，饮用一杯温热的柠檬水能带来良好的排毒效果。

热带水果

香蕉

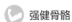 强健骨骼　　 缓解溃疡　　含有缓释糖　　降低脑卒中及心脏疾病风险

　　香蕉是一种非常健康的水果。含有**大量钾元素**，能够**平稳血压**。同时也是一种**天然的抗酸剂**，能温和缓解**胃部不适**及**胃溃疡**。成熟的香蕉含有近90%的天然**缓释糖类**，是运动员及忙碌人士理想的水果选择。

有哪些益处?

强健骨骼　香蕉中的钾元素能够减缓由于高盐分现代饮食而导致的体内钙元素流失。另外，香蕉含有的益生元成分能够促进肠道内有益菌的生长。一个健康的肠道环境，可以增强人体吸收关键营养物质（如促进骨骼健康的钙元素）的能力。

缓解胃部不适　香蕉中的抗酸剂能预防胃溃疡。这种抗酸剂能增强细胞活力，修复胃黏膜，并杀死导致胃溃疡的细菌。同时也对缓解胃灼热有良好的效果。

提升人体活力　香蕉含有可以快速释放的葡萄糖及缓释的果糖，能为身体同时提供两种能量。

心血管健康　香蕉是钾元素及膳食纤维的良好来源。研究表明，日常饮食中富含钾元素（和膳食纤维）能降低脑卒中及心脏病的风险。同时，钾元素对稳定血压也有很好的功效。

改善便秘　香蕉中富含的纤维素能通肠润便，缓解便秘。

怎么吃更健康?

食用成熟香蕉　食用成熟香蕉能获取更多的抗氧化成分。成熟香蕉的表皮完全变黄，并有少量棕色或黑色小斑点。

推荐食用方法

利用搅拌机　香蕉是制作思慕雪和奶昔理想的原料，能够与多种水果搭配混合，并且是一种天然的增稠剂。

作为甜味剂　在麦片或粥里加入香蕉，能够提供天然的糖分并增加膳食纤维。

冷冻　将香蕉冷冻后食用，可以作为冰棒及冰淇淋的替代品。

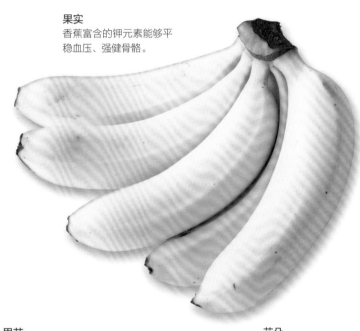

果实
香蕉富含的钾元素能够平稳血压、强健骨骼。

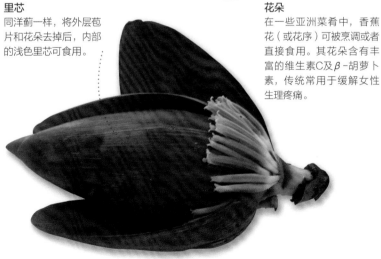

里芯
同洋蓟一样，将外层苞片和花朵去掉后，内部的浅色里芯可食用。

花朵
在一些亚洲菜肴中，香蕉花（或花序）可被烹调或者直接食用。其花朵含有丰富的维生素C及β-胡萝卜素，传统常用于缓解女性生理疼痛。

黑枣

 促进排便规律   含有缓释糖   调节心率   缓解咳嗽及咽喉不适

黑枣树是人类最早发现的树木之一，它生长在波斯湾周围的沙漠地区。这种能**提高人体免疫力**的果实富含**钾元素**、缓释糖类以及其他多种人体**必需的营养素**。黑枣也是**纤维素、蛋白质及矿物质**（如镁、锰、硒、锌及微量元素硼）的**理想来源**。

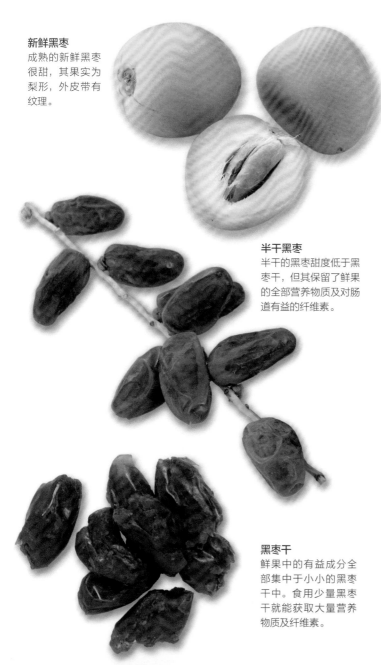

新鲜黑枣
成熟的新鲜黑枣很甜，其果实为梨形，外皮带有纹理。

半干黑枣
半干的黑枣甜度低于黑枣干，但其保留了鲜果的全部营养物质及对肠道有益的纤维素。

黑枣干
鲜果中的有益成分全部集中于小小的黑枣干中。食用少量黑枣干就能获取大量营养物质及纤维素。

有哪些益处？

促进消化   黑枣含有丰富的可溶性及不可溶性膳食纤维，能促进消化及排便规律。另外，黑枣还含有鞣质，对缓解胃部不适及改善肠道问题有良好的功效。

平衡血糖   尽管黑枣含糖量很高，但并不是所有的糖类都对人体不利。黑枣中含有的缓释糖能够调节血糖。另外，其含有的可溶性纤维也有辅助调节血糖的作用。

维护心脏健康   黑枣富含钾元素，这种人体必需的矿物质能够维持肌肉的正常收缩（如心脏跳动）。钾元素还能保护神经系统、改善人体新陈代谢。黑枣中的可溶性纤维还能降低血液中的"不健康"（LDL）胆固醇。

预防感冒及流感   根据传统方法将黑枣制成汤、煎药、糖浆或药膏，可用于缓解咽喉不适、预防感冒以及支气管炎。

怎么吃更健康？

食用干果   干果能够保存黑枣的全部营养物质，因而食用少量黑枣干就能够获取大量营养元素和膳食纤维。购买时请注意选择不含亚硫酸盐的黑枣干。

食用鲜果   黑枣鲜果的上市时间很短，仅夏末的几周能在一些特殊食品店购买到。黑枣鲜果中维生素C的含量要高于干果。

推荐食用方法

加入麦片或面包中食用   麦片中加入切碎的黑枣干能丰富早餐营养。另外，黑枣也是制作某些甜味面包的主要材料，如黑枣坚果面包。

作为糖的替代品   黑枣能替代糖果和巧克力，是一种甜美健康的小零食。

杧果

 促进肠道有益菌生长　　 抗癌　　　 保护眼部健康　　　 预防感冒及流感

　　从古至今，杧果在亚洲既作为水果，同时也是一种良好的入药食材。杧果原产于印度、巴基斯坦、菲律宾，并且是孟加拉国的国树。其含有丰富的**维生素C**及抗氧化成分**β-胡萝卜素**，能增强人体**免疫系统**、保护**视力**、促进**消化**，并能修复**自由基**对人体的损伤。

有哪些益处？

促进消化　杧果中的酶类能辅助分解和消化蛋白质。此外，其含有的纤维素能提高消化效率。从长远看，杧果中丰富的膳食纤维能够降低罹患某些疾病的风险，如肠癌、心脏疾病、2型糖尿病及憩室病。

抗癌　实验表明，杧果中含有的一种植物性激素羽扇豆醇（三萜类化合物）对于抑制前列腺癌和皮肤癌有明显效果。

保护视力　杧果富含β-胡萝卜素，这是一种非常有效的抗氧化成分，能够修复自由基对人体（包括皮肤和眼部）的损伤。β-胡萝卜素也可以预防老年性黄斑变性（老年人视力减退及丧失的主要原因之一）。

增强免疫力　一个普通大小的杧果中维生素C的含量是人体日均建议摄取量的2/3，能够帮助提高人体免疫力、预防感冒及流感。

怎么吃更健康？

直接食用鲜果　尽量食用新鲜杧果。杧果是一种很容易损坏的水果，所以一旦成熟，请尽快食用。购买时可选择尚未成熟、果质稍硬一些的杧果，放置家中待其成熟后及时食用。如果买不到新鲜杧果，也可以选择杧果干。

同乳制品一起食用　研究表明，杧果与少量乳制品混合食用后，其β-胡萝卜素的生物有效性会提高19%～38%。

推荐食用方法

杧果思慕雪　2个杧果去皮并切碎、250毫升冷牛奶或酸奶、1.5汤匙蜂蜜，以上所有材料放入搅拌机，搅拌均匀后即可食用。

杧果沙沙　1个成熟杧果、1/2个红色洋葱、1/2个红甜椒、1根小黄瓜，以上所有材料切成小块并混合。最后加入1小根切碎的墨西哥辣椒、3汤匙青柠汁以及少许香菜碎。同鱼肉搭配食用。

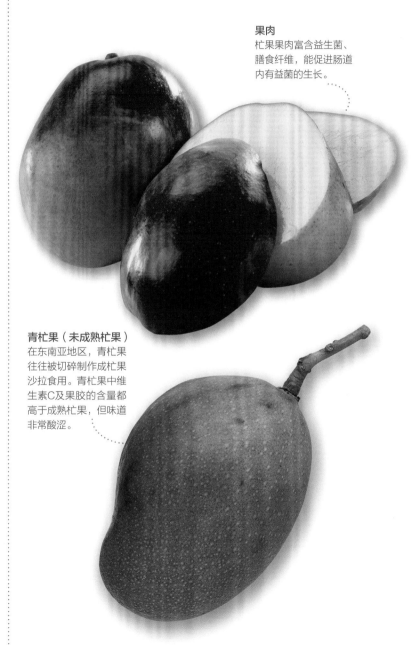

果肉
杧果果肉富含益生菌、膳食纤维，能促进肠道内有益菌的生长。

青杧果（未成熟杧果）
在东南亚地区，青杧果往往被切碎制作成杧果沙拉食用。青杧果中维生素C及果胶的含量都高于成熟杧果，但味道非常酸涩。

瓜类水果

 保护眼部健康　　 软化血管　　 加快伤口愈合

　　带有芳香气味的瓜类水果和黄瓜、笋瓜都属于葫芦科植物。它们在四千多年前就在波斯及北非地区开始种植，之后传播到古希腊及古罗马。瓜类水果含有丰富的**维生素C**、**β-胡萝卜素**以及多种**抗氧化成分**，能够提高**人体免疫力**。此外，其富含的钾元素能有效控制**血压**。

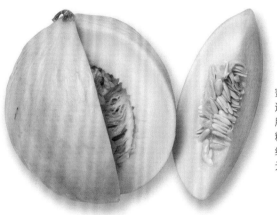

蜜露
这个品种的甜瓜在所有瓜类水果中含糖量最高，并富含维生素C、叶酸及钾元素。

西瓜
西瓜红色果肉部分含有丰富的番茄红素，能降低患心脏疾病的风险。

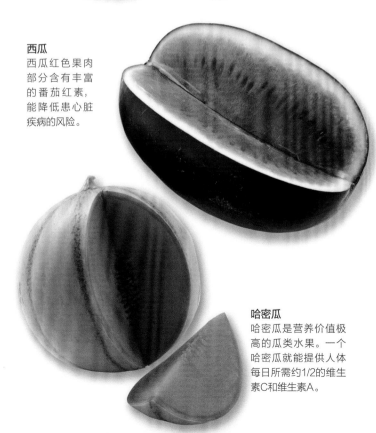

哈密瓜
哈密瓜是营养价值极高的瓜类水果。一个哈密瓜就能提供人体每日所需约1/2的维生素C和维生素A。

有哪些益处？

保护视力　瓜类富含的β-胡萝卜素能维护皮肤及骨骼健康，并能预防老年性黄斑变性。哈密瓜中的叶黄素和玉米黄质能够保护视力。

改善供血不足　西瓜皮和果肉中的瓜氨酸（一种氨基酸）能够促进一氧化氮的产生，从而软化及扩张血管、降低血压，改善供血不足。

控制血压　瓜类富含的钾元素是一种天然的利尿剂，能有效控制血压。此外，西瓜中含有大量番茄红素，可以降低患心脏疾病的风险。

促进伤口愈合　西瓜中的瓜氨酸在人体合成精氨酸（一种α-氨基酸）时起着重要作用，精氨酸能够提高人体免疫力，加快伤口愈合。

怎么吃更健康？

轻体排毒　瓜类水果是很好的纤体排毒食品。瓜类中的水分占其总重近95%，并含有大量矿物质，具有排酸利尿的功效。

直接食用　瓜类水果容易消化，其中的碳水化合物能为身体提供能量。

食用瓜子　干瓜子富含不饱和脂肪酸及膳食纤维，是一种能够补充营养的小零食。

推荐食用方法

提升哈密瓜的风味　在哈密瓜上撒少许黑胡椒能增强哈密瓜的香味。

彩虹沙拉　西瓜和猕猴桃切片、羊奶酪切成小粒，混合后放入盘中，最上方放入西洋菜或芝麻菜，并用香醋调味，最后撒上芝麻点缀。

木瓜

 含有天然消化酶　　　 抑制感染　　　⬤ 降低胆固醇　　　⦿ 预防白内障及青光眼

　　木瓜（又称番木瓜）已经成为一种广泛种植的经济作物，在世界大部分地区都能购买到。木瓜整个植株都有经济或营养价值，其中木瓜果实含有丰富的**抗菌物质**，并能促进消化。西方人普遍关注木瓜中鲜亮的橙色果肉部分，其富含的**抗氧化成分**类胡萝卜素（如β-**胡萝卜素**）能够保护视力。

有哪些益处?

促进消化　含有木瓜蛋白酶及木瓜凝乳蛋白酶，能够促进消化、缓解便秘。同时与木瓜中丰富的天然水果纤维素共同作用，能够起到清肠润便的功效。另外，木瓜也对缓解胃部不适有良好作用。

抑制感染及寄生虫　木瓜籽对于沙门杆菌、大肠杆菌及金黄色葡萄球菌造成的感染有明显的抑制作用。其还能被用来保护肝脏功能及清除寄生虫，尤其对清除肠道寄生虫有良好的功效。

提供健康的膳食纤维　木瓜中的天然纤维素能协助控制血压，降低血液中的"不健康"（LDL）胆固醇。这种膳食纤维对预防多种疾病也有着重要作用，如肠癌。

保护视力　木瓜中含有的β-胡萝卜素、维生素C和维生素E能降低患多种眼部疾病的风险，如白内障、青光眼及老年性黄斑变性。

怎么吃更健康?

连籽食用　木瓜籽无论新鲜或干燥都能食用。味道类似胡椒，可用于日常烹调中。

榨汁　木瓜汁能促进胃中有益菌的生长，特别适合大病初愈及正在使用抗生素的人群饮用。

青木瓜（未成熟木瓜）　青木瓜中，对人体有益的消化酶含量最高。

推荐食用方法

制作木瓜酸辣酱　为了发挥青木瓜中高浓度消化酶的最大功效，可以将其制作成酸辣酱与肉类及奶酪一同食用。

与虾一同食用　生菜叶上摆放木瓜片和熟虾，洒上调味汁（由核桃油、青柠汁、法国第戎芥末、蜂蜜、盐及胡椒混合制成）。

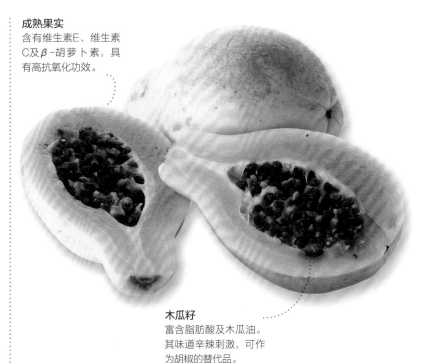

成熟果实
含有维生素E、维生素C及β-胡萝卜素，具有高抗氧化功效。

木瓜籽
富含脂肪酸及木瓜油。其味道辛辣刺激，可作为胡椒的替代品。

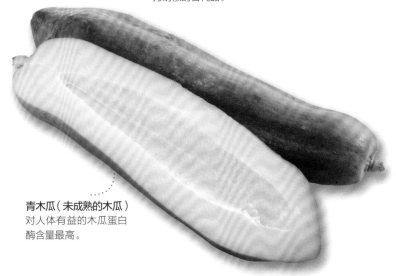

青木瓜（未成熟的木瓜）
对人体有益的木瓜蛋白酶含量最高。

石榴

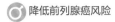
降低前列腺癌风险　软化血管　维护软骨健康　抵抗病毒

　　石榴原产于伊拉克及如今的伊朗地区，作为一种民间药品已被使用了上千年。石榴汁含有保护**前列腺健康**的物质及**软化动脉血管**的**抗氧化成分**。在印度传统医学中，石榴整个植株都能入药。在西方国家，人们更加关注石榴籽和石榴汁中的**抗细菌**及**抗病毒**成分。

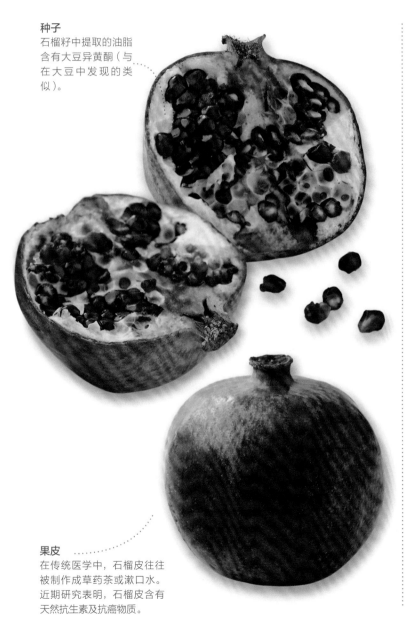

种子
石榴籽中提取的油脂含有大豆异黄酮（与在大豆中发现的类似）。

果皮
在传统医学中，石榴皮往往被制作成草药茶或漱口水。近期研究表明，石榴皮含有天然抗生素及抗癌物质。

有哪些益处?

男士健康　研究表明，每天饮用一杯石榴汁能减少男性体内的前列腺特异性抗原（PSA；男性体内PSA水平越高，其患前列腺癌的风险越大）。

保护心脏　石榴中的多酚类化合物能软化血管、降低血压，并降低患心脏疾病及脑卒中的风险。同时，石榴还能阻止因自由基氧化血液中"不健康"（LDL）胆固醇而造成的动脉粥样硬化。

保护关节健康　研究表明，石榴中的抗氧化成分黄酮醇能显著降低导致炎症性疾病（如关节炎）的蛋白质活性。初步研究发现，石榴提取物（相当于一杯石榴汁的量）能抑制人体内一种特殊酶的活性，这种酶会导致关节软骨损坏。

抑制感染　石榴汁中含有抗病毒物质。研究表明，石榴提取物能有效清除牙菌斑。

怎么吃更健康?

连籽食用　石榴是一种高纤维食品，但基本所有纤维素都存在于石榴籽中。石榴籽还含有不饱和脂肪酸、大豆异黄酮（一种天然植物激素，同大豆中发现的类似）及其他微量元素。

石榴糖浆　石榴糖浆浓缩了新鲜石榴中的所有营养成分，并且方便快捷、简单易食。

推荐食用方法

作为"醋"　石榴糖浆是一种美味的调味剂，可以在日常烹饪中代替香醋。例如，作为调味汁、腌渍料水或烘焙挂浆使用。

水果沙拉　梨、菠萝和橙子切成小块与石榴混合，加入切碎的薄荷及生菜，并淋上蜂蜜甜酱，混合均匀即可食用。

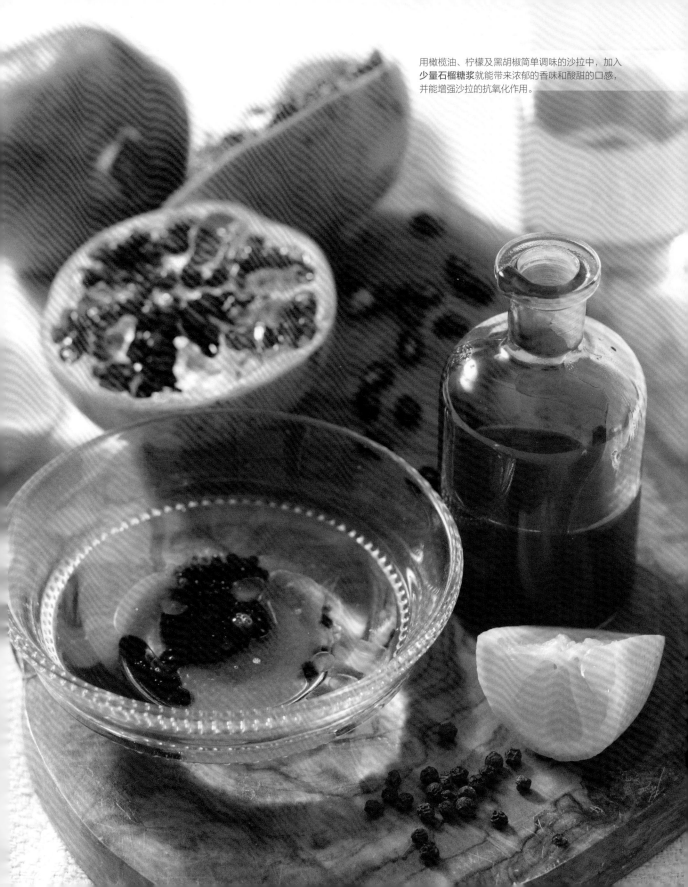

用橄榄油、柠檬及黑胡椒简单调味的沙拉中，加入**少量石榴糖浆**就能带来浓郁的香味和酸甜的口感，并能增强沙拉的抗氧化作用。

菠萝

 缓解肠炎   提高精子质量   加快运动损伤的恢复

　　菠萝是一种解渴的凉性水果，富含**维生素C**及能提高男性生育能力的**锰元素**。另外，菠萝果肉的核心部分还含有菠萝蛋白酶（一种蛋白水解酶），对肠道及关节疾病有良好的**消炎作用**。另外，其具有的消炎收敛功效能有效**缓解咽喉不适**。

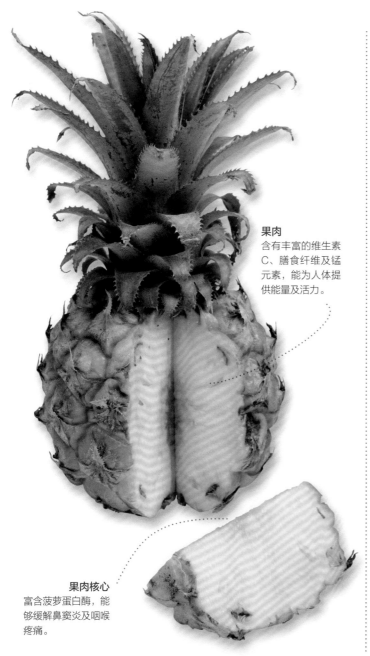

果肉
含有丰富的维生素C、膳食纤维及锰元素，能为人体提供能量及活力。

果肉核心
富含菠萝蛋白酶，能够缓解鼻窦炎及咽喉疼痛。

有哪些益处？

缓解肠炎　菠萝汁能缓解结肠炎症状，如腹痛、腹胀、腹泻以及脱水等。研究表明，尽管大部分菠萝蛋白酶存在于菠萝的核心果肉及茎秆部分，菠萝汁中蛋白酶的含量已经具备有效的辅助治疗作用。

提高男性生育能力　菠萝富含的锰元素能增强身体素质、提高精子质量及活力。

保持身体灵活　菠萝蛋白酶被证实能缓解炎症，如关节炎，并能加快运动损伤的恢复。

促进消化　菠萝蛋白酶也是一种有效的助消化成分。烹调肉类食物时加入适量菠萝汁作为调味剂，不但能嫩化肉质，还能使肉类更易被人体消化吸收。

怎么吃更健康？

食用鲜果　当菠萝被切块或烹调时，其中的大量营养成分及蛋白酶很容易遭到破坏。另外，成熟鲜果中的抗氧化物质含量最高，所以最好及时食用鲜果。

连核心一起食用　菠萝蛋白酶集中存在于菠萝果肉的核心部分。

榨汁　菠萝汁能缓解咽喉不适、加快退烧，并且是一种天然的化痰食品。

推荐食用方法

美味冰沙　1个菠萝榨汁，取250毫升菠萝汁倒入一个大平底锅中，加入150克白砂糖。加热浓缩为糖浆，静置冷却。3个橙子榨汁，与菠萝糖浆混合均匀后倒入塑料容器中。放入冰箱冷冻，期间偶尔对冰沙进行搅拌，使其口感更佳。

菠萝沙沙　菠萝、辣椒及红洋葱切成小块均匀混合，加入大蒜、新鲜香菜和青柠汁调味。

椰子

 抑制病毒、细菌及真菌　　 促进新陈代谢　　为大脑提供能量　　 增加"健康"（HDL）胆固醇含量

　　我们可能会认为椰子是坚果，但其实它与桃子及李子类似，都是一种水果（或核果）。椰子原产于印度洋和太平洋区域，被当地人称为"生命之树"。其富含独特的**健康脂肪成分**，有益于心脏、大脑及肠胃健康。食用椰子能够抑制病毒及细菌，**平衡血糖**，补充人体所需**膳食纤维**、蛋白质、抗氧化剂、维生素及多种矿物质。

有哪些益处？

天然的抗生素　月桂酸（一种椰子中含有的脂肪酸）能抑制多种病毒、细菌及真菌，从而预防感冒、流感、疱疹、牙龈疾病、溃疡及尿路感染等疾病。椰子还含有正辛酸，其被证实是一种有效的抗真菌物质，能够帮助抵御念珠菌病、鹅口疮及脚气。

代谢平衡　椰子油中富含中链甘油三酯（MCTs），这种健康的脂类能降低心脏疾病风险。中链甘油三酯还能降低食欲、加快新陈代谢及燃烧脂肪，从而具有控制体重、减肥纤体的功效。

为大脑提供能量　研究表明，阿尔茨海默症患者的大脑能利用由中链甘油三酯作为替代能量源而产生的酮。这也许能帮助我们调解并缓解一些疾病的症状。

提高"健康"胆固醇比例　中链甘油三酯能增加"健康"（HDL，高密度脂蛋白）胆固醇含量，且不影响"不健康"（LDL）胆固醇的含量。

怎么吃更健康？

选择正确的椰子油　选择未经化学手段（精炼、漂白及除臭）加工的初榨椰子油，能够完整保存椰子油的中链甘油三酯。

用椰子油烹饪　椰子油是一种经高温加热也非常稳定的油脂，可以用来烘焙食物并为其提供独特的芳香。

推荐食用方法

可以代替运动饮料　未成熟椰子中的椰子水能够维持人体电解质平衡，是运动中及运动后良好的水分补充品。

富含营养的沙拉调味酱　椰子油（室温时为固体状态）能够提高脂溶性营养成分的吸收率，如类胡萝卜素。将椰子油与其他液体调味汁混合，如醋、蜂蜜或清油，可以制成美味又营养的沙拉调味酱。

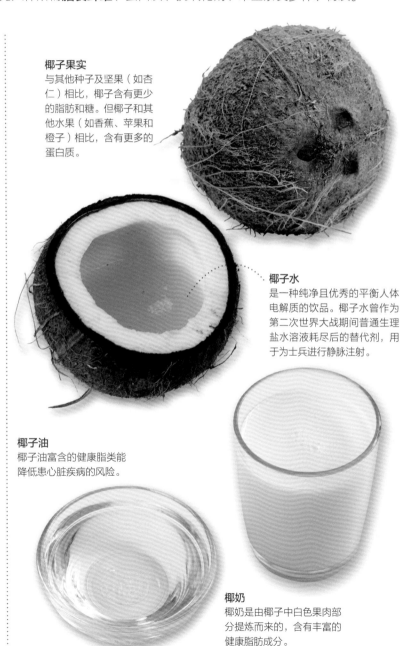

椰子果实
与其他种子及坚果（如杏仁）相比，椰子含有更少的脂肪和糖。但椰子和其他水果（如香蕉、苹果和橙子）相比，含有更多的蛋白质。

椰子水
是一种纯净且优秀的平衡人体电解质的饮品。椰子水曾作为第二次世界大战期间普通生理盐水溶液耗尽后的替代剂，用于为士兵进行静脉注射。

椰子油
椰子油富含的健康脂类能降低患心脏疾病的风险。

椰奶
椰奶是由椰子中白色果肉部分提炼而来的，含有丰富的健康脂肪成分。

鳄梨

 维持关节柔韧　　 降血压　　 增强女性生育力

　　鳄梨，又称牛油果，是自然界中脂类含量最高的一种水果。听起来似乎并不健康，但其富含的脂类是对人体**有益的单不饱和脂肪酸**，具有降血压、保护关节的功效，被称为"美国的橄榄油"。鳄梨的果肉和油含有多种**抗氧化**及**消炎**成分，能降低罹患**关节炎**的风险并提高女性生育能力。

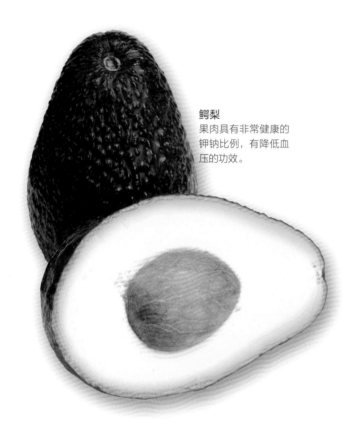

鳄梨
果肉具有非常健康的钾钠比例，有降低血压的功效。

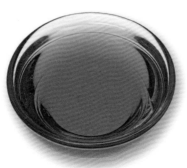

鳄梨油
鳄梨油是从果肉（并不是种子）中榨取而来的，被证实能保护心脏及抑制自由基带来的损伤。

有哪些益处?

抑制炎症　鳄梨中独特的脂类成分能够抑制炎症，如植物固醇、多羟基脂肪醇（PFAs）、植物性激素（菜油固醇、β-谷固醇及豆固醇）。另外，鳄梨也是ω-3脂肪酸的良好来源，能润滑关节并改善关节炎。

降血压　鳄梨含有丰富的钾元素且钠含量很低，从而对降低血压和预防脑卒中有良好的效果。同时，鳄梨还富含多种抗氧化成分及单不饱和脂肪酸，也能降低患心脏疾病和脑卒中的风险。

提高女性生育力　研究表明，鳄梨中的有益脂肪能够增强女性生育能力，并提高试管婴儿（IVF）的成功率。

怎么吃更健康?

小心去皮　鳄梨的大部分营养成分集中在靠近果皮的深绿色果肉中，如果去皮时不够小心会损失大量营养。在果实上纵向切四刀，然后像剥香蕉皮一样去皮即可。

鳄梨油　鳄梨油是制作沙拉调味汁及各种酱料非常优秀的基底油，并能作为浸渍油及炒菜用油。

推荐食用方法

沙拉　在沙拉中加入鳄梨，能提高人体吸收其他蔬菜中脂溶性抗氧化物质的能力，如β-胡萝卜素。

鳄梨酱　这种经典的墨西哥酱制作起来非常简单快捷，并且非常适合与鱼肉菜肴搭配食用。1个鳄梨捣碎成泥、2个番茄切成小粒、1个青柠挤出汁液，最后加入切碎的香菜，混合均匀即可。

西蓝花

🔘 保护前列腺健康　　✋ 促进胶原蛋白合成　　🔲 增强免疫系统　　◎ 保护眼部健康

西蓝花，又称花椰菜，这种十字花科蔬菜因其具有的药用价值而被广泛研究，如其抗菌性及**增强免疫**的功效。西蓝花含有丰富的**维生素C和膳食纤维**。在所有甘蓝类蔬菜中西蓝花的**类胡萝卜素**（有益眼部健康的叶黄素）含量是最高的。同时，西蓝花还是吲哚-3-甲醇的优质来源。吲哚-3-甲醇能促进**DNA修复**及阻止癌细胞生长。

有哪些益处?

前列腺健康　日常多食用西蓝花能降低患前列腺癌的风险。

美容养颜　西蓝花含有丰富的泛酸、β-胡萝卜素及含硫化合物，能提升肌肤状态。另外其富含维生素C，对于合成胶原蛋白及修复肌肤损伤有很好的功效。

增强免疫力　西蓝花中维生素C的含量要高于大部分柑橘类水果，并富含抗氧化成分β-胡萝卜素，是维护免疫系统健康的理想蔬菜。

眼部健康　富含对人体有益的叶黄素，这种抗氧化成分能保护眼睛健康，并对心脏及血液循环有益。

怎么吃更健康?

蒸或烤　以蒸或烤的方式烹制西蓝花能保存其中大部分维生素C、铁及叶绿素。

食用其他颜色的西蓝花　紫色西蓝花中的抗氧化成分及植物化学成分萝卜硫素的含量更高，具有排毒及抗癌的功效。

食用西蓝花芽　西蓝花芽中的营养成分比蔬菜少，但其含有更多萝卜硫素，被广泛认为能够预防癌症。

推荐食用方法

心脏助力餐　与荞麦面一起炒。荞麦含有的芦丁、西蓝花含有的维生素C以及橄榄油中的健康脂类，三者配合食用，对降低胆固醇有良好的功效。

制作沙拉　西蓝花的叶子及芽能够为沙拉提供更加丰富的营养。

与番茄一起食用　西蓝花与番茄一起食用，其抑制癌细胞生长的效果比单独食用其中一种的效果更明显。

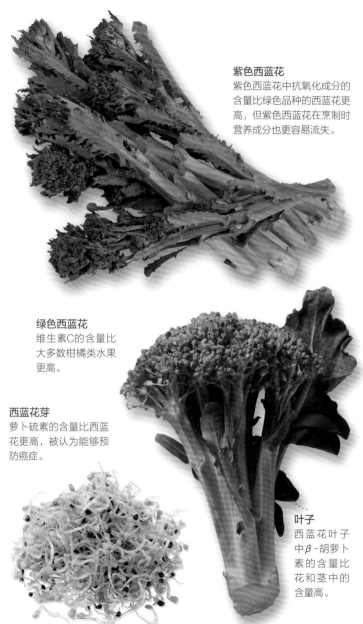

紫色西蓝花
紫色西蓝花中抗氧化成分的含量比绿色品种的西蓝花更高，但紫色西蓝花在烹制时营养成分也更容易流失。

绿色西蓝花
维生素C的含量比大多数柑橘类水果更高。

西蓝花芽
萝卜硫素的含量比西蓝花更高，被认为能够预防癌症。

叶子
西蓝花叶子中β-胡萝卜素的含量比花和茎中的含量高。

卷心菜

 缓解溃疡　　 增强肝脏功能　　抑制自由基对皮肤的伤害

现代社会中很多人不喜欢吃卷心菜。但在过去，卷心菜被认为是一种温暖、平和、**均衡**且备受赞誉的食物。现代研究表明，卷心菜能够**净化血液**、保护**皮肤健康**，并能有效缓解溃疡。另外，卷心菜能促进食物更有效地消化，同时还是一种温和的**利尿剂**。

有哪些益处？

缓解溃疡　含有丰富的维生素U（又称氯化甲硫氨基酸）。维生素U能有效缓解胃溃疡及十二指肠溃疡。

增强肝脏功能　促使人体合成谷胱甘肽。谷胱甘肽是一种人体能够自我合成的重要抗氧化物质，能够增强肝脏的排毒功能。

保护皮肤健康　富含维生素C、维生素K及多种抗氧化成分，能抑制自由基对皮肤的伤害。另外，卷心菜中的硫元素能改善痤疮和湿疹。

清除寄生虫　卷心菜中丰富的硫元素能有效驱除肠道内的寄生虫。同时，卷心菜还富含膳食纤维，能通便润肠、缓解便秘。

怎么吃更健康？

轻微烹制　长时间烹制会使卷心菜流失大部分营养，直接生食或缩短烹制时间是保留其营养成分的最佳办法。

食用上海青　如果不习惯卷心菜的味道，可选择口感及纹理更柔和的上海青。上海青也含有丰富的维生素A、维生素B$_6$、维生素C，以及β-胡萝卜素、钙、钾和纤维素。

食用各种颜色的卷心菜　紫色卷心菜含有更多的维生素C及抗氧化成分花青素，能够降低罹患各种疾病的风险，如心脏病、糖尿病及某些类型的癌症。

卷心菜外层叶子不要扔掉　卷心菜外层的叶子富含更多的维生素E，并且其钙元素的含量比内层叶子高出近30%。

推荐食用方法

作为"包裹"　卷心菜大大的叶片是一种很理想的"包裹"材料，可以像煎饼一样包入各种食材，如米饭、豆类及其他各种蔬菜。

榨汁　卷心菜汁是一种对促进皮肤健康及缓解溃疡特别有益的饮品。如果觉得味道太过强烈，可将其与西芹汁混合饮用。

发酵　泡菜是一种非常好的清洁消化道的食品，同时能促进肠道内有益菌群的生长。

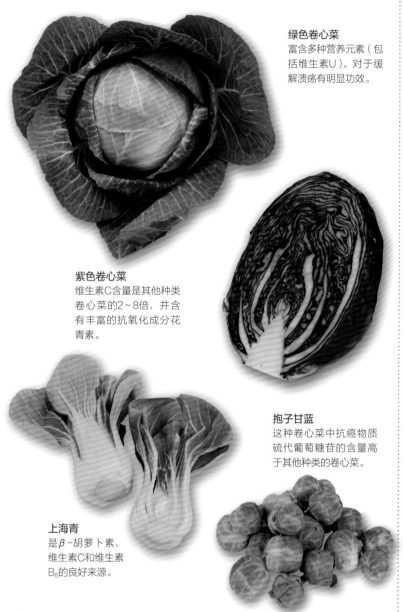

绿色卷心菜
富含多种营养元素（包括维生素U）。对于缓解溃疡有明显功效。

紫色卷心菜
维生素C含量是其他种类卷心菜的2～8倍，并含有丰富的抗氧化成分花青素。

上海青
是β-胡萝卜素、维生素C和维生素B$_6$的良好来源。

抱子甘蓝
这种卷心菜中抗癌物质硫代葡萄糖苷的含量高于其他种类的卷心菜。

羽衣甘蓝

 强健骨骼　　 抑制炎症　　⊙ 降低胆固醇　　⊙ 平衡雌激素水平

　　羽衣甘蓝是近几年才被广泛种植的蔬菜，研究表明其含有丰富的 β-胡萝卜素、**维生素C和维生素K**，以及**纤维素**。羽衣甘蓝能为人体提供大量**叶绿素**，其含有的钙及铁元素具备更高的生物活性（更易为人体吸收）。羽衣甘蓝能平衡人体**雌激素**水平、降低**胆固醇**，同时其富含的**抗氧化成分**及 ω-3脂肪酸能有效抑制**炎症**。

有哪些益处？

强壮骨骼　羽衣甘蓝含有丰富的钙、镁及维生素K，能强健骨骼，预防骨质疏松。

高抗氧化作用　富含多种抗氧化成分（如山奈酚及槲皮素），能有效抑制多种炎症，如糖尿病、关节炎、脑卒中及心脏疾病等。

降低胆固醇　羽衣甘蓝中的纤维素能够清除血液中的胆固醇，从而降低脑卒中及心脏疾病患病风险。

平衡人体激素　羽衣甘蓝含有吲哚类化合物，这是一种能够促进DNA修复的天然成分。其对平衡人体雌激素有明显效果，能预防并控制某些依赖雌激素的癌症，如乳腺癌。

缓解溃疡　其汁液富含的硫元素能有效缓解胃部及十二指肠溃疡。

促进消化　羽衣甘蓝中的苦味物质能促进消化、缓解肺瘀血。

怎么吃更健康？

加入柠檬　食用羽衣甘蓝时加入柠檬汁或其他柑橘类水果，能增强人体对铁和钙元素的吸收。

简单烹制　烹制羽衣甘蓝的方法越简单，其保留的营养成分越多。轻度烹制能保存更多羽衣甘蓝叶中具有降胆固醇功效的成分。

推荐食用方法

榨汁　将羽衣甘蓝和苹果、生姜一同榨汁，或将羽衣甘蓝汁与芹菜汁、椰子水混合饮用。

羽衣甘蓝酱　羽衣甘蓝酱可以替代罗勒和松子。将400克羽衣甘蓝叶去掉叶茎，加入300克烤熟的核桃仁。可加在汤、炖菜、意大利面或调味汁中食用。

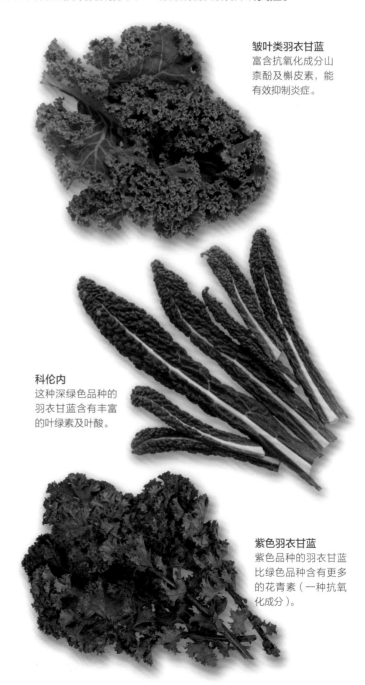

皱叶类羽衣甘蓝
富含抗氧化成分山奈酚及槲皮素，能有效抑制炎症。

科伦内
这种深绿色品种的羽衣甘蓝含有丰富的叶绿素及叶酸。

紫色羽衣甘蓝
紫色品种的羽衣甘蓝比绿色品种含有更多的花青素（一种抗氧化成分）。

山葵

 抗菌、抗病毒　　 排毒　　 利尿　　 净化呼吸道

　　这种味道辛辣的根类食材含有的营养成分种类较少，但其高挥发性的油类成分具有良好的**药用**效果。这种油类化学成分为异硫氰酸烯丙酯，能促进**新陈代谢**，并对某些食源性致病菌有良好的**抗菌、抗病毒**功效。所以在食品冷冻技术发明之前，山葵往往同鱼类及肉类一同食用，以保证身体健康。

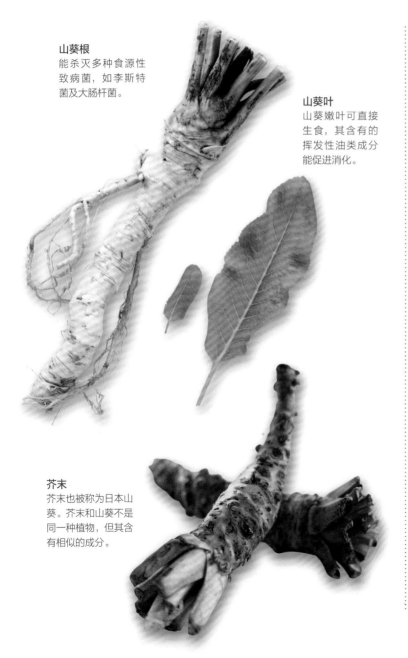

山葵根
能杀灭多种食源性致病菌，如李斯特菌及大肠杆菌。

山葵叶
山葵嫩叶可直接生食，其含有的挥发性油类成分能促进消化。

芥末
芥末也被称为日本山葵。芥末和山葵不是同一种植物，但其含有相似的成分。

有哪些益处？

抗菌杀虫　实验表明，山葵能杀灭多种有害细菌，如李斯特菌、大肠杆菌及金黄色葡萄球菌。其油类成分（异硫氰酸烯丙酯）还能有效抑制肠道蠕虫。

排毒　这种刺激性食品能促进消化、加快血液循环，并刺激人体发汗，从而有助于退烧。

利尿　在传统民间疗法中，山葵被用于缓解尿路感染、肾结石及维持体内水平衡。

缓解鼻窦炎　同辣椒的作用类似，山葵能够刺激鼻黏膜、扩张及净化呼吸道。在感冒、流感或咳嗽初期，可适量食用山葵以缓解不适。

怎么吃更健康？

直接生食　如果放置过久或烹调时间过长，山葵中的挥发油成分会大量流失。所以最佳方法是直接食用新鲜山葵。

食用山葵叶　山葵嫩叶是一种带有令人愉悦芳香的食材，可以直接用来制作沙拉每天食用。成熟山葵叶与菠菜及羽衣甘蓝的烹制方式相同。

搭配其他蔬菜　研究表明，食用其他蔬菜时搭配少量的山葵或芥末，能有效提高人体对蔬菜营养成分的吸收。

推荐食用方法

与其他调味品一同使用　新鲜山葵磨碎后可与多种调味品混合使用，如蛋黄酱、酸奶油、酸奶及加入新鲜香草的奶酪。

缓解声音嘶哑　75毫升水中加入2汤匙磨碎的山葵根、1汤匙苹果醋，静置1小时后加入300毫升蜂蜜，混合均匀即可。每小时食用1汤匙。

结果与开花蔬菜

甜椒

 促进胶原蛋白合成   预防白内障   软化血管   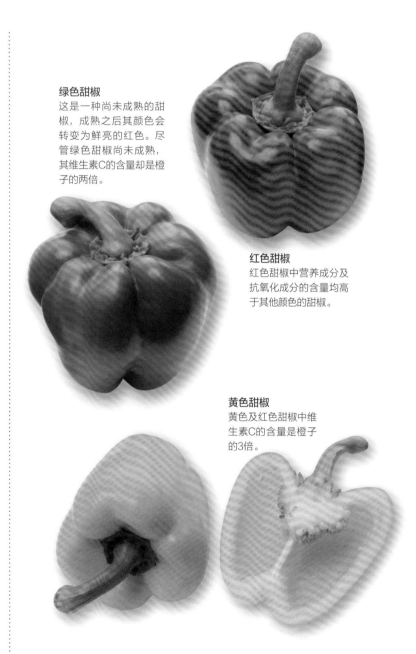 抗癌

　　甜椒属于茄科植物（包括番茄、马铃薯、茄子及胡椒），富含有益**心脏**和**眼部健康**的多种**抗氧化成分**。其含有丰富的维生素C，能促进**胶原蛋白**合成并预防**肺癌**。甜椒并不含辣椒素，相同重量下，甜椒中人体必需营养元素的含量高于辣椒。

有哪些益处？

皮肤及骨骼健康　富含人体合成胶原蛋白所必需的维生素C。胶原蛋白是人体合成的一种重要蛋白质，能够保持血管弹性、强健骨骼及维持皮肤光泽柔软。

眼部健康　甜椒含有丰富的β-胡萝卜素、维生素C、叶黄素以及玉米黄质，能够预防白内障及老年性黄斑变性。

心脏健康　每种甜椒中的抗氧化成分（如β-胡萝卜素、辣椒红素、槲皮素及木犀草素）含量各不相同。但研究表明，所有甜椒都能抑制胆固醇氧化，从而阻止自由基对心脏及血管的损害。日常饮食中多摄入这类抗氧化物质，能有效抑制血栓的形成并降低脑卒中的风险。

预防肺癌　红色甜椒中的β-隐黄素能降低罹患肺癌的风险。

怎么吃更健康？

食用红色甜椒　红色甜椒中营养成分（如番茄红素）的含量要高于绿色甜椒。番茄红素能预防前列腺癌、宫颈癌、膀胱癌及胰腺癌，并降低患心脏疾病的风险。

根据需求食用不同种类的甜椒　绿色甜椒中维生素C含量较低，但其β-胡萝卜素含量很高。红色甜椒中则正好相反，其β-胡萝卜素含量低但维生素C含量高。黄色甜椒中含有丰富的维生素C。如果身体需要补充更多的维生素C，最好选择黄色甜椒。但总体来说，红色甜椒更有营养。

推荐食用方法

直接生食　甜椒切片蘸调味汁直接食用，或加在蔬菜沙拉中。

酿甜椒　甜椒中塞入米饭、蘑菇、各种蔬菜及其他新鲜香草，可制成美味的酿甜椒。

绿色甜椒
这是一种尚未成熟的甜椒，成熟之后其颜色会转变为鲜亮的红色。尽管绿色甜椒尚未成熟，其维生素C的含量却是橙子的两倍。

红色甜椒
红色甜椒中营养成分及抗氧化成分的含量均高于其他颜色的甜椒。

黄色甜椒
黄色及红色甜椒中维生素C的含量是橙子的3倍。

辣椒

 排毒　　　　　 降低胆固醇　　　　　 抑制食欲　　　　　净化呼吸道

辣椒属于茄科辣椒属植物，并且是辣椒属中最辣的成员。其成分中不稳定的挥发性油脂，如辣椒素，是一种具有强烈刺激及辛辣味道的物质，具有良好的**抗氧化**及**抗炎症**作用。辣椒能够**降低胆固醇、平衡血糖**并**抑制食欲**。另外，辣椒素还具有**排毒**的功效。

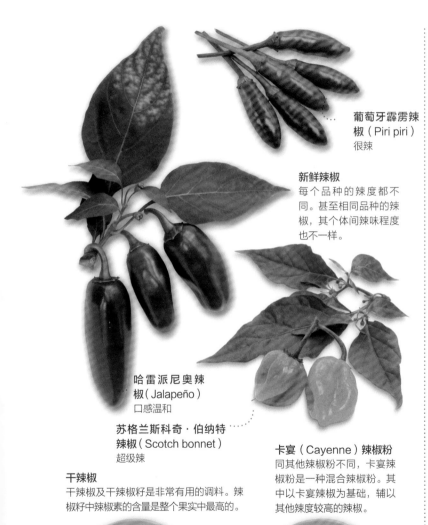

葡萄牙霹雳辣椒（Piri piri）
很辣

新鲜辣椒
每个品种的辣度都不同。甚至相同品种的辣椒，其个体间辣味程度也不一样。

哈雷派尼奥辣椒（Jalapeño）
口感温和

苏格兰斯科奇·伯纳特辣椒（Scotch bonnet）
超级辣

干辣椒
干辣椒及干辣椒籽是非常有用的调料。辣椒籽中辣椒素的含量是整个果实中最高的。

卡宴（Cayenne）辣椒粉
同其他辣椒粉不同，卡宴辣椒粉是一种混合辣椒粉。其中以卡宴辣椒为基础，辅以其他辣度较高的辣椒。

有哪些益处？

排毒　辣椒素能够促使人体发汗，从而排出毒素。

净化血液　研究表明，辣椒素能降低血液中的"不健康"（LDL）胆固醇，尤其对肥胖人群效果更佳。

净化呼吸道　辛辣的辣椒能刺激鼻与肺部分泌黏液，结合毒素污浊一起排出体外，从而净化呼吸道系统。

预防糖尿病　实验表明，辣椒具有平衡人体血糖的功效。

怎么吃更健康？

根据个人承受力选择更辣的　偶尔食用一次辣椒餐，根据个人能力越辣越好。越辣的品种辣椒素的含量越高。

干辣椒籽　大部分人食用辣椒时会去掉辣椒籽，但辣椒籽中辣椒素的含量是整个果实中最高的。将辣椒籽晒干，与其他调料混合（如盐和大蒜）并磨成粉，即可制成增强食物风味的优秀调味品。

控制辣度　新鲜辣椒的辣度不易控制。如果想控制菜肴的辣味程度，可选用干辣椒代替新鲜辣椒，如卡宴辣椒粉或更温和的混合辣椒粉。干辣椒中也含有丰富的辣椒素。

推荐食用方法

治疗感冒　在鸡汤中加入辣椒及大蒜，对缓解感冒、鼻窦炎及支气管炎发病症状均有良好效果。

提升菜肴口感风味　将辣椒或卡宴辣椒粉加入调味汁、酱汁及腌料中，能增强食品的口感及风味。

如何选择最新鲜的辣椒　新鲜辣椒具有鲜亮浓厚的色泽，表皮光滑紧绷，果肉坚实偏硬。请按需购买并尽快食用。

无论选择什么颜色的辣椒，辛辣且对人体有益的辣椒素大部分都存在于辣椒籽和辣椒内部白色的薄膜中。

黄瓜

 抑制雌激素类癌症　　　　具有利尿作用　　　　净化及调理肠道　　　　维护消化道健康

这种富含水分的葫芦科植物具有高水平的生物利用率(易为人体吸收)。黄瓜含有多种**矿物质**、**维生素**以及**电解质**，是提高日常饮食营养的理想食材。同时，黄瓜还含有对肠道有益的**植物雌激素**及**消化酶**。作为一种凉性食物，天气炎热时食用黄瓜能维持人体**水平衡**。

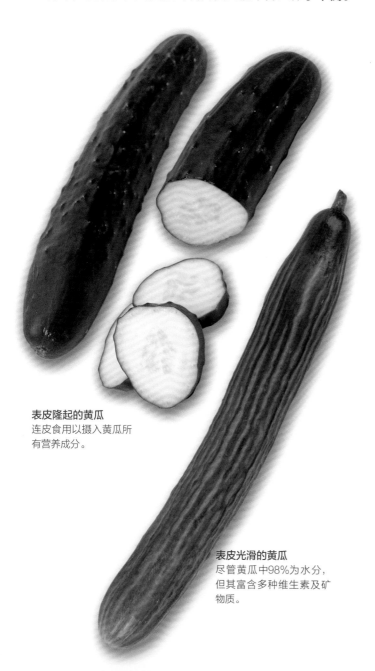

表皮隆起的黄瓜
连皮食用以摄入黄瓜所有营养成分。

表皮光滑的黄瓜
尽管黄瓜中98%为水分，但其富含多种维生素及矿物质。

有哪些益处?

有益的植物雌激素　黄瓜含有三种木酚素（植物激素）：落叶松脂醇、亚麻木酚素以及松脂醇。这些成分能降低多种疾病的患病风险，如心血管疾病及某些癌症（乳腺癌、子宫癌、卵巢癌、前列腺癌等）。

维持体内水平衡　黄瓜具有维持体内水平衡的功效，对改善心脏及肾脏疾病有重要作用。另外，黄瓜也是一种温和的利尿剂，可预防便秘。

泌尿系统健康　黄瓜含有的咖啡酸能够促使人体排出多余水分。同时，黄瓜也能抑制尿酸积累、抑制肾结石和膀胱结石。

肠道健康　黄瓜中的肠肽酶（一种消化酶）能分解蛋白质。另外，黄瓜也作为一种抗寄生虫食品用于净化及调理肠道。

降低胆固醇　含有对人体有益的植物固醇，能够减少血液中的"不健康"（LDL）胆固醇。

怎么吃更健康?

连籽食用　黄瓜籽含有丰富的利尿成分，连籽食用对人体更加有益。

连皮食用　黄瓜皮中富含硅、叶绿素以及能促进消化的苦味物质。另外，黄瓜皮中植物固醇的含量最高。

推荐食用方法

美味酱料　希腊酸奶黄瓜酱：1根黄瓜磨碎，加入希腊酸奶、大蒜蓉、柠檬汁、橄榄油及新鲜薄荷，混合均匀即可。

印度酸奶沙拉酱：1根黄瓜磨碎，加入酸奶及印度香料，混合均匀。

黄瓜汁　黄瓜同其他蔬菜混合榨汁饮用，或将黄瓜切片浸泡在冷水中饮用，能缓解手及脚部肿胀。

南瓜

 抑制炎症　　 降低脑卒中及心脏疾病患病风险　　润肠通便　　维护孕期健康

　　亮橙色的果肉说明各品种南瓜均含有相似的营养元素及矿物质。南瓜是**碳水化合物**、**镁元素**以及抗氧化成分**类胡萝卜素**的优质来源。同时，南瓜被认为能维护**心血管健康**、**促进消化**并对**孕妇**有益。不同于富含水分的西葫芦，南瓜往往具有坚韧的外皮，从而能在冬季储存。

有哪些益处？

富含碳水化合物　南瓜中的碳水化合物大部分以复合碳水化合物及多糖（包括果胶）的形式存在。南瓜具有优秀的抗氧化及抗炎症作用，并具有调节胰岛素分泌的功效。

心血管健康　南瓜中丰富的营养物质（包括α-胡萝卜素、β-胡萝卜素、维生素C、锰以及镁元素）能维护心血管健康、降低脑卒中及心脏疾病患病风险并控制血压。另外，南瓜中的叶酸能降低同型半胱氨酸。高水平的同型半胱氨酸是导致心脏疾病的原因之一。

肠道健康　南瓜富含膳食纤维，能有效润肠通便，维护肠道健康。

孕期保健　南瓜含有大量叶酸，是孕期女性良好的食品选择。虽然缺乏叶酸（维生素B$_9$）并不是导致新生儿缺陷的唯一原因，但充足的叶酸能预防新生儿神经系统缺陷。

怎么吃更健康？

南瓜籽　所有品种的南瓜籽均可食用，其富含健康的油脂、蛋白质及纤维素。南瓜籽很早就在传统民间医学中被用于缓解前列腺和泌尿系统问题。其具有高脂肪低碳水化合物的特点，有益于心脏健康。

连皮食用　选择表皮较薄的南瓜品种，如冬南瓜（又称胡桃南瓜）。连皮食用能获取更多的营养成分。

购买有机南瓜　南瓜在生长过程中会吸收土壤中的重金属及毒素，因此建议购买有机南瓜。

推荐食用方法

烤南瓜籽　将南瓜籽洗净平铺在烤盘中，放入烤箱（不需要预热）烤制15分钟即可。烤南瓜籽是保存其有益脂肪酸的好方法。

烘焙南瓜　南瓜切小块，加入橄榄油及香料，放入烤箱，中火烤制35~40分钟即可。

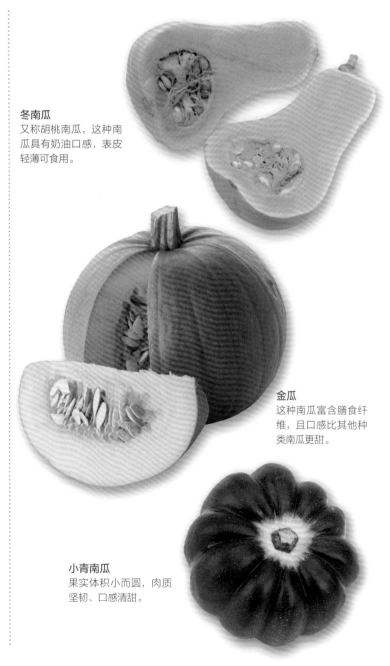

冬南瓜
又称胡桃南瓜，这种南瓜具有奶油口感，表皮轻薄可食用。

金瓜
这种南瓜富含膳食纤维，且口感比其他种类南瓜更甜。

小青南瓜
果实体积小而圆，肉质坚韧、口感清甜。

小胡瓜

⬤ 维持水平衡　　　⬤ 改善前列腺肥大　　　⬤ 降低胆固醇、
降低脑卒中风险　　　⬤ 促进新陈代谢

　　小胡瓜同甜瓜、黄瓜及南瓜都有亲属关系。小胡瓜与西葫芦类似，但西葫芦的成熟度更高。小胡瓜和西葫芦均**富含水分**且热量很低，是良好的**减肥纤体**食材，并能**缓解男性前列腺肥大**。其**维生素C**及钾元素含量均高于南瓜属其他种类，并含有β**-胡萝卜素**、磷和叶酸。

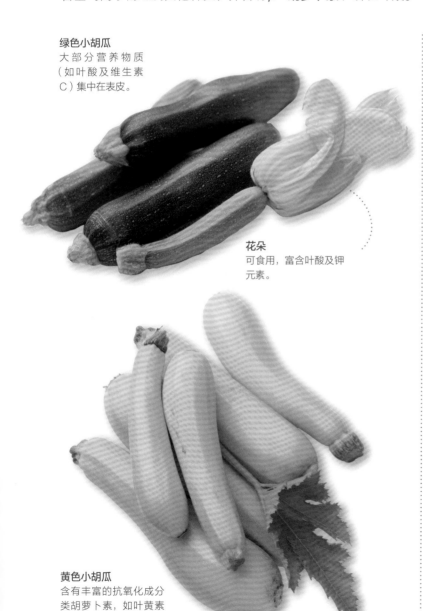

绿色小胡瓜
大部分营养物质
（如叶酸及维生素
C）集中在表皮。

花朵
可食用，富含叶酸及钾
元素。

黄色小胡瓜
含有丰富的抗氧化成分
类胡萝卜素，如叶黄素
和玉米黄质。

有哪些益处?

利尿通便　小胡瓜和西葫芦中的植物营养素能使肠蠕动规律并保持体内水平衡，同时能缓解男性前列腺肥大的症状。

控制糖尿病　小胡瓜中丰富的纤维素、维生素C及β-胡萝卜素能控制人体血糖水平。

保护心脏健康　含有能够降低脑卒中和心脏病患病风险的镁元素。同时，小胡瓜中的叶酸能抑制同型半胱氨酸（导致心脏疾病的原因之一）。

平衡代谢　小胡瓜中的锰元素能辅助蛋白质、碳水化合物和脂肪的代谢，平衡性激素并降低血压。

怎么吃更健康?

食用整个果实　小胡瓜和西葫芦的整个果实均能食用（包括其种子及表皮）。作为具有镇静、清凉作用的食物，它们对于降低肾上腺素及缓解紧张情绪均有良好的效果。但小胡瓜及西葫芦都不能长时间保存，请于新鲜时尽快食用。

果皮　小胡瓜及西葫芦的表皮含有促进眼部健康的重要营养物质——叶黄素和玉米黄质。

榨汁　小胡瓜和西葫芦的汁液含有多种矿物质并容易被人体吸收。将其榨汁饮用能快速补充人体所需矿物质。

推荐食用方法

直接生食　可以尝试将其加在沙拉中直接生食，或蘸酱食用。

酿西葫芦　西葫芦纵向从中间剖开并去籽，填入各种谷物、豆类及蔬菜，放入烤箱，中火烘烤至果肉柔软即可。

玉米

 延缓衰老导致的视力下降　　 改善前列腺肥大　　☰ 维护消化道健康

　　黄色品种玉米因其含糖量高而被广泛种植。另外一些特别的品种也具有**很高的营养价值**。例如，蓝色玉米是一种有机非转基因玉米，具有**调节血糖**、促进**眼部健康**及改善**泌尿系统**等功效。黄色玉米中 β **-胡萝卜素**的含量更高，红色及蓝色玉米中**花青素**的含量更高。

有哪些益处？

眼部健康　玉米中的类胡萝卜素玉米黄质和叶黄素能够维护眼部健康，预防老年性黄斑变性。

前列腺健康　玉米须是一种天然利尿剂，其含有丰富的钾元素，能维护泌尿系统健康及改善前列腺肥大。

消化道系统健康　玉米中的可溶性膳食纤维能辅助排出体内垃圾和毒素，并具有调节血糖的作用。

怎么吃更健康？

爆米花　不加糖、奶油和盐的爆米花是一种高纤维低脂肪食品。为了获取更多营养，可选择有机蓝玉米或将各种颜色不同的玉米混合制作爆米花。

粗磨玉米粉　玉米干燥粗加工后得到的粗磨玉米粉是一种对人体有益的粗粮，其含有丰富的B族维生素，如烟酸、硫胺素、泛酸及叶酸等。粗磨玉米粉拥有更高的营养价值及更好的口感。

直接生食或轻度烹制　可在沙拉或炒菜中加入嫩玉米或玉米笋。

推荐食用方法

玉米须茶　1/4茶杯新鲜玉米须，加开水后静置5分钟即可饮用。玉米须茶是一种温和的利尿饮品。

意大利玉米糊　将粗磨玉米粉加水煮成浓稠的粥，冷却使其凝固成块。食用时可用烤箱中火烘焙，或直接切片食用。

玉米杂烩　6个玉米棒取粒，加水以小火煮至玉米粒柔软后取出。玉米粒与洋葱、大蒜微炒出香味，倒入搅拌机，倒入肉汤，用电动搅拌机搅拌至口感顺滑。倒入碗中并撒上玉米粒及新鲜香菜装饰。

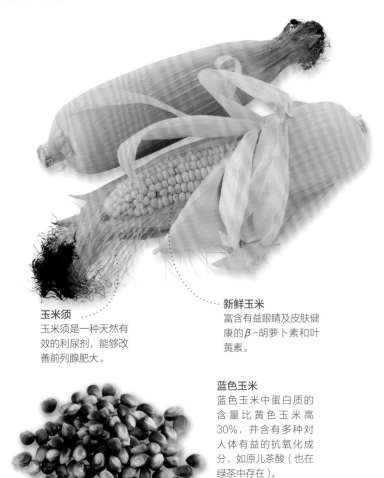

玉米须
玉米须是一种天然有效的利尿剂，能够改善前列腺肥大。

新鲜玉米
富含有益眼睛及皮肤健康的 β-胡萝卜素和叶黄素。

蓝色玉米
蓝色玉米中蛋白质的含量比黄色玉米高30%，并含有多种对人体有益的抗氧化成分，如原儿茶酸（也在绿茶中存在）。

玉米笋
玉米笋是在玉米棒尚未成熟时收获的嫩玉米，含有丰富的可溶性膳食纤维，能直接食用。

洋蓟

 平衡血糖　　　　 降低胆固醇　　　　 促进脂肪消化　　　　 温和的利尿及润肠通便效果

　　洋蓟是一种可食用的菊科植物，是世界上含抗氧化成分最多的10种食物之一。洋蓟还含有丰富的**膳食纤维**，曾被希腊及罗马人用于保持**肠道健康**、促进**排便规律**及**缓解胃部不适**。同时，洋蓟还被称为"血液清道夫"，其具有**排除肝脏和胆囊毒素**、降低**胆固醇**和平衡**血糖**的功效。

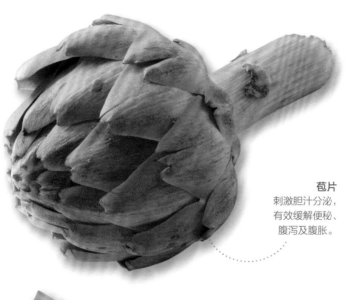

苞片
刺激胆汁分泌，
有效缓解便秘、
腹泻及腹胀。

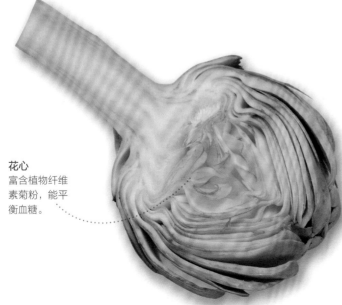

花心
富含植物纤维
素菊粉，能平
衡血糖。

有哪些益处?

平衡血糖　洋蓟的苞片及花心部分含有植物纤维素，如菊粉（一种能够促进肠道有益菌群生长的益生元多糖），具有调节血糖平衡的作用。

降低胆固醇　洋蓟中的黄酮类化合物洋蓟素能降低血液中的"不健康"（LDL）胆固醇并提升"健康"（HDL）胆固醇水平，同时对肝脏有良好的保护功效。

缓解消化不良　苞片及花心中含有的植物化学成分洋蓟酸能刺激胆汁分泌、分解脂肪及缓解消化不良，并对改善肠易激综合征（IBS）有良好的效果。

排毒　洋蓟具有温和利尿及润肠通便的功效，从而能维护肝脏与肾脏健康。

维护肠道健康　洋蓟作为一种富含益生元的食品，能促进肠道内有益双歧杆菌的生长。

怎么吃更健康?

苞片及花心　洋蓟极易消化，其苞片与花心含有相似的营养元素及对肝脏有益的药用成分。

洋蓟茶　将新鲜或干燥的洋蓟苞片加水煮，即可制成口感清新、味道微甜并富含抗氧化成分、有益于心脏健康的洋蓟茶。

推荐食用方法

选择较小的个体　购买洋蓟时挑选体积较小，苞片色泽深、质感厚且新鲜的个体。体积较大的洋蓟可能硬而无味。

如何烹饪洋蓟　加水煮直至苞片柔软，浸入融化的黄油（或橄榄油与柠檬汁调制的混合料汁）中即可。用牙齿从苞片底部撕开食用。烹制洋蓟前需轻柔地清除掉外部的刺蓟直至中间柔软可食用的花心部分。

腌制花心　用橄榄油腌制的洋蓟花心是一种非常美味的食品，可以加在沙拉中，或作为腌制其他食品的配料。

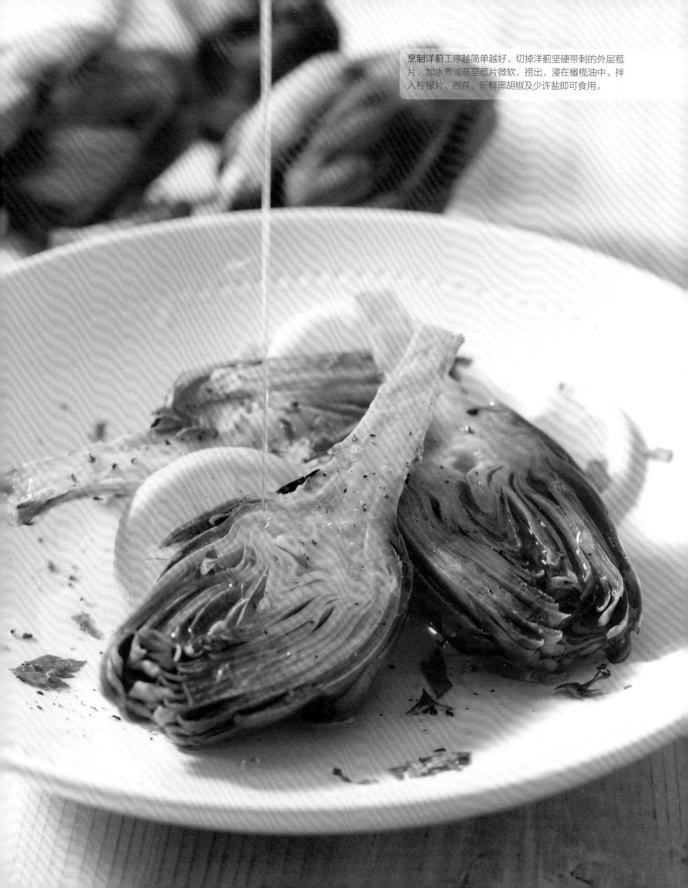

烹制洋蓟工序越简单越好。切掉洋蓟坚硬带刺的外层苞片，加水煮或蒸至苞片微软，捞出，浸在橄榄油中。拌入柠檬片、西芹、新鲜黑胡椒及少许盐即可食用。

茄子

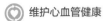

🛡 维护心血管健康　　　⚖ 平衡血糖　　　❋ 排毒

　　藤上生长的茄子同辣椒、马铃薯一样都属于茄科植物。茄子有很多种类，其形状、颜色、大小均不相同，但所有品种的茄子均含有对人体有益的**抗氧化成分**、钾、叶酸、镁、**β−胡萝卜素**以及**纤维素**。茄子具有维持**血糖平衡**、改善**肠道健康**的作用。

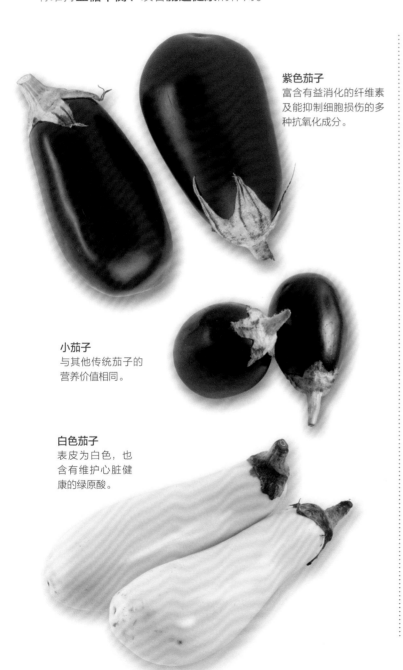

紫色茄子
富含有益消化的纤维素及能抑制细胞损伤的多种抗氧化成分。

小茄子
与其他传统茄子的营养价值相同。

白色茄子
表皮为白色，也含有维护心脏健康的绿原酸。

有哪些益处？

维护心脏健康　深紫色的植物一般均含有丰富的抗氧化成分多酚、绿原酸、咖啡酸及黄酮类化合物，例如能有效对抗自由基损害的茄色苷。

调节血糖平衡　抗氧化成分绿原酸具有控制餐后血糖升高的作用，能使葡萄糖缓慢释放进入血液。

排毒　研究表明，茄子除了具有润肠通便、维持体内水平衡的作用外，还能排出人体内的有害化学物质。

怎么吃更健康？

选择新鲜茄子　茄子是一种很容易腐坏的食材。购买时请选择肉质较硬、表皮有光泽的茄子，并且最好在购买当天烹制食用。

连皮食用　抗氧化成分大部分集中在茄子表皮。烹饪之后，茄子的表皮会变软从而易于食用。但也有一些白色种类的茄子表皮非常硬，在烹制之前需要去皮。

如何烹制茄子　利用烤箱烘烤、明火烧烤或油炸均可。油炸时，茄子会吸收大量的油。为了避免这种情况，可以将茄子切片撒盐，放入漏勺挤压并沥干多余水分，之后再进行烹制。

推荐食用方法

茄子酱　经典茄子类蘸酱的做法是：将茄子油炸或烘烤至肉质柔软，然后挤压成泥。加入柠檬汁、大蒜和橄榄油。食用时涂抹在面包上，或作为蔬菜蘸酱。

酿茄子　酿茄子可作为一道美味可口的主食。一个茄子纵向切为两半，中间去籽并挖出适当空间，填入各种健康谷类（藜麦、大米或小麦碎）和蔬菜。

番茄

 排毒　　　　软化血管　　　　降低前列腺癌患病风险

　　尽管番茄在植物学范畴被界定为一种水果，但其仍被人类广泛作为一种蔬菜用于烹制美味的菜肴。番茄富含 β -胡萝卜素、维生素C及**番茄红素**。呈现出明亮红色的番茄红素是一种具有药用价值的天然色素。研究表明，番茄红素能减少患**前列腺癌**及**乳腺癌**的风险、降低**胆固醇**、保护**眼睛**及**皮肤**，并增强人体**免疫力**。

有哪些益处？

排毒　番茄含有丰富的钾，能促使人体排出多余水分。同时还含有谷胱甘肽，能帮助清除体内脂溶性毒素。

维护心脏健康　番茄富含维生素C、维生素E以及 β -胡萝卜素，能有效维护心脏健康。另外，番茄中最重要的番茄红素能增强血管弹性、降低血液中的胆固醇含量。

预防前列腺癌　自由基对人体的损害是造成多种癌症的原因之一。研究表明，食用抗氧化食品（如番茄）能有效预防癌症。关于前列腺癌的相关实验证实，在日常饮食中经常摄入番茄（生食或烹制后食用均可）能抑制癌细胞的发展及扩散。

怎么吃更健康？

榨汁　一杯番茄汁含有每日营养所需75%的维生素C。同时富含其他多种必需维生素，如维生素K、维生素 B_1、维生素 B_2、维生素 B_3、维生素 B_5 和维生素 B_6，以及各种矿物质钾、锰、铁等。

烹饪后食用　烹制后，番茄中番茄红素的含量会上升5~6倍。

连皮食用　番茄皮中的类胡萝卜素含量是整个果实中最高的部分。

推荐食用方法

番茄沙沙　番茄切碎成丁，加入1个小洋葱和2根辣椒，放入切碎的新鲜香菜、青柠汁、1茶匙清水及少许盐调味，搅拌均匀后即可食用。

自制番茄汁　平底锅中放入1.5千克大致切碎的番茄。取1个洋葱及1根芹菜秆，切碎后放入平底锅。加入2汤匙糖、1茶匙盐、少许黑胡椒（根据个人口味可选）和几滴辣椒酱。小火慢煮直至汤状，饮用前请冷藏保存。

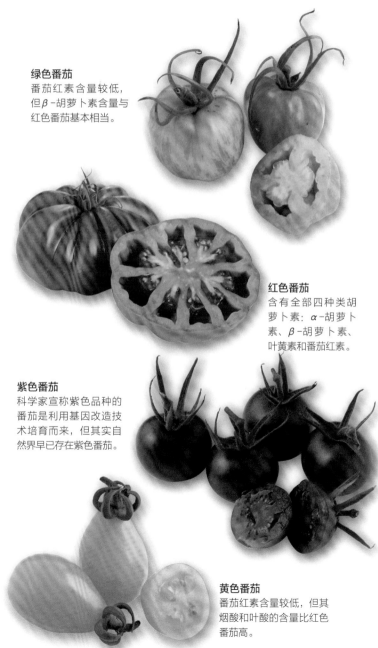

绿色番茄
番茄红素含量较低，但 β -胡萝卜素含量与红色番茄基本相当。

红色番茄
含有全部四种类胡萝卜素： α -胡萝卜素、 β -胡萝卜素、叶黄素和番茄红素。

紫色番茄
科学家宣称紫色品种的番茄是利用基因改造技术培育而来，但其实自然界早已存在紫色番茄。

黄色番茄
番茄红素含量较低，但其烟酸和叶酸的含量比红色番茄高。

多叶与生菜类蔬菜

生菜

⊙ 天然的止痛镇静效果　⊡ 缓解腹胀不适　♡ 维护心血管健康

　　人们普遍认为生菜是一种配菜，但其实生菜富含对人体有益的**叶酸**及**可溶性膳食纤维**（如果胶）。另外，不同种类的生菜含有不同的营养成分，例如，深色品种生菜含有更多的**β−胡萝卜素**。同时，略带苦涩的深色品种生菜含有**镇静成分**莴苣苦素，具有**镇静、利尿、缓解焦虑**的功效。

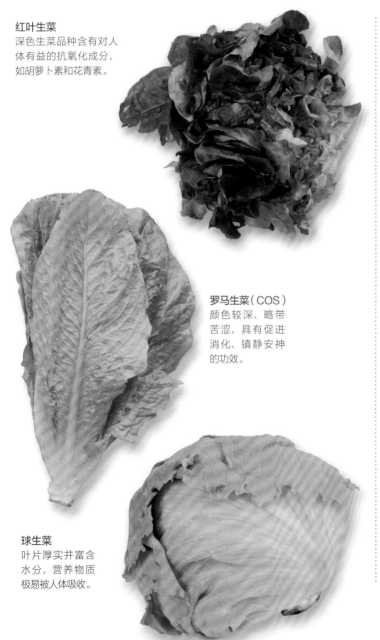

红叶生菜
深色生菜品种含有对人体有益的抗氧化成分，如胡萝卜素和花青素。

罗马生菜（COS）
颜色较深、略带苦涩，具有促进消化、镇静安神的功效。

球生菜
叶片厚实并富含水分，营养物质极易被人体吸收。

有哪些益处?

镇静　野生生菜是一种传统的镇静草药。苦涩、深色品种生菜含有镇静成分莴苣苦素，能够缓解焦虑、心悸并改善睡眠质量。

助消化并利尿　生菜富含对人体有益的纤维素，能有效缓解腹胀及腹痛。这种天然富含水分的蔬菜还能辅助人体排出毒素。

缓解痔疮　生菜中的天然苦涩物质能增强血管弹性，从而缓解痔疮。

怎么吃更健康?

选择大叶片品种　叶片大而松散的生菜品种含有的人体必需营养元素更为丰富，尤其是叶绿素、铁、β−胡萝卜素及维生素C的含量均高于叶片排列紧密的生菜品种，如水分较多的球生菜。

选择多种颜色品种　目前市面售卖多种颜色的生菜品种。其中红叶生菜含有天然的抗氧化色素，能提升人体每日营养成分的摄入及吸收。

选择叶片新鲜脆嫩的生菜　生菜的营养价值由品种、生长时间及储存时间决定。最好购买新鲜应季生菜，或选择"盆栽生菜"（将生菜种在栽培土中，连盆一起售卖，随吃随采摘）。

推荐食用方法

与其他食材搭配食用　生菜含有丰富的水分，口感脆嫩，可以与多种食材良好搭配。

舒缓镇静茶　利用生菜叶片制作的代茶饮能有效改善夜晚睡眠质量。取3~4片深色生菜大叶片、1~2片薄荷叶，加入300毫升清水小火慢煮15分钟，冷却后饮用。

菠菜

 强健骨骼　　 抗癌　　 抑制炎症　　 预防动脉粥样硬化

　　菠菜不仅含有丰富的**维生素**及**矿物质**，还含有十多种不同的**抗氧化成分**黄酮类化合物。能够**抑制炎症**、预防心脏疾病并**修复自由基给人体带来的损害**，从而增强人体免疫系统并预防癌症。同时，菠菜中的维生素K还具有**强健骨骼**的作用。

有哪些益处?

骨骼健康　菠菜中的维生素K能有效维护骨骼健康，降低老年人骨折的风险。

预防癌症　研究表明，菠菜能降低罹患某些癌症的风险。菠菜中的抗氧化成分山奈酚能帮助预防前列腺癌和卵巢癌。

抑制炎症　菠菜中的抗氧化成分新黄质和紫黄质有抑制炎症的功效。

心脏健康　菠菜中的维生素C与β-胡萝卜素协同作用，能降低血液中导致动脉硬化的"不健康"（LDL）胆固醇的含量。

怎么吃更健康?

烹制与生食　尽管直接生食菠菜能够获取很多营养，但烹制后的菠菜营养价值更高。例如，烹制后菠菜中的铁元素更易被人体吸收，并能为人体提供β-胡萝卜素、叶黄素、维生素及矿物质。

与柑橘类水果搭配食用　菠菜中含有的草酸会抑制人体吸收铁和钙元素。直接生食菠菜时，加入柠檬汁调味或饮用一杯橙汁能有效提升人体对铁和钙的吸收率。

推荐食用方法

柑橘菠菜沙拉　2大把菠菜叶、半个红洋葱切碎、1个橙子去皮切小块、2汤匙松子，全部放入碗中混合均匀，加入调味汁（橙汁、白醋、橄榄油、蜂蜜及法国第戎芥末各2汤匙，新鲜的香菜碎1汤匙），即可食用。

菠菜香蒜酱　在制作任何种类的香蒜酱时，可用菠菜叶代替其中的罗勒叶。

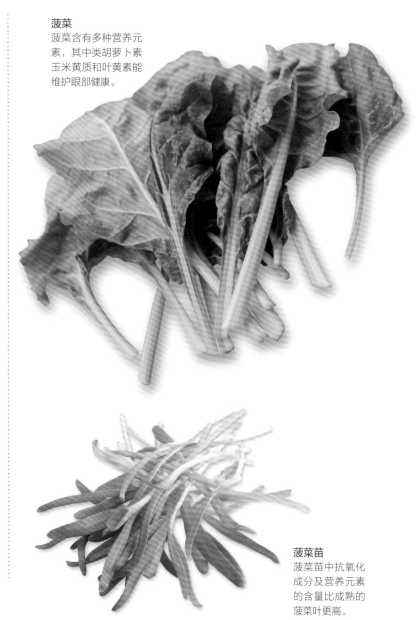

菠菜
菠菜含有多种营养元素，其中类胡萝卜素玉米黄质和叶黄素能维护眼部健康。

菠菜苗
菠菜苗中抗氧化成分及营养元素的含量比成熟的菠菜叶更高。

西洋菜（豆瓣菜）

抗癌　　　光泽肌肤　　　促进消化　　　利尿

　　沙拉中常用的西洋菜和卷心菜、西蓝花均属于十字花科蔬菜。西洋菜对人体有多种益处，例如，降低罹患某些**癌症**的风险、促进**消化**及维持体内**水平衡**，并且能作为一种**天然抗生素**用于**提高人体免疫力**。西洋菜的生长并没有明显的季节限制，全年均可以种植及收获。

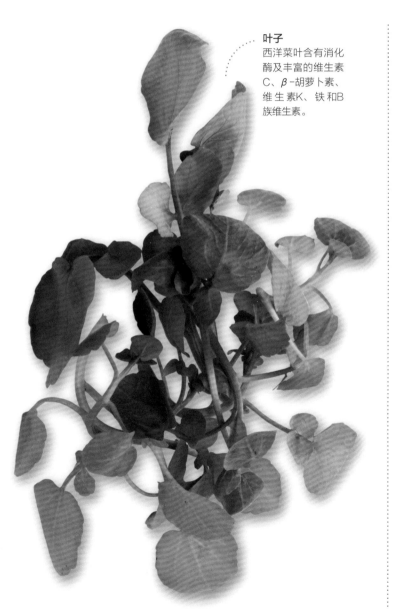

叶子
西洋菜叶含有消化酶及丰富的维生素C、β-胡萝卜素、维生素K、铁和B族维生素。

有哪些益处？

降低患癌风险　西洋菜含有丰富的维生素C及β-胡萝卜素，能有效抑制自由基对人体的伤害。研究表明，经常食用十字花科蔬菜能降低罹患结肠癌、直肠癌及膀胱癌的风险。

排除肌肤毒素　富含硫元素，能提高人体对蛋白质的吸收率、净化血液、促进细胞生长，从而维护肌肤和头发健康，美容养颜。

助消化　绿色的西洋菜含有丰富的叶绿素及消化酶，能促进人体对食物中营养元素的消化利用。

维护水平衡　西洋菜是一种富含钾元素的天然利尿食品。

缓解感冒及流感　西洋菜中具有胡椒气味的不稳定挥发油类，对缓解咳嗽、感冒、流感及支气管疾病症状有良好效果。

怎么吃更健康？

榨汁　西洋菜是一种天然抗生素，饮用新鲜西洋菜汁能排除体内毒素、光泽肌肤，美容养颜。

购买有机西洋菜　如果西洋菜在种植过程中没有保持良好的生长环境，则其极易受到有害细菌的污染。购买有机西洋菜能很好地避免这个风险。

食用新鲜西洋菜　西洋菜中的营养成分很容易流失，应在购买后5天内尽快食用。

推荐食用方法

西洋菜汤　食用西洋菜汤是抑制各种炎症的传统方法，如缓解关节疼痛、牙龈肿胀及口腔溃疡。225克西洋菜与切片胡萝卜加入清水（或蔬菜清汤）中小火慢煨，直到西洋菜体积缩小为之前的1/3即可。饮用前将蔬菜及汤搅拌均匀一同食用。

芥菜

 排毒　　　 抗癌　　　 降低胆固醇　　　 抑制炎症

　　带有辛辣胡椒味道的芥菜是芥子植株的叶子部分，其叶片颜色从浅绿到深紫，种类繁多。芥菜含有丰富的**抗氧化**及**抗炎症**物质，能**清除体内毒素**并**降低"不健康"**（LDL）**胆固醇**含量。植株结出辛辣苦涩味道的棕色种子可用于制作第戒芥末酱，这种芥末往往被用在印度菜肴中。

有哪些益处？

排毒　抗氧化成分 β –胡萝卜素及维生素C和维生素K能清除体内毒素，具有良好的排毒效果。

预防癌症　芥菜中的抗氧化、抗炎症以及解毒物质协同作用可预防癌症。芥菜还含有硫黄类化学物质硫代葡萄糖苷以及能抑制癌细胞的异硫氰酸酯。研究表明，芥菜对于膀胱癌、结肠癌、乳腺癌、肺癌、前列腺癌及卵巢癌有预防作用。

降低胆固醇　芥菜含有天然萝卜硫素，能降低血液中易导致心脏疾病的"不健康"（LDL）胆固醇。

广谱抗氧化剂　芥菜中含有多种抗氧化成分，包括羟基肉桂酸、槲皮素、异鼠李素、山奈酚等，具有良好的抗炎症及清除体内自由基的功效。

怎么吃更健康？

烹制　烹调会造成芥菜内多种抗癌物质流失，所以最好直接将其加入沙拉生食。但轻微蒸制可提高芥菜降低胆固醇的功效。

芥菜芽　芥菜种子含有丰富的挥发性油类。芥菜种子出芽后可将其加在沙拉或汤中食用。

推荐食用方法

清炒芥菜　锅内加入1汤匙高汤或肉汤，放入切碎的洋葱和大蒜炒至变软。加入大致切段的芥菜继续翻炒，直至芥菜萎缩。滴入适量芝麻油调味，搅拌均匀后即可食用。

意大利面酱料　在切碎的番茄及芥菜中加入松子、羊奶酪和少许橄榄油，即可作为美味的意大利面酱料使用。

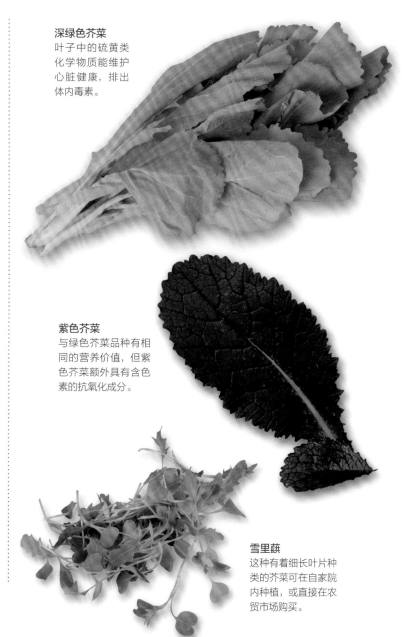

深绿色芥菜
叶子中的硫黄类化学物质能维护心脏健康，排出体内毒素。

紫色芥菜
与绿色芥菜品种有相同的营养价值，但紫色芥菜额外具有含色素的抗氧化成分。

雪里蕻
这种有着细长叶片种类的芥菜可在自家院内种植，或直接在农贸市场购买。

芝麻菜

 维护肝脏健康　　 抑制感染　　 保护眼部健康　　 缓解溃疡

　　芝麻菜过去因其**补充活力**的药用价值而主要用于促进**消化**和缓解**胃溃疡**，如今则是一种具有独特辛辣味道、**低热量**并具有**排毒**作用的沙拉食材。芝麻菜同西蓝花和卷心菜有亲属关系，同样也具有多种对人体健康的益处，例如增强人体**免疫系统**、维护**眼睛及皮肤健康**。

叶子
这种叶子具有刺激性味道，能促进消化、维护肝脏健康。

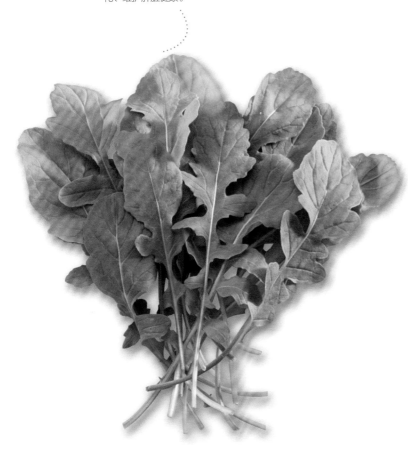

有哪些益处？

排毒　芝麻菜中的硫黄类化学物质能刺激代谢、维护肝脏健康，并且具有温和利尿及润肠通便的作用。

增强免疫力　芝麻菜叶子含有非常丰富的维生素C及 β-胡萝卜素。这些营养元素能增强人体免疫系统并抑制感染。另外，在人体消化吸收的过程中，芝麻菜还会释放出具有防癌抗癌作用的异硫氰酸酯。

维护眼部健康　富含有益眼部健康的叶黄素及玉米黄质。日常饮食中多摄入此类营养素能有效预防老年性黄斑变性。

助消化　研究表明，芝麻菜能够促进消化并缓解胃溃疡。

怎么吃更健康？

代替沙拉中的其他叶类蔬菜　不同于菠菜，芝麻菜中的铁和钙元素含量非常高，并且其草酸含量很低。

直接生食　芝麻菜一旦被采摘其营养元素即开始流失，加热也会降低其营养价值。因此，保持营养的最佳方法是购买新鲜芝麻菜并尽快食用。

推荐食用方法

芝麻菜香蒜酱　4把芝麻菜、3瓣切碎的大蒜、3汤匙松子以及4汤匙橄榄油，全部放入搅拌机中通电搅拌均匀后取出。缓慢加入45克佩科里诺（pecorino）奶酪，搅拌均匀至口感顺滑即可。可用于烹调马铃薯或作为意大利面酱料。

快手沙拉　芝麻菜的最佳食用方法是直接生食，可将其作为沙拉的主食材。芝麻菜与富含番茄红素的番茄混合，加入少许橄榄油调味，即可制成一道富含抗氧化物质的蔬菜沙拉。

蒲公英

 维护肝脏健康　　 温和利尿　　 抑制感染　　 保护皮肤健康

　　蒲公英应当作为一种"超级食品"，而不是杂草。蒲公英是一种**非常有营养**的食物，能作为**利尿剂**和**肝脏净化剂**。其植株的每一部分均可食用。在蒲公英开花前采集叶子可降低叶子的苦涩口感。待蒲公英花朵变黄，即可收集其花朵部分。但请特别注意，不要在经过化学药剂处理的草坪及花园采集野生蒲公英。

有哪些益处？

肝脏净化剂　可缓解肝脏和胆囊炎症及充血。

利尿　蒲公英含有钾元素，是一种安全温和的天然利尿剂。

增强免疫力　富含抗氧化成分，能抑制感染并加快伤口愈合。

美容养颜　蒲公英含有丰富的维生素C，能支持胶原蛋白的合成。充足的胶原蛋白是使皮肤光泽有弹性及维护口腔健康的基础。

怎么吃更健康？

叶子　含有具备抗氧化作用的所有重要维生素，包括维生素C和维生素E。

花朵　蒲公英花朵含有丰富的β-胡萝卜素、维生素C、铁及其他营养元素。另外，其彩色的花瓣还含有抗氧化成分黄酮类化合物，能降低血压并增强人体免疫力。

根　蒲公英根晒干后可作为不含咖啡因的咖啡替代品，具有温和的利尿及排毒功效。另外，蒲公英根还含有多种抗病毒物质，以及能促进肠道有益菌群生长的菊粉。

推荐食用方法

蒲公英香蒜酱　将蒲公英叶（或与荨麻叶混合）放入食品处理器中搅拌，加入松子、大蒜、帕尔玛（Parmesan）奶酪及橄榄油调味，即可制成一款富含春天气息的酱料。

蒲公英茶　新鲜或晒干的蒲公英皆可泡茶。蒲公英植株所有部分均可用于冲泡提神并具有利尿作用的代茶饮。

制作沙拉或炒菜　蒲公英黄色的花瓣可作为配料加入沙拉或炒菜。另外，也可将花朵泡入醋中保存其营养以供整年食用。

烘焙蒲公英根　可像烹制欧洲防风草一样烘焙蒲公英根。每年秋天至早春的蒲公英根口感最甜。

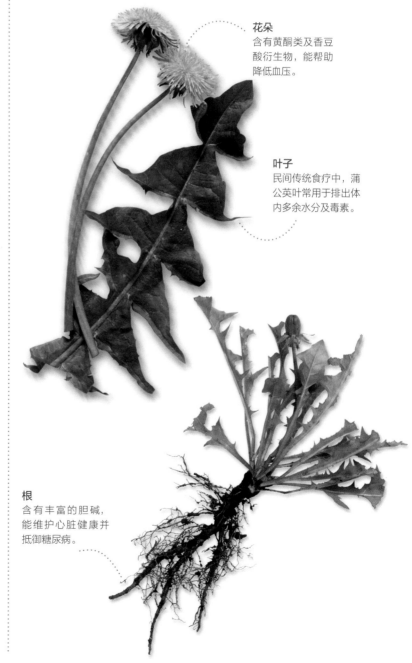

花朵
含有黄酮类及香豆酸衍生物，能帮助降低血压。

叶子
民间传统食疗中，蒲公英叶常用于排出体内多余水分及毒素。

根
含有丰富的胆碱，能维护心脏健康并抵御糖尿病。

荨麻

 有效的利尿作用　　改善前列腺肥大　　促进储存铁元素以缓解疲劳　　平衡血糖

　　许多花匠认为荨麻是一种杂草，但荨麻作为**肌肉和关节的镇痛剂**已有很长的历史，例如，用于缓解湿疹、**关节炎**、痛风和贫血。如今，荨麻也被用于维护血液健康、**抑制尿路感染**、缓解**前列腺肥大**初期的泌尿问题、对抗花粉热，或制成药贴和药膏来缓解关节疼痛、扭伤和拉伤、肌腱炎及**昆虫叮咬**。

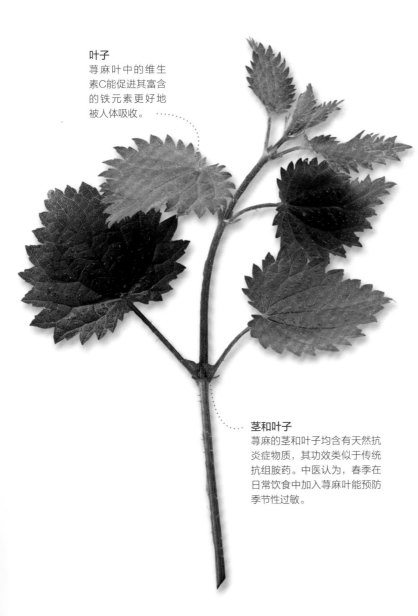

叶子
荨麻叶中的维生素C能促进其富含的铁元素更好地被人体吸收。

茎和叶子
荨麻的茎和叶子均含有天然抗炎症物质，其功效类似于传统抗组胺药。中医认为，春季在日常饮食中加入荨麻叶能预防季节性过敏。

有哪些益处?

利尿　促进肾脏及膀胱等泌尿系统中水的流动，冲刷并排出有害菌，防止尿液结晶形成肾结石。

维护前列腺健康　荨麻根在缓解前列腺肿大上的功效可媲美非那司提（一种常用的处方药）。不同于非那司提，荨麻根并不会减小前列腺的体积，但会增强尿液的流动，刺激排尿冲动。

生成血液　荨麻中丰富的铁元素使其具有优秀的造血能力。另外，荨麻中的维生素C能促进铁元素被人体更好地吸收。同时其富含的维生素K能辅助凝血。

预防糖尿病　荨麻茶具有平衡血糖的功效。

缓解风湿　荨麻能消除关节中的尿酸。实验证明，荨麻提取物能缓解类风湿性关节炎，从而减少非甾体抗炎药物（NSAID）的使用。

怎么吃更健康?

采摘新鲜荨麻　选择未使用杀虫剂的荨麻。新鲜的荨麻嫩叶含有丰富的营养，并具有柔和、令人愉悦的香气。

荨麻茶　取新鲜或晒干的荨麻加入热水冲泡10~15分钟，即可得到一杯具有排毒利尿功效的荨麻茶。每日饮用几杯荨麻茶能维护前列腺健康。

推荐食用方法

春季排毒汤　将荨麻、洋葱、韭葱及芹菜用黄油翻炒，之后放入搅拌机或食品处理器中，加入少许酸奶或肉汤，通电搅拌至口感均匀顺滑。根据个人口味适当调味后即可饮用。

荨麻嫩叶酱　荨麻叶可替代各种香蒜酱中的罗勒叶。使用荨麻嫩叶则更加芳香可口。

菊苣

 维护消化道健康　　 温和利尿功效　　 清除血液中毒素　　天然镇静剂

　　白菊苣、绿菊苣以及红叶菊苣（又称红菊苣）这三种具有苦涩叶子的菊苣是人们最熟悉的品种。其中最流行的白菊苣因生长在黑暗中而缺少大部分维生素，但其含有的**不稳定挥发性油类**及其他成分具有**促进消化**的功效。另外，白菊苣还被用作**解毒剂**及温和的利尿剂。菊苣中的天然镇静化合物能**缓解压力及疼痛**。

有哪些益处？

肠道健康　富含黏性（胶状）纤维，能够润肠通便。

促进消化　菊苣中苦涩的成分能刺激胆汁分泌、提高食欲并促进消化。菊苣也能缓解积食和消化不良。

排毒　菊苣是一种天然的利尿剂及温和的泻药，其含有丰富的膳食纤维，能有效清除血液及体内组织中的毒素。

温和的镇静剂　菊苣及红菊苣均含有莴苣苦素，这种带有苦涩味道的化合物具有镇静及镇痛的功效。

抗氧化剂　尽管菊苣缺少大部分维生素，其仍富含对人体有益的抗氧化成分 β-胡萝卜素，能够预防癌症。

怎么吃更健康？

直接生食　尽管菊苣可以炖煮后食用，但为了获取最多的营养成分，如维生素C、叶酸及 β-胡萝卜素，最佳的食用办法是直接生食。

食用新鲜菊苣　菊苣和红菊苣都比较脆弱，装入保鲜盒在冰箱内只能保存几天。

推荐食用方法

作为天然的可食用容器　芽球菊苣，又称比利时菊苣，其弯曲的叶片部分可当作容器盛沙拉或料汁，也可以装入大米和蔬菜制作成小零食或开胃菜。

制作炒菜和沙拉　有着柔和苦味的菊苣能给炒菜及沙拉带来特别的风味。

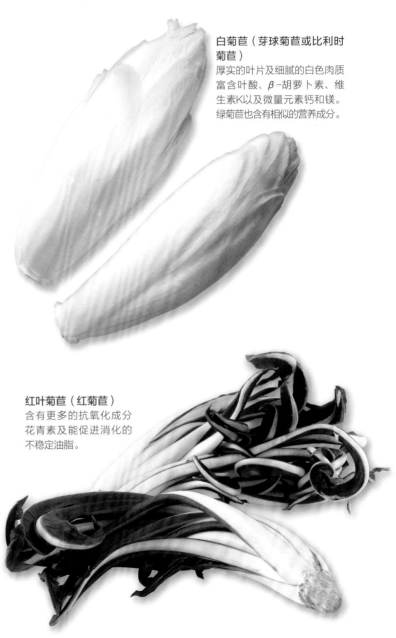

白菊苣（芽球菊苣或比利时菊苣）
厚实的叶片及细腻的白色肉质富含叶酸、β-胡萝卜素、维生素K以及微量元素钙和镁。绿菊苣也含有相似的营养成分。

红叶菊苣（红菊苣）
含有更多的抗氧化成分花青素及能促进消化的不稳定油脂。

荚果蔬菜

四季豆

 供给细胞能量　　 增强结缔组织　　 强健骨骼　　 抑制自由基的损害

　　新鲜四季豆和菜肴墨西哥辣牛肉及烘豆中用的干豆属于同一种植物。四季豆是在植株豆荚成熟早期就被采摘，整个豆荚均可食用的荚果类蔬菜。当豆荚成熟后会变得坚韧、纤维化，因而不能食用。四季豆是**维生素C**和叶酸的良好来源，并含有足量的**钙**和**蛋白质**，具有**保护心脏**、**抑制炎症**的功效。

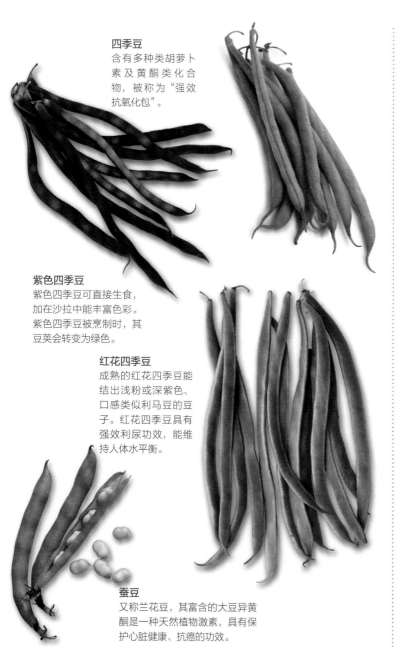

四季豆
含有多种类胡萝卜素及黄酮类化合物，被称为"强效抗氧化包"。

紫色四季豆
紫色四季豆可直接生食，加在沙拉中能丰富色彩。紫色四季豆被烹制时，其豆荚会转变为绿色。

红花四季豆
成熟的红花四季豆能结出浅粉或深紫色、口感类似利马豆的豆子。红花四季豆具有强效利尿功效，能维持人体水平衡。

蚕豆
又称兰花豆，其富含的大豆异黄酮是一种天然植物激素，具有保护心脏健康、抗癌的功效。

有哪些益处？

抗疲劳　四季豆中的铁元素含量是菠菜的2倍，是女性月经期间补充铁元素流失的良好选择。铁元素也是血红细胞（可将人体通过肺呼吸作用获得的氧气输送到全身每一个细胞）的重要成分。另外，铁元素也是人体合成能量及维持新陈代谢的关键要素。

皮肤、头发及指甲　四季豆中的硅容易被人体吸收，硅元素对维持结缔组织健康及坚固指甲有重要作用。

强健骨骼　富含的维生素K能激活骨钙素。骨钙素是一种在人体骨骼中发现的非胶原蛋白，能够将骨骼中的钙元素紧紧地锁起来，从而防止骨钙流失。

对抗自由基　四季豆中抗氧化成分叶黄素、β-胡萝卜素、紫黄质以及新黄质的含量可媲美富含类胡萝卜素的蔬菜，如胡萝卜。

排毒　四季豆的豆子具有强大的利尿功效，能清除体内毒素。

怎么吃更健康？

保持完整　烹饪四季豆时仅需去掉头和尾，整根烹制以保存四季豆中的营养物质。

烹制程度　烹至口感"有嚼劲"（稍脆）即可，或轻微蒸制以保留四季豆中的维生素C。

推荐食用方法

适合各类菜肴　四季豆可以加入沙拉或汤中炖煮，或作为配菜。肉质脆嫩的四季豆品种适合搭配口感清爽的肉类，如家禽类。豆荚厚实较粗的品种，如红花四季豆，适合搭配红肉类菜肴。

不需要黄油　烹制四季豆时用橄榄油、柠檬及大蒜调味，能增强风味并提升其营养价值。

秋葵

 平衡血糖　　　　强效排毒　　　　维护眼部健康　　　　维护孕期健康

　　秋葵，又称羊角豆或淑女的手指，属于锦葵科开花植物。秋葵具有独特的略带辣味、介于茄子和芦笋之间的口感。其**可溶性和不可溶性膳食纤维**的非凡搭配决定了秋葵最主要的药用价值——降**血糖**、清洁**肠道**及促进**肠道有益菌群**的生长。

有哪些益处?

预防糖尿病　秋葵含有多种营养物质，包括纤维素、维生素B_6及叶酸。B族维生素能够减缓糖尿病的发展，并降低同型半胱氨酸含量（糖尿病的风险因素之一）。秋葵中的可溶性纤维素还能稳定血糖水平。

强效排毒　秋葵含有大量可溶性及不可溶性纤维。可溶性纤维素能吸收水分、润肠通便并降低血液中"不健康"（LDL）胆固醇。不可溶性纤维素能维护肠道健康，结合并去除肠道内毒素。秋葵能降低罹患某些癌症的风险，如结直肠癌。

保护视力　秋葵含有大量类胡萝卜素，例如叶黄素与玉米黄质。这些化合物能有效维护视力。

富含叶酸　秋葵是叶酸的优质来源。叶酸能够增强血红细胞活力、保护心脏并降低新生儿先天性缺陷的风险。

怎么吃更健康?

完整食用　秋葵被切片越多，其富含营养的凝胶状汁液损失越多。食用时仅修剪掉尾部即可，注意不要伤害到内果部分，且避免烹制时间过长。

烹制程度　简单快速烹饪以保存秋葵中更多营养成分，如蒸、烤或快速翻炒。

推荐食用方法

秋葵沙拉　如果你已经厌烦了一成不变的生菜、番茄和黄瓜沙拉，那么可以试试秋葵沙拉。将秋葵切片，撒上辣椒并用青柠汁调味即可。

炖菜　将秋葵加入汤、炖菜或咖喱中，能使汤汁更浓厚稠密。

绿色秋葵
秋葵中的纤维素以黏性胶和果胶形式存在。紫色秋葵则另外含有可抵御癌症的抗氧化成分花青素。

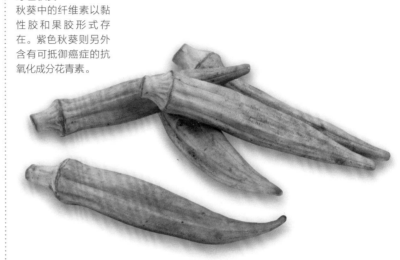

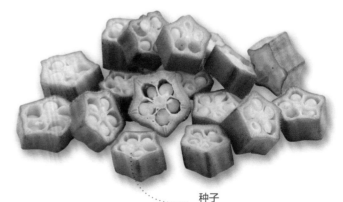

种子
秋葵籽榨取的油脂富含有益心脏健康的多不饱和脂肪酸。秋葵籽油经常被用于非洲菜肴中。

豌豆

 维护消化道健康　　 促进储存铁元素以减轻疲劳　　 抑制感染　　 提高精子质量

尽管豌豆并不特殊也并不少见，但这种带有天然甜味的豆科植物因其丰富的营养和医药价值仍在食物界占据了一席之地。豌豆富含**维生素K、锰**和**维生素C**，并且是**叶酸**及多种**微量元素**的优质来源。其含有对肠道有益的**不可溶性纤维素**，能降低罹患**心脏疾病**及**脑卒中**的风险。

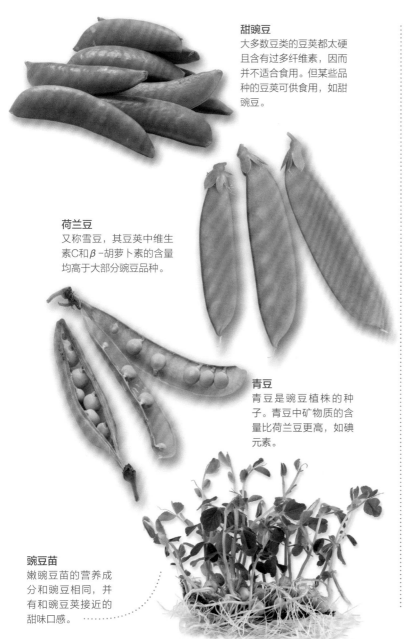

甜豌豆
大多数豆类的豆荚都太硬且含有过多纤维素，因而并不适合食用。但某些品种的豆荚可供食用，如甜豌豆。

荷兰豆
又称雪豆，其豆荚中维生素C和β-胡萝卜素的含量均高于大部分豌豆品种。

青豆
青豆是豌豆植株的种子。青豆中矿物质的含量比荷兰豆更高，如碘元素。

豌豆苗
嫩豌豆苗的营养成分和豌豆相同，并有和豌豆荚接近的甜味口感。

有哪些益处?

助消化　豌豆中的纤维素对维护消化道系统健康有明显功效。

补充肌体能量　豌豆是铁元素的优质来源，充足的铁能预防贫血并减轻疲劳。

提升免疫力　富含维生素C。豌豆，尤其是豌豆苗含有的植物抗毒素是一种天然抗氧化剂，能有效抑制幽门螺杆菌的生长（导致十二指肠溃疡及胃癌的因素之一）。

男性健康　在豌豆苗中发现的子宫糖基化脂蛋白（Glycodelin-A）能提高精子质量，增强精子与卵子结合的能力。

眼部健康　绿豌豆中的类胡萝卜素叶黄素被广泛认为能够预防白内障和黄斑变性。

怎么吃更健康?

直接生食　豌豆可直接生食，以保存其营养成分并获取最佳口感。

冷冻或者干燥后食用　随着储存时间的流逝，新鲜豌豆中的糖类会很快转化为淀粉。豌豆被采摘后立即冷冻能有效维持其糖分，并使豌豆口感更甜。绿色和黄色豌豆品种也经常干燥后出售，另外也可购买干燥野生豌豆。冷冻和干燥都是保存豌豆营养成分的良好选择，从而供人们全年食用。

推荐食用方法

代替生菜　豌豆苗能代替生菜制作沙拉或炒菜。

荷兰豆配腰果　干燥的平底锅中加1茶匙椰子油，加热后放入3把荷兰豆和半个橙子果皮，低温加热3~4分钟，最后撒上一把腰果即可食用。这道菜肴对滋养皮肤、美容养颜有良好功效。

球茎与茎秆类

芦笋

 温和的润肠通便　　 排毒　　 增强免疫系统　　 软化血管

　　芦笋属于百合科植物。数千年来，芦笋因其独特的味道、肉质和纹理，以及优异的药用价值为人们所赞誉。芦笋具有良好的**排毒功效**，并含有能强健心脏、软化血管的**抗氧化成分**。传统中医认为芦笋能改善**呼吸系统疾病**、缓解女性**经期不适**。

有哪些益处？

维护肠道健康　芦笋中的菊粉能有效维护肠道健康。另外，芦笋也具有温和的利尿及通便功效。

抗疲劳　芦笋中的天冬氨酸能中和人体内过量的氨。氨过量是导致疲惫、精神不振的因素之一。

抑制炎症　芦笋含有的芦丁及谷胱甘肽能维护肌体细胞免受自由基损害、增强免疫力并软化血管。

保护心脏　芦笋是B族维生素（特别是叶酸）的良好来源。B族维生素能控制体内的同型半胱氨酸水平（导致心脏疾病、癌症及认知能力下降的因素之一）。另外，女性在孕期适量补充叶酸能预防新生儿先天性缺陷。

美容养颜　芦笋具有良好的排毒功效并富含β-胡萝卜素，对维护皮肤健康、美容养颜有显著效果。

怎么吃更健康？

购买当季芦笋　应季芦笋营养价值最高。芦笋收获的季节为每年二月至六月。

尽快食用　芦笋采摘后很容易变质。为了获取其最多的营养成分，请在购买后一两天内尽快食用。

烹制程度　为了保留营养素及最佳口感，将芦笋烤或蒸3~5分钟即可（不要加水煮），或在少量蔬菜清汤中快速炖熟。

推荐食用方法

芦笋沙拉　将烹饪后冷却的芦笋加入沙拉即可。不但能丰富沙拉的色彩搭配，还是一款美味的轻食。

作为配料　芦笋可以加在意大利面中，或与鱼肉和鸡肉搭配食用，也可加在蔬菜馅饼中。

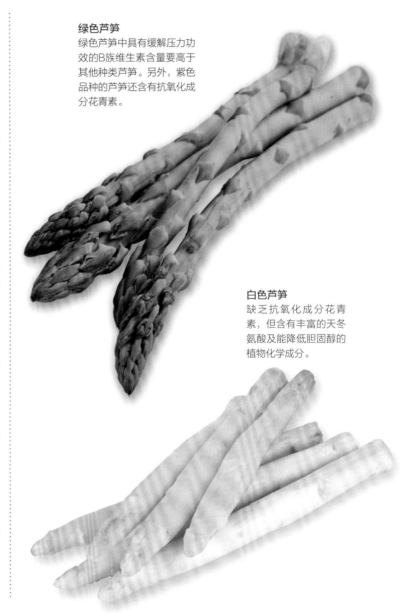

绿色芦笋
绿色芦笋中具有缓解压力功效的B族维生素含量要高于其他种类芦笋。另外，紫色品种的芦笋还含有抗氧化成分花青素。

白色芦笋
缺乏抗氧化成分花青素，但含有丰富的天冬氨酸及能降低胆固醇的植物化学成分。

芹菜与根芹

⊙ 降血压　　　⊙ 利尿　　　⊙ 增强饱腹感　　　⊙ 维护关节和肌肉健康

　　芹菜是一种带有特殊芳香、口感清脆的蔬菜。在东方传统医学中，芹菜的茎与根被用于**治疗高血压**。芹菜与其近亲根芹都具有温和的**利尿**功效，并能降低**应激激素**皮质醇水平。另外，它们均富含B族维生素、多种微量元素、**纤维素**以及**香豆素**。应季新鲜芹菜口感最佳且营养价值最高。

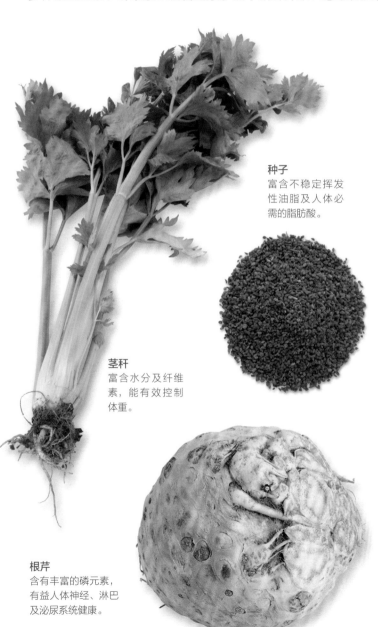

种子
富含不稳定挥发性油脂及人体必需的脂肪酸。

茎秆
富含水分及纤维素，能有效控制体重。

根芹
含有丰富的磷元素，有益人体神经、淋巴及泌尿系统健康。

有哪些益处?

降血压　香豆素能降低血压、维持体内水平衡。另外，芹菜和根芹中的抗凝血因子苯酞类物质能减少血栓及脑卒中的风险，并降低应激激素水平。

轻体减肥　芹菜的主要成分是水和纤维素，这两种成分能协同作用控制体重。在日常饮食中加入芹菜能减慢进食速度，使食物咀嚼更彻底，从而提高饱腹感。

补充微量元素硅　芹菜富含微量元素硅及维生素K。这种微量元素不仅能维护皮肤及头发健康，也能强健关节、骨骼、肌肉、动脉系统及结缔组织。

怎么吃更健康?

茎秆　芹菜的茎秆是一种高纤维低热量食品。另外，芹菜的茎秆（包括叶片部分）还具有利尿、润肠通便的功效。

种子　芹菜籽富含不稳定油脂，在传统医学中常作为利尿剂和镇静剂使用。芹菜籽还具有抑制感染、缓解经期不适的功效。研究表明，芹菜籽能降血压及减少血液中"不健康"（LDL）胆固醇含量。芹菜籽可作为调料或代茶饮。

推荐食用方法

与水果一同食用　芹菜是少数能与水果完美搭配食用的蔬菜之一。芹菜切片后加入水果沙拉即可食用。

为食物增香　芹菜与根芹含有的苯酞类物质能为食物增加天然芳香。

缓解感冒症状　将芹菜汁与少量柠檬汁混合饮用，能缓解感冒及流感导致的发热等症状。

榨汁　芹菜与根芹的茎秆和球茎部分榨汁后均能得到碱性、提高身体活力、具有排毒功效的饮品，同时能维持体内水平衡。

茴香

 缓解胃部痉挛　　 抑制感染　　 温和调节激素　　 利尿

　　具有芳香气味的茴香外表看起来像大型号的莳萝（茴香近亲，又称洋茴香）。从罗马时期开始，人们就利用茴香来改善**消化系统问题**。茴香还具有消除**水肿**、调节**雌激素**的作用，并是一种富含**维生素C**、膳食纤维及钾元素的低热量食品。另外，茴香富含多种**抗氧化成分**和具有**抑制炎症**功效的不稳定油脂。

有哪些益处？

缓解胃部不适　茴香能够促进消化、缓解胃痉挛。其含有的不稳定挥发性油脂茴香脑能清除体内蛔虫和寄生虫。另外，茴香脑也为茴香带来了独特的芳香。

缓解咳嗽及感冒症状　茴香制成的糖浆是一种传统的止咳化痰药物。

调节激素　茴香能够调节雌激素水平，对生育期至更年期女性均有良好效果。

维持水平衡　茴香具有消水肿、缓解腹胀的功效。

怎么吃更健康？

烹制程度　茴香的嫩茎部分可做汤或烧烤，也可放在沙拉中直接生食。

茴香籽　茴香籽和蜂蜜冲泡的代茶饮是一种温和舒缓的饮品，长久以来被人们用于缓解胃部不适及小儿腹痛。

推荐食用方法

茴香茶　1茶匙茴香籽，倒入开水或热牛奶冲泡，随需随饮。

止咳糖浆　利用茴香汁制作传统止咳糖浆：将整株茴香榨汁（或将茴香籽在少量开水中浸泡以得到高浓度茴香籽汤），加入柠檬汁搅拌均匀，并用蜂蜜调味即可。

轻微烤制　将茴香球茎切成楔形放在烤盘中，加入少量黄油及一大把百里香，放入烤箱，中火烤至茎块变软即可。

茴香汤　茴香汤能缓解女性经期不适。将等量茴香、芦笋及新鲜欧芹放入肉汤，倒入适量牛奶煮至食材变软，根据个人口味调味后即可食用。

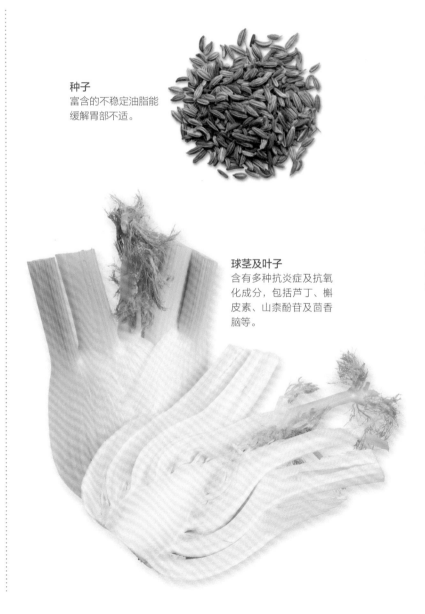

种子
富含的不稳定油脂能缓解胃部不适。

球茎及叶子
含有多种抗炎症及抗氧化成分，包括芦丁、槲皮素、山柰酚苷及茴香脑等。

大黄

🤚 强健骨骼　　　🧠 预防神经退化　　　❤️ 降低胆固醇　　　👁️ 维护眼部健康

　　尽管我们认为大黄是一种水果，但实际上它是一种蓼科蔬菜。新鲜大黄非常酸，不能直接生食。但合理烹制后的大黄具有多种对人体有益的功效，如**强健骨骼**及预防**神经系统损伤**。另外，大黄还是**纤维素**的良好来源，能降低血液中"不健康"（LDL）**胆固醇**的水平。

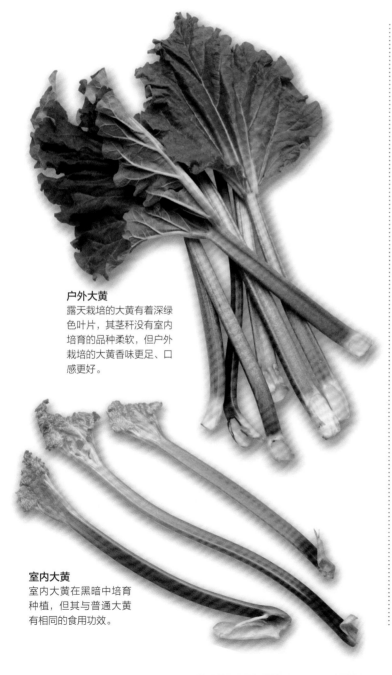

户外大黄
露天栽培的大黄有着深绿色叶片，其茎秆没有室内培育的品种柔软，但户外栽培的大黄香味更足、口感更好。

室内大黄
室内大黄在黑暗中培育种植，但其与普通大黄有相同的食用功效。

有哪些益处？

强健骨骼　大黄含有钙元素及大量维生素K，对于预防老年人骨折有重要作用。

保护大脑　丰富的维生素K能预防神经退行性疾病，如阿尔茨海默症。同时，维生素K也是一种良好的凝血剂，能预防脑出血及中风。

心脏健康　研究表明，在日常饮食中加入大黄能够降低血液中"不健康"（LDL）胆固醇含量。同时，大黄也是良好的膳食纤维来源，并含有人体必需的维生素C。

眼部健康　大黄中的叶黄素能降低患老年性黄斑变性的风险。

怎么吃更健康？

红色茎比绿色茎更好　红色茎秆的大黄比绿色品种含有更多 β-胡萝卜素，同时还含有少量叶黄素和玉米黄质。

食用成熟大黄　大黄含有抑制营养素吸收的草酸，如抑制钙和铁的吸收。大多数草酸集中在大黄叶片部分，但未成熟的大黄茎秆也含有大量草酸。因此，购买大黄时请挑选茎秆颜色较深的成熟大黄。

烹制后食用　新鲜大黄非常酸，不能直接生食。可合理烹制后再食用。

推荐食用方法

大黄炖菜　用大蒜、洋葱及橄榄油制作调味汁，加入切碎的大黄、块根类蔬菜和浸泡过的扁豆，撒上少量咖喱粉，小火慢煮至食材变软，与米饭搭配食用。

作为水果　大黄可制作糖渍水果、果酱及松饼，并能代替水果派中的樱桃及浆果。

洋葱类

 强效抗菌　　　 降低胆固醇　　　 促进肠道益生菌群生长

　　洋葱类蔬菜和大蒜都属于葱科植物。中国人、东印度人、古希腊人、罗马人甚至埃及人都非常看重洋葱。现代科学表明，洋葱含有几十种药用化合物，能有效**抑制体内细菌及炎症**，并促进**心脏**及**肠道健康**。

有哪些益处？

抑制细菌　洋葱中的含硫化合物（包括硫代亚磺酸酯、硫化物和亚砜等）具有强效抗菌、抗病毒功效，并有独特的味道。

心脏健康　洋葱含有的槲皮素有益心脏健康。这种黄酮类化合物具有抗凝血功效，从而能预防心脏疾病及动脉粥样硬化。同时，槲皮素还能提高血液中的"健康"胆固醇（HDL）水平。

肠道健康　洋葱含有膳食纤维菊粉及多种果糖寡聚核苷酸。这些化合物因具有促进肠道益生菌群生长的功效，而被人们俗称为肠道益生元。这也是为什么在日常饮食中多摄入洋葱能够预防肠癌的原因。

怎么吃更健康？

生食最佳　洋葱在烹制时营养元素会大量流失。因此，为了保留其最佳营养价值，最好直接生食，或用高汤或清汤轻微炖即可。

选择气味浓烈的品种　味道越浓的洋葱品种，其含有的有益化合物越多。

推荐食用方法

缓解感冒的简便小药方　缓解感冒症状或预防感冒：将洋葱汁与蜂蜜混合调匀，每日饮用2~3汤匙即可。

给食物增香　洋葱和葱能增添煎蛋、各种汤及炖菜的香味。同时蒜苗也有着浓郁、柔和的芳香。洋葱苗则是搭配炒菜、蒸鱼及马铃薯泥的理想配料。

洋葱芽　洋葱芽可以加在沙拉、三明治或其他菜肴中食用。

洋葱薹　洋葱薹是洋葱未成熟的花茎部分，在每年春末夏初可收获食用。洋葱薹可用于制作美味的春季排毒沙拉。

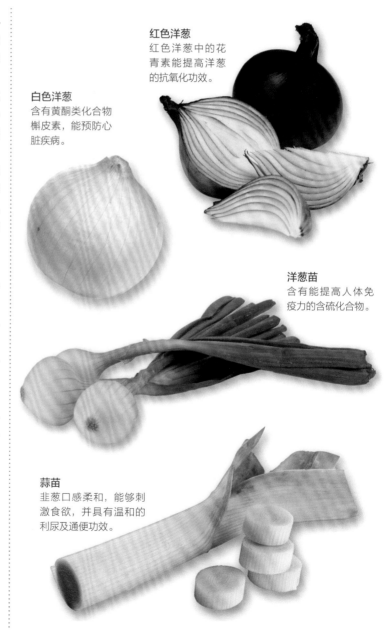

红色洋葱
红色洋葱中的花青素能提高洋葱的抗氧化功效。

白色洋葱
含有黄酮类化合物槲皮素，能预防心脏疾病。

洋葱苗
含有能提高人体免疫力的含硫化合物。

蒜苗
韭葱口感柔和，能够刺激食欲，并具有温和的利尿及通便功效。

大蒜

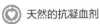 天然的抗凝血剂　　 增强免疫系统　　 排出体内毒素及污染物　　 抗癌

　　这种葱科植物最主要的有益成分是大蒜素和二烯丙基硫化物，能够**抑制细菌**和**真菌**。大蒜对人体的益处很多：维护**循环**及**消化系统**健康、增强**免疫系统**、降低**血压**以及预防**心脏疾病**。另外，大蒜还具有**排毒**的功效。

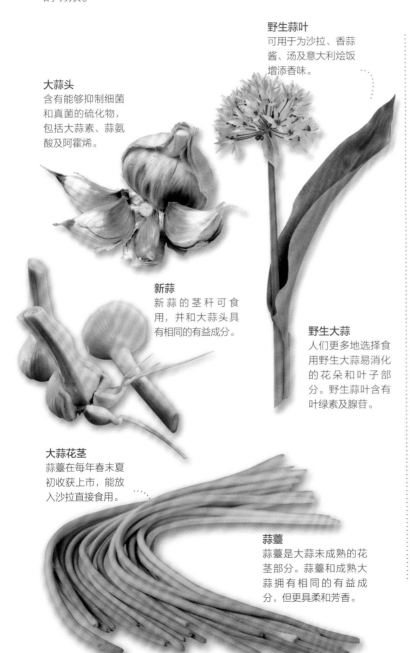

野生蒜叶
可用于为沙拉、香蒜酱、汤及意大利烩饭增添香味。

大蒜头
含有能够抑制细菌和真菌的硫化物，包括大蒜素、蒜氨酸及阿霍烯。

新蒜
新蒜的茎秆可食用，并和大蒜头具有相同的有益成分。

野生大蒜
人们更多地选择食用野生大蒜易消化的花朵和叶子部分。野生蒜叶含有叶绿素及腺苷。

大蒜花茎
蒜薹在每年春末夏初收获上市，能放入沙拉直接食用。

蒜薹
蒜薹是大蒜未成熟的花茎部分。蒜薹和成熟大蒜拥有相同的有益成分，但更具柔和芳香。

有哪些益处?

心脏健康　大蒜中的硫元素能刺激血液合成一氧化氮，这种成分能软化血管、降低血压并预防脑卒中和动脉粥样硬化。

增强免疫力　大蒜中的不稳定挥发油是一种天然抗生素，能缓解感冒症状及咳嗽。

排毒　大蒜含有的巯基物质能清除体内毒素，尤其是重金属。

调节血糖　日常饮食中经常摄入大蒜能降低同型半胱氨酸水平。血液中同型半胱氨酸是心血管疾病及糖尿病的风险因素。

怎么吃更健康?

生食最佳　购买新鲜大蒜，而非盐水浸或油浸的大蒜罐头。腌制或浸渍大蒜中的大蒜素会大量损失和降解。

可尝试黑蒜　发酵黑蒜具有甜蜜的香草味，其抗氧化成分的含量是普通白色大蒜的2倍。食用黑蒜也不会留下口臭。

烹制程度　烹制后的大蒜中大蒜素的含量与新鲜大蒜不同，但其保留了其他化合物。新鲜大蒜捣碎或切片后，在空气中放置10分钟再进行烹制能提高大蒜素的含量。但使用微波炉烹调会损失掉大蒜几乎全部的营养成分。

推荐食用方法

新蒜　新蒜的茎可像蒜苗一样使用，或切段后放入汤和煎蛋中提香，也可作为沙拉的装饰。

直接生食　将生蒜混合进菜肴中食用。

根、块茎与根茎类

甜菜根

⊘ 净化肝脏　　◯ 预防心脏病　　⚡ 提高血氧含量　　⚖ 预防糖尿病

甜菜根看起来很粗糙，但却是一种具有独特**抗氧化成分**甜菜红素的蔬菜。甜菜红素使甜菜根显现出鲜艳的红色，其对人体有多种好处。例如，**保护肝脏、增强循环系统**及**净化血液**。甜菜根直接生食口感清脆，烹煮后则口感柔软浓郁。甜菜叶还具有**助消化**的功效。

有哪些益处？

保护肝脏　甜菜根含有的植物化学成分谷胱甘肽是一种具有排毒功效的抗氧化成分。其与甜菜中其他有颜色的抗氧化成分协同作用，能维护肝脏功能，中和并排出体内毒素。

增强心脏健康　甜菜根中的抗氧化成分能降低胆固醇和血压。同时B族维生素能增强人体神经系统的功能，从而维护心跳规律。

提高血氧含量　铁元素与多种抗氧化成分共同作用，能滋养及净化血液，从而提高血液中的氧含量。甜菜根对改善贫血有良好的效果。

抑制炎症　甜菜根含有胆碱，能够维护心脏健康、抑制细菌。

怎么吃更健康？

食用新鲜甜菜根　甜菜根是一种非常好的沙拉食材，能为沙拉增加清脆的口感、丰富的颜色并提升其营养价值。

甜菜叶　甜菜叶含有大量营养元素，如维生素K和 β-胡萝卜素，对于皮肤和眼睛有很好的保护作用。

烹制程度　最佳烹制程度是轻微蒸或烤。为了更好地保留营养成分，越新鲜的甜菜根，其烹饪时间要越短。

推荐食用方法

榨汁　甜菜汁在饮用后1小时内就能显示出其降血压功效。经常饮用甜菜汁能有效预防心脏疾病。同时，甜菜汁也被某些医疗机构用于帮助抑制癌症。

与其他蔬菜混合食用　将甜菜根与胡萝卜一起加入沙拉（或榨汁）食用，能提高机体活力、增强食欲并辅助更年期激素的调节。

叶菜沙拉　将微苦的新鲜甜菜叶加入沙拉能促进消化，也可像菠菜一样轻微蒸制食用。

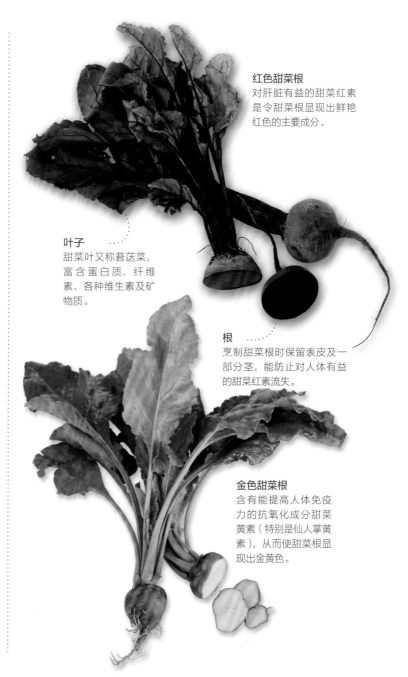

红色甜菜根
对肝脏有益的甜菜红素是令甜菜根显现出鲜艳红色的主要成分。

叶子
甜菜叶又称莙荙菜，富含蛋白质、纤维素、各种维生素及矿物质。

根
烹制甜菜根时保留表皮及一部分茎，能防止对人体有益的甜菜红素流失。

金色甜菜根
含有能提高人体免疫力的抗氧化成分甜菜黄素（特别是仙人掌黄素），从而使甜菜根显现出金黄色。

胡萝卜

 助消化并提高饱腹感   降低胆固醇   强效抗氧化作用   保护视力

　　胡萝卜的名字已经暗示了其对人体的好处，其含有丰富的 β-胡萝卜素（能够帮助人体合成维生素A）。日常饮食中摄入丰富的胡萝卜素能有效降低罹患**某些癌症**的风险。胡萝卜富含的 β-胡萝卜素、番茄红素和叶黄素对人体有多种益处，例如，**促进消化**、**控制体重**、含有有益皮肤和指甲健康的硅元素，以及维护**眼部健康**。

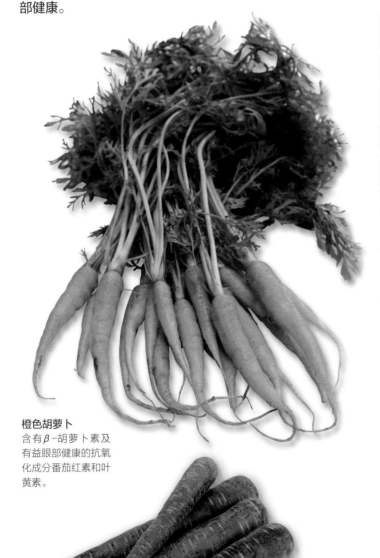

橙色胡萝卜
含有 β-胡萝卜素及有益眼部健康的抗氧化成分番茄红素和叶黄素。

紫色胡萝卜
含有的抗氧化色素对某些疾病有预防功效，如关节炎和心脏疾病。

有哪些益处?

控制体重　胡萝卜富含的纤维素能增强饱腹感，并促进排便规律。

降低胆固醇　胡萝卜中的钙元素很易被人体同化吸收，能辅助降低"不健康"（LDL）胆固醇水平。

美容养颜　除了丰富的 β-胡萝卜素、番茄红素和叶黄素外，胡萝卜还含有硅元素，能维护皮肤及指甲光泽、健康。

保护视力　番茄红素和叶黄素能保护视力和夜视能力。

怎么吃更健康?

直接生食　每天食用一根胡萝卜能降低患食道癌、胃癌、肠癌及前列腺癌的风险。另外，胡萝卜中的油类成分还能抑制肠道寄生虫。

食用新鲜胡萝卜　从胡萝卜被收获的那一刻起，其含有的 β-胡萝卜素就开始流失。购买时请挑选新鲜的散装胡萝卜，而非袋装胡萝卜。同时，购买后请尽快食用。

不要扔掉叶子　胡萝卜叶（又称胡萝卜缨）也可食用，其富含蛋白质、多种矿物质及维生素。可将少许胡萝卜叶加在沙拉或调料汁中代替新鲜香草装饰菜肴，或冲泡一杯具有抗菌利尿功效的胡萝卜叶茶。

推荐食用方法

优质的蔬果汁基础原料　胡萝卜榨汁饮用能获取较多的 β-胡萝卜素。同时，胡萝卜汁也是制作综合蔬果汁的一种优质基础蔬菜汁。

作为儿童零食　每天食用少量胡萝卜条能够强健并清洁儿童的牙齿。同时，胡萝卜还能抑制儿童颌骨的异常发育，从而维持牙齿美观。

胡萝卜汤　肚子不适或消化不良的时候，可多喝胡萝卜汤来促进消化、缓解不适。

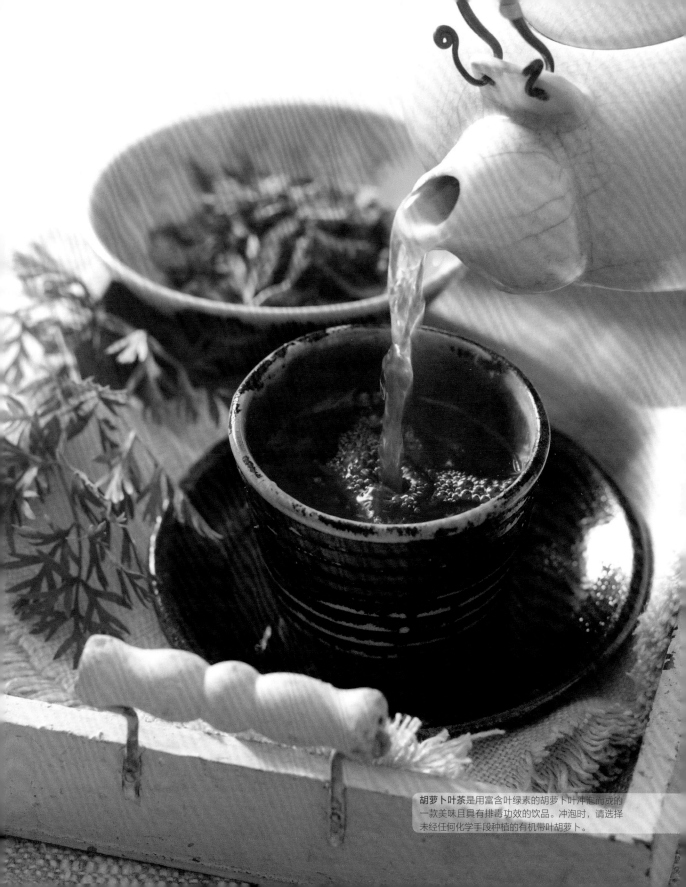

胡萝卜叶茶是用富含叶绿素的胡萝卜叶冲泡而成的一款美味且具有排毒功效的饮品。冲泡时，请选择未经任何化学手段种植的有机带叶胡萝卜。

萝卜

提高肝脏功能　　　降低血压　　　缓解肿胀及感染

　　萝卜属于十字花科蔬菜。这种口感火辣、全年供给的蔬菜有很多品种，其大小、颜色、形状都不尽相同。萝卜的根和叶子均含有丰富的**维生素C**、**B族维生素**、钾、镁及多种微量元素，对于预防高血压有很好的功效。同时，辛辣的萝卜精油能保护**肝脏健康**、抑制感染及肿胀。

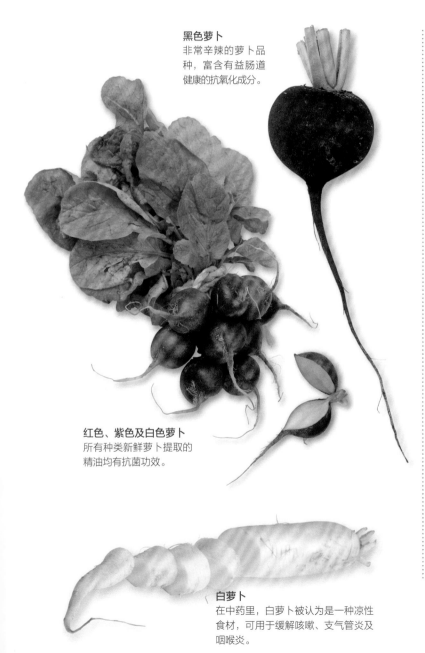

黑色萝卜
非常辛辣的萝卜品种，富含有益肠道健康的抗氧化成分。

红色、紫色及白色萝卜
所有种类新鲜萝卜提取的精油均有抗菌功效。

白萝卜
在中药里，白萝卜被认为是一种凉性食材，可用于缓解咳嗽、支气管炎及咽喉炎。

有哪些益处?

排毒　萝卜是消化脂肪及刺激胆汁分泌的优秀食材，具有清洁胆囊、肝脏及血液的作用。在传统医学中，萝卜往往用于分解胆结石和肾结石。同时，萝卜还具有利尿和通便润肠的功效。

预防高血压　萝卜富含钾元素，能有效降低血压。

消除肿胀　萝卜中的大量维生素C能缓解感冒及流感症状。新鲜萝卜榨取的萝卜汁是一种传统止咳饮品，还能改善关节炎和胆囊问题。

怎么吃更健康?

不要扔掉萝卜叶　萝卜叶中维生素C的含量是根部的6倍。另外，萝卜叶还含有钙元素。

食用白萝卜　白萝卜是东方菜肴中的一种重要食材。其含有丰富的黑芥子酶，能够助消化，并促进消化过程中异硫氰酸酯（一种具有抗癌功效的抗氧化成分）的合成。

推荐食用方法

榨汁　利用苹果、芹菜和萝卜能制出口感辛辣的排毒饮品。若要缓解感冒，可将萝卜汁与等量蜂蜜混合，每次1汤匙，每天三次即可。

方便的配菜　将萝卜放入蔬菜奶油汤轻轻炖煮，关火后加入新鲜西洋菜，根据个人口味调味后即可食用。

元气沙拉　萝卜切成薄片、口感脆嫩的生菜（如球生菜）适量、红色葡萄柚切块，以上所有材料放入碗中，用加入少量葡萄柚汁的芥末油醋汁调味，即可食用。

马铃薯

 抑制感染　　　　　　降低血压　　　　　　镇静安神

　　马铃薯是一种令人惊叹的食物，是维生素C、钾、纤维素、B族维生素、铜、色氨酸、锰以及叶黄素的优质来源。这种天然的碱性食品具有**排毒**、平衡人体**酸碱度**、缓解**感染**和**溃疡**等功效。马铃薯还是一种**天然镇静剂**，能促进**血液循环**。另外，马铃薯皮含有的绿原酸能预防细胞突变。

有哪些益处？

抑制感染　马铃薯中的碱性及抗感染物质能缓解胃和十二指肠溃疡，并减少胃酸。另外，马铃薯还能缓解关节炎等症状。

降血压　马铃薯富含的绿原酸和花青素有降低血压的功效。紫色马铃薯中的多酚类化合物也有相同作用。

镇静安神　马铃薯中的色氨酸是一种具有镇静效果的氨基酸。

怎么吃更健康？

榨汁　饮用马铃薯汁是快速获取其抗炎症物质的好办法。取红皮马铃薯洗净并磨碎，放入纱布中挤出汁液。根据需要随时饮用。

不要削皮　马铃薯削皮后再煮会损失大量营养成分。不要购买已经清洗好的马铃薯。清洗工序会破坏马铃薯表皮的天然保护层，使其易受细菌入侵而损失营养。购买有机马铃薯可以保证其表皮不含农药。

推荐食用方法

马铃薯荨麻饼　将马铃薯放入清水煮至口感略带嚼劲（断生即可），冷却后大致磨碎，加入一把切碎的荨麻混合均匀。调味后压成小圆饼的形状，煎熟即可食用。

马铃薯沙拉　在沙拉中加入红皮马铃薯能为沙拉增添抗氧化功效。

香蒜马铃薯泥　新马铃薯烹至微软后压碎，撒入适量大蒜末，放入适量黄油或清油，混合均匀后即可食用。

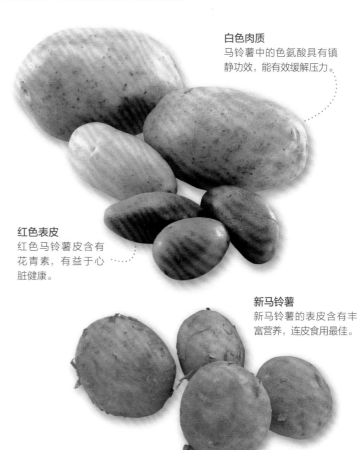

白色肉质
马铃薯中的色氨酸具有镇静功效，能有效缓解压力。

红色表皮
红色马铃薯皮含有花青素，有益于心脏健康。

新马铃薯
新马铃薯的表皮含有丰富营养，连皮食用最佳。

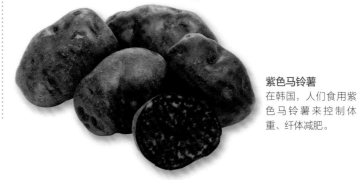

紫色马铃薯
在韩国，人们食用紫色马铃薯来控制体重、纤体减肥。

甘薯

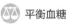 平衡血糖　　 抑制自由基对皮肤的损害　　预防感染

　　虽然看起来不起眼，但甘薯是一种"超级食品"。一个甘薯中的 β-胡萝卜素含量比人体每日全部所需量更高，其**维生素C**含量也接近日均推荐摄入量。甘薯能够清除体内**自由基**，保护**皮肤健康**并增强**免疫系统**。另外，甘薯富含缓释碳水化合物，能有效维持**血糖稳定**。

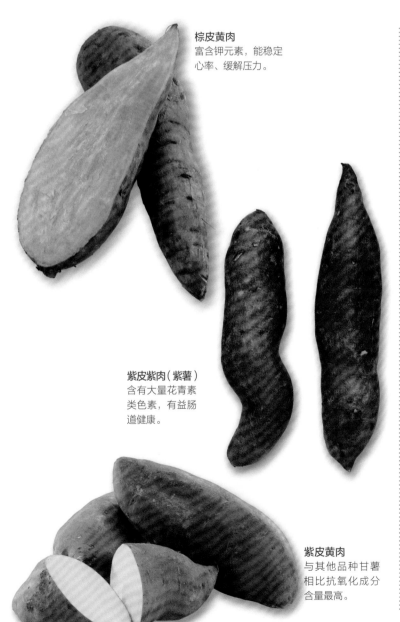

棕皮黄肉
富含钾元素，能稳定
心率、缓解压力。

紫皮紫肉（紫薯）
含有大量花青素
类色素，有益肠
道健康。

紫皮黄肉
与其他品种甘薯
相比抗氧化成分
含量最高。

有哪些益处？

控制血糖　甘薯是改善糖尿病的传统食品。其富含的缓释碳水化合物和脂联素协同作用，能有效稳定血糖。

美容养颜　甘薯中大量的 β-胡萝卜素能对抗自由基对皮肤的损害，减缓皮肤衰老。

增强免疫力　甘薯富含 β-胡萝卜和维生素C。经常食用甘薯能增强免疫系统，抑制感染。另外，甘薯还具有辅助抗癌作用。

怎么吃更健康？

连皮食用　甘薯皮和甘薯肉具有相似的营养成分，有益人体健康。连皮食用甘薯能获取其最完整的营养成分。

烹制程度　蒸或煮均可，但避免烤甘薯。烤制会破坏甘薯中的缓释碳水化合物和主要营养元素。

与适量脂肪一起食用　将甘薯与少量黄油或油脂一起食用能提高甘薯中的抗氧化成分（如 β-胡萝卜素）的吸收率。

食用紫薯　紫薯含有丰富的抗氧化及抗感染成分花青素（主要为芍药花色素和矢车菊素），能预防肠易激综合征和溃疡性结肠炎。

推荐食用方法

甘薯泥　将甘薯去皮并大致切块，煮30分钟或至肉质变软。加入黄油碾成泥状即可食用。可根据个人口味加入红糖、肉桂或肉豆蔻以增加风味。

甘薯沙拉　甘薯蒸熟切小块（或用吃剩的甘薯）、红甜椒切片，加入西洋菜或者菠菜。用香醋汁调味，混合均匀后即可食用。也可根据个人口味加入奶酪。

姜黄

 缓解关节炎疼痛   预防动脉硬化   抑制自由基对大脑的损害   抗癌

　　对人体非常有益的姜黄是制作咖喱的重要成分，既可以新鲜使用也可以做成姜黄粉。姜黄中的有益成分是姜黄素，这种强力的**抗氧化**及**抗感染**成分能够抑制**自由基**对人体的损害，预防并缓解**关节炎**、**心血管疾病**、**糖尿病**以及**神经系统疾病**。

有哪些益处？

抑制感染　姜黄中的易挥发油类具有抗感染作用。使姜黄呈现鲜艳黄色的姜黄素具有良好的药用效果，其功效甚至可媲美某些药物，如氢化可的松与保泰松。另外，姜黄素能预防并缓解类风湿性关节炎、糖尿病，还能抑制血栓的形成，从而预防心脏疾病和脑卒中。

预防阿尔茨海默症　姜黄素能抑制β-淀粉样蛋白在大脑中合成。β-淀粉样蛋白会导致自由基和炎症损害大脑，是引起阿尔茨海默症的主要原因之一。姜黄中的抗氧化成分能抑制自由基对大脑的损害。

抗癌　实验表明，姜黄素能阻止癌细胞的生长及扩散。

怎么吃更健康？

新鲜或干燥均可食用　新鲜姜黄根可在大多数菜肴中代替生姜使用。而姜黄粉则是印度咖喱的重要组成部分。

叶子　姜黄叶可用于为食物增香，例如放入咖喱，或在烹饪中用于包裹食材。

与油脂搭配最佳　姜黄素与油脂搭配能更好地被人体吸收，如椰子油、橄榄油、酥油及黄油。另外，轻微加热也能提高姜黄素的吸收率。

推荐食用方法

抗氧化饮品　全脂（或半脱脂）热牛奶中加入1汤匙姜黄粉，能帮助缓解关节疼痛及湿疹。

咖喱炒饭　米饭中加入腰果和葡萄干翻炒，撒入姜黄粉、孜然及烤香菜籽调味，即可制成一道美味的炒饭。

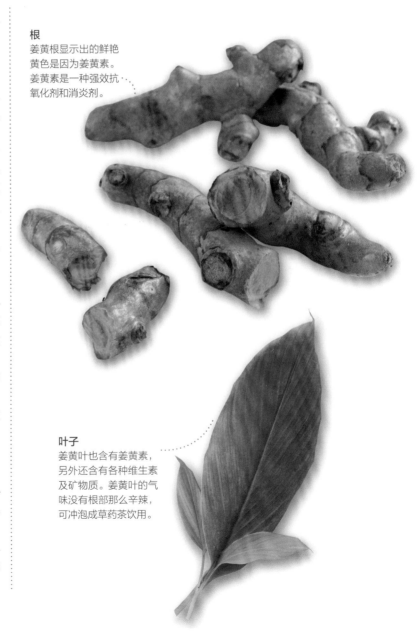

根
姜黄根显示出的鲜艳黄色是因为姜黄素。姜黄素是一种强效抗氧化剂和消炎剂。

叶子
姜黄叶也含有姜黄素，另外还含有各种维生素及矿物质。姜黄叶的气味没有根部那么辛辣，可冲泡成草药茶饮用。

生姜

 含有强效消炎油类　　 缓解关节疼痛　　 缓解恶心

　　这种辛辣的植物块根因其能缓解**胃部不适**和**恶心**而为人们所熟知。生姜含有的姜辣素与辣椒中的辣椒素及胡椒中的胡椒碱是近亲。研究表明，这种不稳定的挥发性油类成分能**抑制炎症**，其功效与非甾体类消炎药（NSAIDs）相似。因此，生姜能缓解**感冒和流感**症状、**头痛**以及**经期不适**。

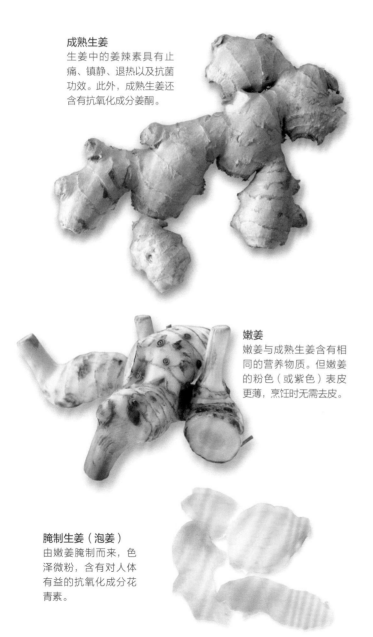

成熟生姜
生姜中的姜辣素具有止痛、镇静、退热以及抗菌功效。此外，成熟生姜还含有抗氧化成分姜酮。

嫩姜
嫩姜与成熟生姜含有相同的营养物质。但嫩姜的粉色（或紫色）表皮更薄，烹饪时无需去皮。

腌制生姜（泡姜）
由嫩姜腌制而来，色泽微粉，含有对人体有益的抗氧化成分花青素。

有哪些益处？

抑制炎症　生姜能抑制炎症、减轻疼痛，并能降低骨关节炎患者的药品摄取量。

缓解恶心　研究表明，生姜能缓解孕吐、晕车以及癌症手术和化疗后的恶心等症状。

促进消化　生姜能维护肠道健康，加速食物在胃肠道的消化。同时，也能缓解肠胃胀气和胃痉挛，并唤醒味蕾、促进分泌消化液。

怎么吃更健康？

小心去皮　生姜中丰富的油脂及挥发性油类均集中在靠近表皮的部分，为了保留营养价值，请小心去皮。给生姜去皮的最佳方法是使用茶匙轻轻将皮刮掉而非用去皮器削皮。

食用新鲜生姜　如果条件允许，尽量选择新鲜生姜。新鲜生姜不仅气味比干姜更浓烈，其含有的活性成分也更多，如姜辣素和生姜蛋白酶。新鲜生姜需保存在干燥处。

选择嫩姜　大部分超市售卖的均为成熟生姜。在某些亚洲超市能找到带有淡淡粉色的嫩姜。嫩姜烹制时无需去皮，且其汁液更丰富、口感更柔和。

推荐食用方法

舒缓糖浆　缓解咽喉肿痛：生姜汁、姜黄粉及黑胡椒粉各2茶匙，蜂蜜和醋各1茶匙，水3汤匙。混合均匀，随需随用。获取生姜汁最简单的办法是将生姜磨碎，再挤压出汁即可。

生姜茶　1茶匙新鲜生姜磨碎、半个柠檬榨汁、1茶匙蜂蜜，混合均匀后倒入开水。可在感冒或流感初期饮用，可促进消化、缓解恶心等。

食用菌类

蘑菇

 抑制炎症　　増加肠道内有益菌群　　维生素D的优质来源　　抗癌

　　目前市面上出售的大部分不同品种蘑菇实际是同一种蘑菇的不同生长阶段，其含有相同的药用特性。而另一些品种则是蘑菇中的"超级战士"，具有非凡的**治疗效果**，如香菇、灵芝和木耳。所有品种的蘑菇都含有**纤维素、蛋白质、B族维生素及维生素D**。同时，它们还具有**抑制炎症**和**抗菌**的功效。

有哪些益处？

排毒　蘑菇被认为是一种"净化"食品。大部分蘑菇（除了平菇及灰树花）均含有能抑制炎症的氨基酸麦角硫因。同时，蘑菇还含有锗元素，能促进细胞氧合、增强免疫力。

益生元　直接生食，蘑菇含有丰富的有益成分低聚糖（如壳聚糖和β-葡聚糖），能促进肠道内有益菌群的生长。

维生素D的优质来源　常见的白色蘑菇是少数非动物来源能提供维生素D的蔬菜之一。维生素D能维持骨骼健康、调节激素平衡、增强免疫力及预防癌症。

抗癌　香菇含有能预防癌症、抗病毒及抑菌的香菇多糖。同时，香菇多糖还能促进血液中白细胞的合成，从而提升人体免疫系统。

怎么吃更健康？

清洗蘑菇　超市售卖的蘑菇大多已经过清洗工序。蘑菇采摘后进行简单清洗或轻刷更为有益，其营养成分不会受到影响。

烹制程度　蘑菇烹制后会增加淀粉、纤维素和脂肪的含量，并释放出更多抗氧化成分（包括类胡萝卜素和阿魏酸）。但加热会令蘑菇损失一部分维生素C。

推荐食用方法

干蘑菇　干蘑菇具有浓烈的香气，烹饪前需在热水中泡发。泡发后的水不要倒掉（其中含有蘑菇析出的各种营养成分），可用来做汤和炖菜。

代替肉类　蘑菇拥有肉的质感，可代替肉类使用，提升全素餐的口腹满足感。

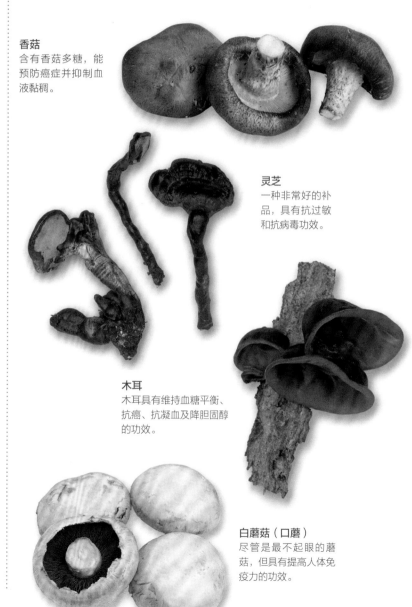

香菇
含有香菇多糖，能预防癌症并抑制血液黏稠。

灵芝
一种非常好的补品，具有抗过敏和抗病毒功效。

木耳
木耳具有维持血糖平衡、抗癌、抗凝血及降胆固醇的功效。

白蘑菇（口蘑）
尽管是最不起眼的蘑菇，但具有提高人体免疫力的功效。

坚果

 抑制炎症　　 降低胆固醇　　⟳ 维护关节灵活

　　坚果是**抗氧化**成分含量最高的几类植物果实品种之一。坚果中重要的抗氧化成分能**抑制炎症**和自由基（人体代谢产生的有毒副产物）导致的**细胞与组织损伤**。坚果富含**纤维素**、健康油脂、各种**维生素**和矿物质。研究表明，坚果能**降低胆固醇、维护血管功能、强健肌肉及骨骼**等。

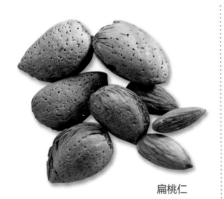

扁桃仁

扁桃仁

有哪些益处？

降低胆固醇　扁桃仁是锌、镁、钾等元素的优质来源，并含有丰富的抗氧化成分维生素E，能维护大脑及心血管与呼吸系统的健康，还具有美容养颜的功效。同时，扁桃仁还富含有利于降低胆固醇的单不饱和脂肪酸，如油酸和棕榈油酸。此外，杏仁中的大量纤维素也具有维持血糖平衡的功效。

推荐食用方法

多功能配料　连皮食用。扁桃仁皮中的黄酮类化合物与维生素E协同作用，其抗氧化功效是各自单独作用效果的两倍还多。低淀粉、不含麸质的扁桃仁粉是一种非常有用的替代食材，可用于烘焙或冲泡扁桃仁乳。

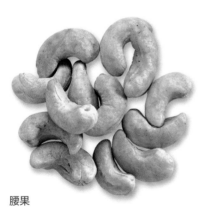

腰果

腰果

有哪些益处？

强健骨骼　腰果是单不饱和脂肪酸油酸和 α-亚麻酸（ALA）的良好来源。这些对人体有益的油脂能预防心脏疾病及癌症。同时，腰果中的钙、镁、铁、锌及叶酸能有效强健骨骼、辅助合成胶原蛋白，具有美容养颜、维护人体组织健康等功效。

推荐食用方法

制作可口的小甜点　含有淀粉的腰果很适合用于为水分较多的菜肴增稠，如各种汤类、炖肉及一些印度奶类甜品。腰果浸泡磨碎后制成的腰果乳脂，是一种健康的奶油替代品。

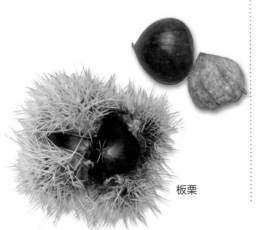

板栗

板栗

有哪些益处？

保护心脏　板栗可归为唯一的低脂肪坚果，其热量远远低于其他坚果。但是，板栗含有丰富的纤维素和 β-胡萝卜素，并且是唯一含有抗氧化成分维生素C的坚果。另外，板栗还富含有益心脏健康的棕榈酸和油酸（同样存在于橄榄油中）。

推荐食用方法

小麦替代品　板栗的食用方法很多，如煮板栗、板栗泥、烤板栗等，也可以加在糕点、汤类、炖肉、馅饼、炖菜或开胃菜中。不含麸质的板栗粉常用在很多印度菜肴中，如制作粥、疙瘩汤、甜面包及饼干等。

榛子

有哪些益处?

富含抗氧化成分　榛子含有大量维生素E和维生素K,以及单不饱和脂肪酸——能降低血液"不健康"(LDL)胆固醇的水平。此外,榛子也是叶酸和维生素H(B族维生素中的一种)的优质来源,能促进血红细胞合成、抑制自由基带来的损害并强健结缔组织。去壳连皮食用榛子,其抗氧化成分原花青素的含量是其他坚果的三倍,能有效抑制自由基对细胞和组织的损伤。

推荐食用方法

菜肴点缀　可将榛子碎撒在烤水果、牛奶麦片或各种开胃菜上作为装饰和点缀。

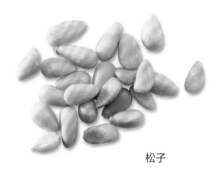

榛子

松子

有哪些益处?

蛋白质的良好来源　松子含有比其他坚果更多的维生素K,能维护骨骼和关节健康。另外,松子也是镁和钾的优质来源,对调节心率、降血压及促进血液循环有良好的功效。尽管松子中脂肪的含量略高于其他坚果,但其富含的植物性激素植物固醇能降低血液中的"不健康"(LDL)胆固醇水平,从而减少罹患某些癌症的风险并增强人体免疫力。

推荐食用方法

作为配菜　在菜肴中加入松子能提高饱腹感及满足感。直接撒在意大利面和焗饭上即可,或塞进番茄、小胡瓜或茄子中一起烹调。

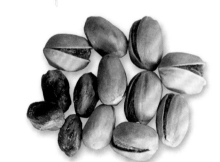

松子

开心果

有哪些益处?

抑制炎症　开心果鲜艳的颜色显示出其含有大量的抗氧化成分。开心果还富含能抑制炎症的β-胡萝卜素和复方齐墩果酸,以及具有增强免疫力、降低血液中"不健康"(LDL)胆固醇含量和预防癌症功效的植物性激素植物固醇。此外,开心果还含有多种有益矿物质,如钾、钙、锌、铁和镁等。

推荐食用方法

直接食用　加热会使开心果的营养成分流失。因此,可将开心果碎直接加入酸奶食用,或与荨麻、蒲公英叶和帕玛森(Parmesan)奶酪混合制成具有排毒功效的酱料。

开心果

核桃

有哪些益处?

维护心脏健康　核桃含有丰富的α-亚麻酸(ALA)和ω-3脂肪酸。α-亚麻酸能降低血液中"不健康"(LDL)胆固醇含量并维护关节健康。核桃还含有抗氧化成分鞣花酸及混合生育酚(一种维生素E复合物),包括α-生育酚、β-生育酚和γ-生育酚,能预防癌症及心脏疾病,并维护皮肤与结缔组织健康。此外,核桃还含有能调节大脑活动、改善抑郁的5-羟色胺。

推荐食用方法

烹调或直接食用均可　核桃可用于制作馅料及烘焙,或直接加入果盘、酸奶及沙拉中直接食用。

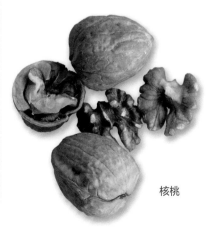

核桃

种子与芽类

🖐 美容养颜、增强发质　　⊘ 排毒　　⚖ 调节激素平衡　　♡ 维护心血管健康

　　虽然种子体积很小，但其含有大量营养成分，如**蛋白质**、**纤维素**、**铁**、各种**维生素**以及**ω-3脂肪酸**，能有效促进**肌肤与头发健康**、**排出体内毒素**、**平衡激素分泌**并维护心血管健康。发芽后种子中的淀粉转化为缓释碳水化合物，释放出消化酶可**促进消化**，并提高种子中营养的**生物利用度**（更易为人体吸收）。

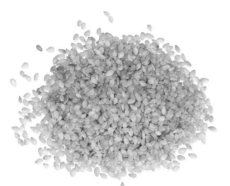

芝麻

芝麻

有哪些益处？

美容养颜　芝麻含有丰富的维生素E，能提升肌肤状态并维护心脏和神经系统健康。另外，芝麻还富含植物性激素芝麻素和芝麻林素，具有降血压、清除肝脏毒素的功效。芝麻种子中大量的钙元素也是维持骨骼和牙齿健康的必需营养元素。所有种类的芝麻（包括白芝麻、黑芝麻和棕色芝麻）都可以直接生食或发芽后食用。

推荐食用方法

多种烹饪皆适宜　芝麻的食用方法非常多，可直接撒在菜肴上，或用芝麻芽制作沙拉、炒菜、烧烤、做三明治及蛋饼均可。芝麻也是制作芝麻酱的主要原料，芝麻酱可以调制鹰嘴豆泥、沙拉料汁，也可以与蜂蜜或味噌搭配抹在面包片上食用。

葵花籽

有哪些益处？

维护肌肤与头发健康　葵花籽是维生素E的优质来源，这种抗氧化成分能维护肌肤与头发健康、修护体内受损细胞，并具有抗癌功效。葵花籽还含有丰富的B族维生素，特别是叶酸，具有维护孕期健康和增强人体免疫系统的作用。此外，葵花籽富含蛋白质和对人体有益的脂肪。葵花籽可直接生食或发芽后食用。

推荐食用方法

作为零食或菜肴配料　直接食用葵花籽或将其加入沙拉、炒菜、糕点及什锦坚果均可。葵花籽芽（可食用的最小植物）也含有丰富的营养。

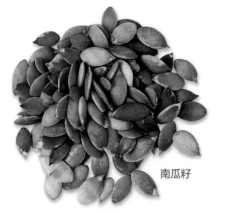

葵花籽

南瓜籽

南瓜籽

有哪些益处？

男性健康　南瓜籽含有丰富的锌元素，能增强男性生育能力并预防前列腺疾病。

心血管健康　含有大量B族维生素、镁、铁以及蛋白质。此外，南瓜籽中丰富的人体必需脂肪酸能软化血管并降低血液中的"不健康"（LDL）胆固醇水平。

直接食用或干炒均可，但南瓜籽很难发芽，需提前浸泡1～2小时以帮助其释放种子中的营养物质。

推荐食用方法

作为零食或菜肴装饰　可用新鲜或干焙南瓜籽作为日常小零食。或将南瓜籽加在糕点、炒菜和汤中作为点缀，也可以撒在牛奶麦片中食用。

亚麻籽

有哪些益处?

心脏健康　又称胡麻籽,是可溶性胶质(胶状)纤维的优质来源,具有降低血液中"不健康"(LDL)胆固醇含量、平衡血糖、抑制饥饿的功效。亚麻籽中丰富的ω-3脂肪酸能降低血液中不好的脂肪成分(甘油三酯),并减少心脏病和脑卒中的发病率。同时也有利于眼睛、关节和大脑健康。亚麻籽壳非常坚硬,不易破碎或发芽。可购买已经破壳处理的亚麻籽,以更好地获取其中的营养成分。

推荐食用方法

碾磨或发芽　如果购买的是整颗亚麻籽,需先进行碾磨之后方可加在酸奶、燕麦粥、牛奶麦片、思慕雪、炖菜或者烘焙糕点中。亚麻籽芽能释放出更多的蛋白质和ω-3脂肪酸。

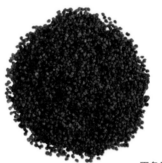

亚麻籽

罂粟籽*

有哪些益处?

保护心脏　罂粟籽中既含有多不饱和脂肪酸,也含有单不饱和脂肪酸,从而能有效保护心脏健康。此外,罂粟籽还含有铁、磷、纤维素以及B族维生素。

温和滋补　在传统印度医学中,罂粟籽被认为是一种温和的补药而用于缓解腹泻。罂粟籽茶是一种缓解焦虑与神经紧张的古老药剂。与大麻相同,大部分食品级罂粟籽已经过灭活灭菌处理来抑制其发芽(避免其生长为罂粟),并且不会导致"上瘾"。罂粟籽非常小,很难充分咀嚼。因此,在烹制前可将罂粟籽磨碎以更好地释放其有益脂肪酸及营养成分,或者食用罂粟籽芽。

推荐食用方法

碾磨或发芽　将干罂粟籽撒在酸奶上,也可用在多种菜肴中,如意大利面、鱼类以及烘焙食品。如果能购买到未经过灭菌处理的罂粟籽,可浸泡并使其发芽。罂粟籽芽能直接食用或加在其他食品中,如面包和蛋糕。

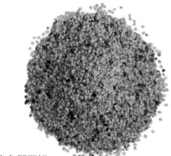

黑色罂粟籽

白色罂粟籽

麻籽*

有哪些益处?

增强心脏功能　麻籽中ω-3、ω-6和ω-9脂肪酸的比例非常完美,能有效促进大脑及心脏健康。麻籽也是完全蛋白质及纤维素的良好来源,有益于消化道和心脏健康。同时,麻籽中的植物固醇(植物激素)能降低胆固醇、调节人体激素平衡。

抑制炎症　麻籽还能抑制炎症,维护皮肤及关节的健康状态。在一些国家,售卖"未灭活"的麻籽是违法的。这些国家的麻籽都经过灭活灭菌处理以抑制其发芽,从而不会因食用麻籽或麻芽而导致"上瘾"。

推荐食用方法

麻籽及大麻芽　撒在沙拉、酸奶、麦片上,或加在甜品中均可。如果能购买到"未灭活"的麻籽,可浸泡并使其发芽。大麻芽能提高多种食品的营养价值,如烘焙食品、思慕雪、沙拉及三明治等。

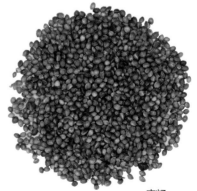

麻籽

*根据我国相关规定,罂粟和大麻的种子应限制用量及使用频度——译者注。

种子与芽类（续）

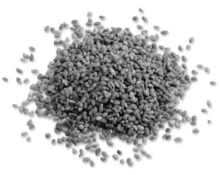

紫苜蓿种子

紫苜蓿籽

有哪些益处？

解毒　紫苜蓿的种子含有丰富的营养物质及多种抗氧化成分，特别是叶绿素，能有效清除血液中的毒素。同时也是一种天然解毒剂，能维持人体水平衡并降低血压。紫苜蓿籽还含有血液稀释剂香豆素，可以维护血液循环、预防脑卒中。另外，其含有的酶类成分甜菜碱能分解蛋白质和脂肪，促进消化。

女性健康　紫苜蓿籽是植物雌激素的良好来源，常用于调节女性激素平衡。

推荐食用方法

消化剂　可将紫苜蓿籽加入各类菜肴中以促进消化。也可配合其他具有排毒或促消化作用的香草使用以获取更明显的效果，如蒲公英。

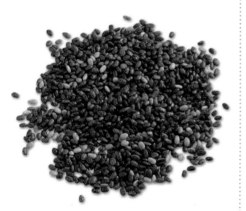

奇亚籽

奇亚籽

有哪些益处？

维护心脏健康　奇亚籽含有丰富的$\omega-3$脂肪酸，能降低血液中易导致心脏疾病和脑卒中的不良脂肪成分（LDL胆固醇和甘油三酯）。

强健骨骼　富含钙和镁元素，能促进骨骼及牙齿健康。同时也含有铁、纤维素及可溶性纤维素。

促进肠道健康　奇亚籽芽含有的可溶性胶质（胶状）纤维能润肠通便、调节血糖。可将奇亚籽放入水中浸泡1小时以释放其更多有益纤维素，或浸泡更长时间促使其发芽。

推荐食用方法

浸泡或发芽　将浸泡后的奇亚籽拌入酸奶、麦片、松饼配料或沙拉，或将其放在热燕麦粥中也很美味。奇亚籽芽可以作为各种沙拉的绿菜使用，也可作为天然的增稠剂加在汤或炖菜中。此外，它还能给烘焙食品增加香气及营养，如面包、松饼以及手工饼干。

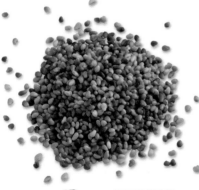

红三叶草种子

红三叶草籽

有哪些益处？

女性健康　红三叶草籽因其是植物固醇（植物激素）的优质来源而广泛为人所知。植物固醇能够缓解各种更年期症状，如潮热、水肿及焦躁等。同时，红三叶草籽中的钙元素能促进骨骼和牙齿健康。

循环系统健康　红三叶草籽含有维生素C、复合维生素B、维生素K及β-胡萝卜素，能有效降低血压、促进血液循环并降低罹患心脏疾病的风险。其味道与紫苜蓿籽类似，但只能发芽后食用，不能直接食用种子。

推荐食用方法

红三叶草芽　能给菜肴增加香味及口感，但并不会增加菜肴的热量。红三叶草芽最好直接生食，但也可用于给各种汤及炒菜增香。

各类种子萌发的芽能为人们全年提供营养。基本上所有容器都能用于种子发芽，瓶口带有发芽网或薄纱布的玻璃瓶更易冲洗和排水。

药用香草

与我们一般认为的不同，烹调香草和药用香草的区别很小。事实上，大部分药用香草可以作为日常烹饪的食材。尽管浸泡药酒或冲泡草药茶是药用香草治愈功效最强的手段，但在烹饪时少量使用也能带来巧妙的药用效果。此外，我们不建议对香草进行长时间加热，只在烹调的最后阶段加入即可。

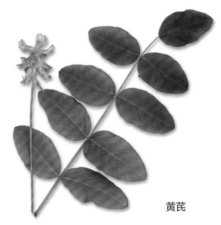

黄芪

黄芪

 补充精力、恢复元气

有哪些益处？

增强免疫力 黄芪是一种能够恢复人体元气的补药，适合康复期病人或感觉疲惫时使用。同时，黄芪还能提高血液中白细胞的数量及其功能，并具有天然的抗菌效果，能预防各种病毒感染。作为一种天然的利尿剂，黄芪中丰富的抗氧化成分能有效抑制自由基对人体细胞的损害。

推荐食用方法

黄芪汤及黄芪茶 黄芪汤是一款非常健康的汤品。取10~15克黄芪，与香菇、洋葱、大蒜、味噌和胡萝卜混合炖煮即可。也可用以黄芪为原料熬制的高汤蒸米饭。

黄芪茶：2茶匙新鲜（或1茶匙干燥）黄芪，加入175毫升开水冲泡5分钟后即可饮用。

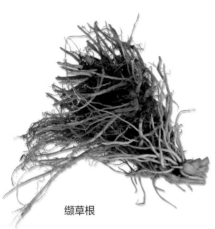

缬草根

缬草根

 镇定安神、改善睡眠

有哪些益处？

镇定情绪 缬草根可用于缓解多种焦虑症状，包括失眠、焦躁及精神紧张。近年来，缬草根被广泛研究并被称为是一种"天然镇静剂"。实验结果表明，缬草根的功效与处方镇静剂类似，能促使大脑分泌对神经系统有镇静作用的γ-氨基丁酸。同时，缬草根还可用于缓解消化不良和恶心的症状，维护肝脏健康及改善泌尿系统疾病。

推荐食用方法

缬草根茶 未加工的缬草根不能直接食用，最好的办法是作为代茶饮。也可将其与等量新鲜生姜混合泡茶，促进人体代谢循环。

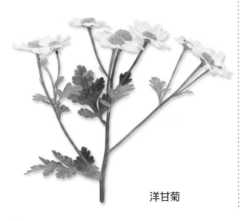

洋甘菊

洋甘菊

 天然的镇静舒缓功效

有哪些益处？

镇静舒缓 洋甘菊传统常用于镇定安神、改善睡眠障碍。同时也适于儿童使用，可以缓解小儿疝气、牙齿生长痛、焦躁及多动。洋甘菊还能缓解胃肠痉挛、维护人体黏膜及皮肤健康。其优秀的抗菌功效能帮助抑制感染并增强人体免疫力。

推荐食用方法

可加在各类菜肴中 洋甘菊口感微甜，带有苹果的清香，非常适合加入沙拉、米饭或鱼类菜肴中。将洋甘菊切碎，与黄油或酸奶油混合均匀，涂抹在烤马铃薯上即是一道可口的美味。另外，可用洋甘菊水替代清水制作面包和蛋糕。

洋甘菊茶：将干燥洋甘菊与薰衣草花以3：1的比例冲泡即可。

五味子

 提高人体活力、强身健体

有哪些益处?

强身健体 五味子能根据人体需求提升或镇静情绪、提高身心活力,也具有催情功效。同时,五味子还具有维护肾脏和肺功能、促进代谢循环、强健心脏、美容养颜、提高记忆力以及提高身体耐力的功效。

推荐食用方法

开胃菜或甜品 五味子是中国菜和韩国菜中的一味传统配料。可将其加在各种炒饭、汤、馅饼、果冻、果酱及饮品中。

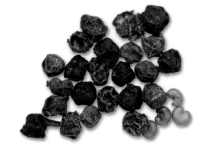

五味子

药蜀葵根

 缓解胃溃疡

有哪些益处?

舒缓刺激 药蜀葵根含有胶质(胶状)纤维,能舒缓胃肠道及黏膜的刺激和炎症,特别适于改善胃溃疡和肠易激综合征。此外,药蜀葵根还能缓解呼吸系统及泌尿系统疾病症状,其温和润肠通便的功效可以缓解轻度便秘。

推荐食用方法

药蜀葵根饮 制作药蜀葵根药饮:将30克药蜀葵根在600毫升凉开水中浸泡一整夜即可。药蜀葵根水非常黏稠,饮用时需要进行稀释。每天饮用少量即可。

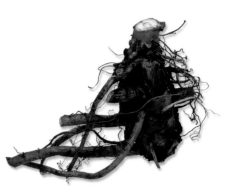

药蜀葵根

奶蓟

 保护肝脏功能

有哪些益处?

保护肝脏 奶蓟含有强效抗氧化剂,能协助肝脏分解及代谢脂肪和蛋白质。同时,奶蓟也被认为是治疗胆囊炎的优秀草药,并能缓解经前综合征及更年期症状、促进乳汁分泌。

推荐食用方法

奶蓟饮品 将1茶匙奶蓟籽放入咖啡研磨机中磨碎,加入175毫升开水冲泡5~10分钟即可饮用。或取其新鲜茎秆,浸泡一整夜以去掉苦味,放入水中煮至茎秆开始变软,加入黄油即可。

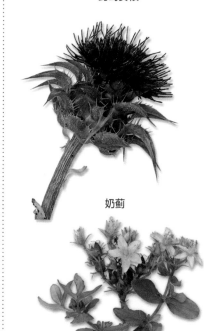

奶蓟

贯叶连翘

 改善抑郁

有哪些益处?

对抗抑郁 贯叶连翘能缓解轻度至中度抑郁,但并不能治愈抑郁症。研究表明,贯叶连翘的效用原理与传统抗抑郁药相同。同时,贯叶连翘还能改善季节性抑郁症、经前综合征及更年期症状。但很少有人知道,贯叶连翘外用时还具有良好的抗菌、抗病毒及抑制炎症的功效。

推荐食用方法

代替水 可冲泡贯叶连翘茶。或像洋甘菊一样,用贯叶连翘浸泡液代替烘焙食品或汤类中使用的清水。

贯叶连翘

烹调香草

传统的烹调香草不仅可用于为菜肴增加香味，也可用于保存和提升食材的有益特性。许多烹调香草含有丰富的抗氧化成分和具有抗菌功效的药用油类，经常食用，能与其他食材协同作用提升身体健康，包括维护消化道健康及排出体内毒素。

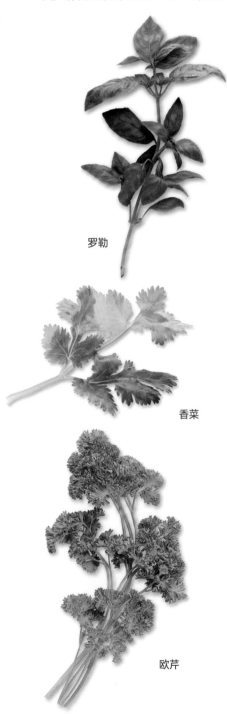

罗勒

香菜

欧芹

罗勒

 助消化、维护消化道健康

有哪些益处？

促进消化 罗勒能强化消化及神经系统，并能有效缓解头痛、改善失眠。罗勒含有的油类成分丁香酚具有良好的抗炎症功效，能维护关节及消化道健康。另外，罗勒也是一种温和的利尿剂。同时其含有大量天然抗氧化成分，能抑制自由基对人体的损害。

推荐食用方法

食用新鲜罗勒 最佳方法是在烹饪的最后一步加入新鲜罗勒叶。罗勒的使用非常广泛，可以撒在番茄沙拉、各种汤类、鸡蛋、米饭和蘑菇类菜肴中，也可以制成罗勒香蒜酱，或将罗勒叶与橄榄油混合调制出略带辛辣味的沙拉料汁。

香菜

 排出体内毒素

有哪些益处？

排毒 香菜，又称芫荽，含有具有排毒、抗菌及增强免疫效果的油类成分，能协助人体排出重金属。香菜还能促进消化、缓解恶心和胃部痉挛、平衡血糖及润肠通便。

抗氧化 香菜绿叶中抗氧化成分（槲皮素、山柰酚及芹菜素等）的含量比种子更多。这些抗氧化成分已被证实具有预防癌症的功效。

推荐食用方法

避免加热 加热会破坏香菜的香气和其营养成分（尤其是油类成分）。香菜可作为各类炒饭、调味汁以及菜肴的点缀。或将其与黄瓜、芹菜和胡萝卜混合榨汁，即可制成一款简单快捷的排毒饮品。

欧芹

 维护肾脏和膀胱健康

有哪些益处？

利尿 欧芹具有良好的利尿功效，并含有大量抗氧化成分，能缓解肾脏及膀胱的炎症及阻塞。欧芹还具有许多其他药用功效，如改善便秘、助消化及滋补身体等。同时，欧芹还富含能强健骨骼的维生素K。

推荐食用方法

多才多艺的欧芹 欧芹的用途十分广泛，可以加在煎蛋及各种炒菜炒饭中；或与黄油搭配涂抹在面包上，简单烘烤即可制成一道可口的零食；也可以将欧芹混合在马铃薯泥、鱼饼或肉饼中。另外，饭后咀嚼一些欧芹能清新口气、促进消化。

迷迭香

 抑制炎症

有哪些益处？

天然杀菌剂　迷迭香含有强效抗氧化及消炎成分咖啡酸和迷迭香酸，并具有优秀的杀菌效果，能缓解炎症，降低哮喘、肝脏及心脏疾病的发病率。迷迭香茶及漱口水能缓解牙龈疾病和咽喉疼痛。此外，迷迭香还含有多种挥发性油类成分，具有镇定安神、缓解胃部不适的功效。

推荐食用方法

地中海菜肴　迷迭香可为多种菜肴增香：烹制肉类（如羊肉）、烤马铃薯、烹饪蔬菜（如四季豆、豌豆或蘑菇等）、调制酱料或调味汁。同时，迷迭香也可用于制作蛋糕。

迷迭香茶　1茶匙干迷迭香（或2茶匙新鲜迷迭香）加入175毫升开水，冲泡5分钟即可饮用。

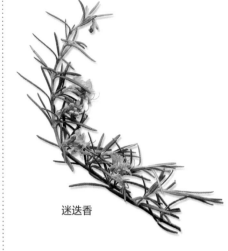

迷迭香

鼠尾草

 调节激素平衡

有哪些益处？

女性健康　在传统草药学中，鼠尾草被用于调理女性生殖系统健康。鼠尾草能缓解生理期不适、规律月经周期及改善更年期症状。直接食用新鲜鼠尾草,能缓解风湿类疾病、黏膜炎、多汗症及胃部不适。科学实验表明，鼠尾草中的抗氧化成分能提高健康人群和痴呆人群的记忆力及专注力。同时，鼠尾草还具有温和利尿的功效。

推荐食用方法

鼠尾草蜜　在罐子中放入适量新鲜鼠尾草，倒入蜂蜜使其没过全部鼠尾草叶，静置2～3天或更长时间。可用于冲泡鼠尾草茶或制作甜品。

菜肴增香剂　新鲜鼠尾草可直接加入沙拉、各种汤，或拌入馅料中给肉类提香（如猪肉或鹅肉）。

作为调料　干鼠尾草叶子磨碎后与粗海盐混合均匀，可为几乎所有菜肴调味。

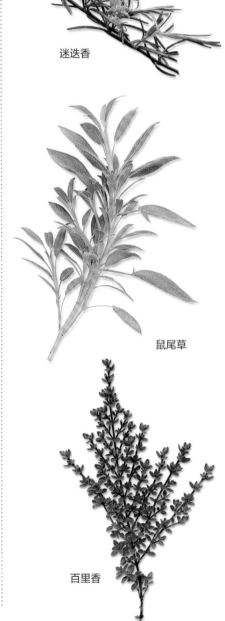

鼠尾草

百里香

百里香

 对抗感冒及流感

有哪些益处？

缓解感冒　百里香具有止咳化痰的功效，是缓解哮喘、支气管炎、感冒、咳嗽、流感及窦性头痛的良好选择，也是对人体有益的滋补品、抗氧化剂和助消化剂。同时，百里香能缓解胀气以及小儿疝气。百里香中具有抗菌功效的精油成分麝香草酚，能有效抑制变形链球菌、大肠杆菌、金黄色葡萄球菌及枯草芽孢杆菌。百里香茶能缓解咽喉疼痛及牙龈疾病症状。

推荐食用方法

配合肉类食用　新鲜百里香是烹制肉汤、酱汁、高汤、馅料、炖菜及汤煲类菜肴的最佳选择。其富含的铁元素能提升肉类菜肴的营养价值，并能促进肉类消化。百里香叶压碎后能调制美味的油醋汁。

百里香茶　1茶匙干百里香（或2茶匙新鲜百里香）加入175毫升开水，冲泡5分钟即可。

烹调香草（续）

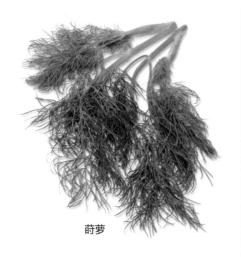

蒔萝

蒔萝（洋茴香）

 强效利尿

有哪些益处？

抗菌 蒔萝是天然的利尿剂和抗生素，能有效缓解膀胱炎及膀胱感染。蒔萝精油具有安神、抑制消化道炎症的功效，这也是蒔萝长久以来被用于治疗胃部不适及胃绞痛的主要原因。动物测试表明，蒔萝还具有调节血糖及胆固醇水平的作用。

推荐食用方法

作为调味料 蒔萝种子及新鲜植株具有类似的营养价值。带有茴香及薄荷香气的新鲜蒔萝是搭配海鲜的最佳选择，尤其是鲑鱼。蒔萝也可以冲泡香草茶，或给沙拉、烤马铃薯及蒸菜增香。蒔萝种子可加在各种汤和煲类中，或直接撒在各种菜肴和米饭上提升香味。

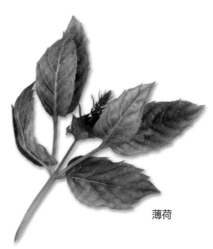

薄荷

薄荷

 缓解胃部不适

有哪些益处？

促进消化 薄荷中含有具有消炎杀菌作用的挥发性油类成分薄荷醇，能有效缓解消化不良、肠易激综合征和胃部不适等症状。薄荷具有温和的镇静安神功效，能强化神经系统、缓解头痛。

推荐食用方法

全能食材 薄荷是搭配羊肉的传统香料之一，能促进人体对肉类的消化。也可以加在各种调味汁、辣酱、酸奶中与辛辣食物一起食用（如咖喱），口味更佳。另外，薄荷与马铃薯、豌豆、各类沙拉及谷物也是绝妙搭配。
薄荷茶：1茶匙干薄荷（或2茶匙新鲜薄荷）加入175毫升开水冲泡5分钟，趁热饮用或冰镇均可。

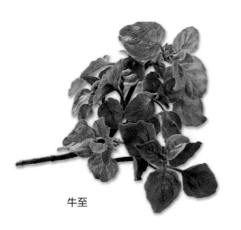

牛至

牛至

抵御自由基损害

有哪些益处？

抗菌 牛至含有抗氧化成分麝香草酚和香芹酚，能抑制自由基对人体的损害。这些挥发性油类成分能抑制细菌繁殖，如铜绿假单胞菌、金黄色葡萄球菌和白色念珠菌。牛至也是良好的镇痛剂，能缓解痛经及腹痛。同时，牛至具有利尿、促进食欲及化痰作用，对于改善感冒、流感、头痛及呼吸系统疾病症状有较好的功效。

推荐食用方法

一款经典配料 牛至可用在意大利面酱料，沙拉调味汁，各类蔬菜、鱼类及鸡肉菜肴中，或同鸡蛋、奶酪搭配。同时也可为各类炖菜提香，但最好在出锅时再加入牛至，以保留其对人体有益的挥发性油类成分。

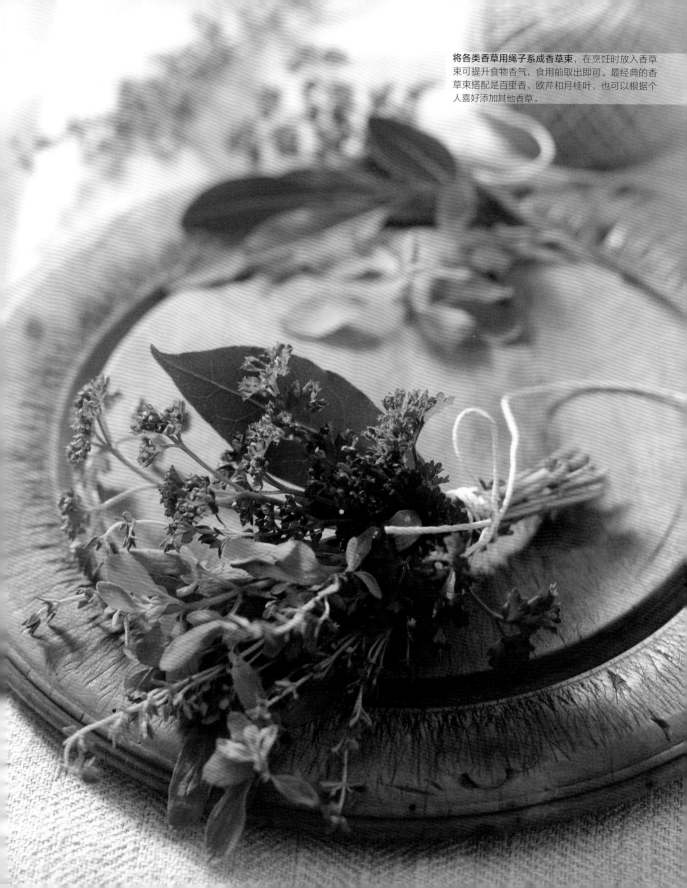

将各类香草用绳子系成香草束，在烹饪时放入香草束可提升食物香气，食用前取出即可。最经典的香草束搭配是百里香、欧芹和月桂叶，也可以根据个人喜好添加其他香草。

谷类植物与谷物

苋菜

❤ 降低胆固醇　　⚖ 维护细胞新陈代谢　　🍊 排出体内污染毒素　　⚔ 抑制炎症

　　同荞麦和藜麦一样，苋菜属于阔叶植物而并非杂草。苋菜在8000年前就已经被人工栽培了，曾是阿兹特克人（Aztec，墨西哥的一支印第安人）的主食。如今，富含**抗氧化**成分的苋菜种子和叶子作为药用食材，能为人体提供**优质蛋白质、具有降低胆固醇功效的植物固醇**以及多种**能抑制炎症的植物化学成分**。

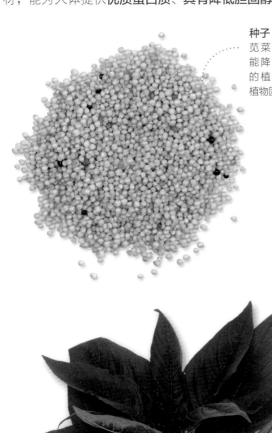

种子
苋菜籽中含有能降低胆固醇的植物性激素植物固醇。

叶子
苋菜叶的营养成分与瑞士甜菜和菠菜类似，但其钙元素的含量更高，同时其烟酸含量是这两种蔬菜的3倍。因此，苋菜非常值得购买。

有哪些益处？

心脏健康　经常食用苋菜籽（或油）能降低血压、减少"不健康"（LDL）胆固醇含量及增强人体免疫力。不同于其他谷类，苋菜通过其富含的植物固醇和角鲨烯来维护心脏健康。

细胞组织的生长及修复　苋菜是氨基酸的良好来源，尤其富含赖氨酸（在其他谷类和植物中含量很少）。氨基酸是合成人体蛋白质的基本物质。同时，苋菜还能促进新陈代谢及细胞组织的生长与修复。

排毒　苋菜中的角鲨烯是一种强效抗氧化成分，能有效排除体内毒素，如重金属污染物及化学毒素。此外，角鲨烯还具有缓解慢性疲劳的功效。

抑制炎症　苋菜中的露那辛（一种氨基酸肽）具有抑制炎症的作用，同时也能阻止癌细胞的生长。

怎么吃更健康？

发芽　苋菜籽因其体积非常小而很难得到充分咀嚼。无论是生食还是烹调后食用，大量苋菜籽会因未经充分咀嚼而无法被肠胃吸收和消化，从而损失大部分营养价值。因此，将苋菜籽发芽后食用是获取其全部营养成分的好方法。

食用苋菜叶　苋菜叶是维生素C和维生素K、铁、钙以及叶酸的优质来源。

推荐食用方法

加入沙拉　可将苋菜芽加入沙拉或三明治中食用。

用于烘焙　苋菜籽粉不含麸质，口感微苦。大部分烘焙食谱建议，苋菜籽粉的使用量在全部面粉中的占比不要超过10%～15%。

藜麦

⬮ 预防动脉硬化　　✋ 增强结缔组织　　⬮ 抑制自由基损害　　⬮ 易消化并不含麸质

　　易消化的藜麦同大米的烹调方法相同，口感微甜、略带青草芳香。藜麦富含多种营养物质，如**蛋白质**、**单不饱和脂肪酸**、ω-3脂肪酸、多种**抗氧化**成分及**消炎**物质。食用藜麦有益心脏健康，能降低血液中"不健康"胆固醇（LDL）水平。

有哪些益处？

心脏健康　与其他谷物不同，藜麦含有丰富的油酸（一种单不饱和脂肪酸）及 α-亚麻酸（ALA，一种ω-3脂肪酸），能有效减少血液中"不健康"（LDL）胆固醇的含量并抑制导致动脉粥样硬化的炎症反应。

蛋白质的良好来源　藜麦含有人体必需的所有氨基酸，尤其是对细胞组织的生长及修复起重要作用的赖氨酸含量非常高。

抗氧化　含有多种维生素E，包括α-生育酚、β-生育酚、γ-生育酚及δ-生育酚。同时，还含有两种抗氧化黄酮类化合物——槲皮素和山奈酚，能有效抑制自由基对人体的损害。藜麦中抗氧化成分的含量甚至比具有高抗氧化效果的浆果更高，如蔓越莓。

助消化　藜麦是一种很易消化的谷物，不含麸质，非常适合饮食中需要避免摄入麸质的人群食用。

怎么吃更健康？

整粒食用　藜麦仅需15分钟即可煮熟，届时其半透明的白色胚芽部分会舒展开，像一条小小的白色尾巴。

藜麦芽　发芽能激活藜麦中的有益酶成分，从而提高其营养价值。藜麦芽与紫苜蓿芽食用方法类似，可以制作沙拉或三明治。

推荐食用方法

代替大米　藜麦是一种营养丰富的谷物，可与各种肉类、蔬菜及汤类搭配食用。同时也可作为馅料使用。

烘焙　烘焙时，可将藜麦加在松饼、面包以及各种薄煎饼中。

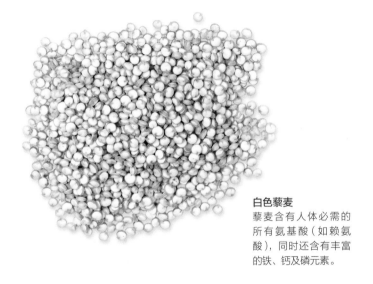

白色藜麦
藜麦含有人体必需的所有氨基酸（如赖氨酸），同时还含有丰富的铁、钙及磷元素。

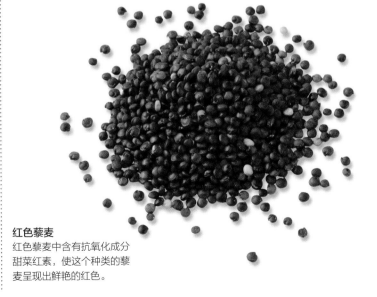

红色藜麦
红色藜麦中含有抗氧化成分甜菜红素，使这个种类的藜麦呈现出鲜艳的红色。

斯佩尔特小麦

 平衡血糖　　 增强免疫系统　　🍩 易消化

　　有着坚硬外壳的斯佩尔特小麦（spelt）是一个很古老的小麦品种，其口感微甜、略带坚果香气。斯佩尔特小麦含有丰富的**纤维素、B族维生素**及多种**矿物质**，如铜、铁、锌、镁和磷等。同时，斯佩尔特小麦中**蛋白质**的含量高于传统小麦，且**水溶性**更高、**更易消化**。

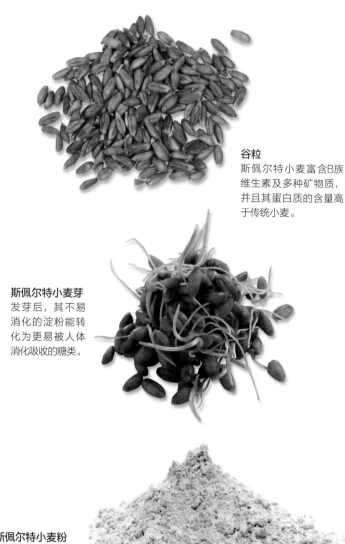

谷粒
斯佩尔特小麦富含B族维生素及多种矿物质，并且其蛋白质的含量高于传统小麦。

斯佩尔特小麦芽
发芽后，其不易消化的淀粉能转化为更易被人体消化吸收的糖类。

斯佩尔特小麦粉
尽管原因尚未确定，一部分对传统小麦过敏的人群能良好地接受斯佩尔特小麦。

有哪些益处？

预防代谢综合征　斯佩尔特小麦及其面粉中的可溶性纤维素含量高于传统小麦和硬粒小麦。可溶性纤维素能有效降低"不健康"（LDL）胆固醇并调节血糖平衡。

增强免疫力　其烟酸（维生素B_3）含量高于传统小麦。同其他B族维生素一样，烟酸能促进人体代谢，并有良好的抗菌效果，能提高人体抵御疾病的能力。同时，烟酸还能辅助肾上腺素分泌、促进血液循环。

助消化　斯佩尔特小麦易被水分解，且麸质含量比传统小麦更低，非常利于人体消化吸收。但因其含有麸质，所以患有麦胶性肠病（乳糜泻）的人群不适宜食用斯佩尔特小麦。

怎么吃更健康？

整粒食用　斯佩尔特小麦可像大麦一样加入各种汤和炖菜中食用，也可以代替米饭食用。

面粉　斯佩尔特小麦粉可以替代传统小麦粉。但因其易溶于水的特性，和面时需要的水比传统面粉更少。同时，也可以购买斯佩尔特小麦芽粉。

发芽　斯佩尔特小麦芽含有丰富的维生素E、维生素C和维生素B，以及磷、镁、铁、钙、蛋白质和多种氨基酸。发芽时注意选择已去壳的斯佩尔特小麦。

推荐食用方法

意大利焗饭　斯佩尔特小麦可与各种蔬菜、新鲜香草及帕玛森奶酪搭配烹制成意大利焗饭。

意大利面　斯佩尔特小麦粉可替代硬粒小麦粉制成美味的意大利面。因其更易消化，食用斯佩尔特小麦粉制成的意大利面饱腹感较低。

大米

 降低胆固醇　　 预防结肠癌　　 增强细胞活性　　 缓解更年期症状

　　大米是一种接近完美的食物，被全世界超过一半的人口作为主食。这种具有降低胆固醇功效的食物有许多品种和不同颜色，同时是硫胺素、核黄素、烟酸及**膳食纤维**的优质来源。其中某些品种的大米还具有**调节血糖**的功效。另外，米糠还能降低罹患**肠癌**的风险。

有哪些益处？

降低胆固醇　糙米中的脂肪酸具有降低胆固醇的功效。同时，糙米含有丰富的镁元素，能预防糖尿病。

维护肠道健康　糙米含有能保护肠道健康的纤维素和硒元素。纤维素能有效清除体内垃圾，同时微量元素硒具有预防结肠癌的功效。

恢复元气　大米中的微量元素锰能促使蛋白质和碳水化合物分解释放能量，同时参与脂肪酸的合成，维护神经系统健康。

调节激素分泌　研究表明，米糠油中的植物固醇能缓解更年期症状，如潮热。

怎么吃更健康？

选择不同颜色的大米　精米的营养成分较少，糙米是更加健康的选择。米中大部分营养元素集中在麸皮中，而糙米经历的加工工序较少，能有效保存谷粒中的营养成分。同时，红米和黑米被证实能帮助预防动脉粥样硬化。

米糠油　营养丰富的米糠油富含单不饱和脂肪酸、谷维素、生育酚（维生素E）以及植物固醇（天然植物性激素）。加热对米糠油中的营养成分没有明显影响，所以米糠油非常适合用于烹饪、调制酱料和料汁。

推荐食用方法

风味椰子饭　将糙米、磨碎的生姜、不加糖的椰子汁及水混合后加热。待糙米煮熟后，撒入切碎的新鲜香菜即可食用。

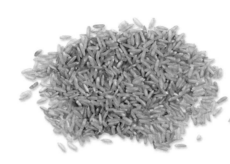

糙米
加工工序较少的糙米含有最丰富的营养成分。

精米
经过研磨和抛光工序后的精米已被去除了外壳及麸皮。精米是蛋白质的良好来源，但麸皮中的多种营养成分未能保留下来。

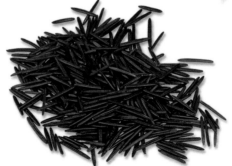

菰米
严格来说菰米并不属于大米，但仍被人们作为大米食用。菰米中锌元素的含量是糙米的2倍，维生素E的含量是糙米的8倍。

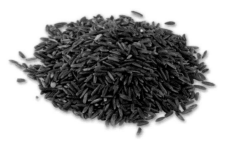

红米
红米中铁和锌元素的含量在所有种类大米中最高。红米中含有的花青素使其麸皮呈现出红色或深紫色。

硬粒小麦

 抑制炎症　　 促进肠蠕动　　 强健骨骼　　 调节血糖平衡

硬粒小麦是一种**高纤维低脂肪**的谷物，具有助消化、**抑制炎症**、**降低胆固醇**和**预防胆结石**的功效。硬粒小麦是小麦（一般是几种小麦混合）经预煮和干燥工序后碾碎制成的。硬粒小麦是世界上最早的加工类谷物食品，并能防止新鲜小麦因存放而变质。

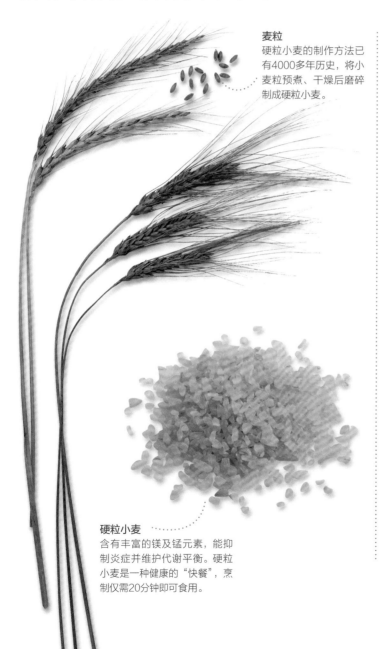

麦粒
硬粒小麦的制作方法已有4000多年历史，将小麦粒预煮、干燥后磨碎制成硬粒小麦。

硬粒小麦
含有丰富的镁及锰元素，能抑制炎症并维护代谢平衡。硬粒小麦是一种健康的"快餐"，烹制仅需20分钟即可食用。

有哪些益处？

抑制炎症　硬粒小麦中的抗氧化成分甜菜碱具有抑制炎症的功效。经常食用硬粒小麦能将关节炎和动脉炎的发病率降低20%。

助消化、缓解便秘　硬粒小麦中含有丰富的不可溶性纤维素，能促进肠蠕动，加速人体细胞燃料丁酸的合成，维护肠道健康。同时，硬粒小麦中的碳水化合物能被人体缓慢吸收，有助于调节血糖平衡。

强健骨骼　研究表明，日常摄入的镁元素被人体大半用于维持骨骼健康。硬粒小麦能为人体提供丰富的天然镁元素。同时，镁还能舒缓情绪、松弛肌肉并维护心血管健康。

维持代谢平衡　硬粒小麦富含的微量元素锰具有抑制炎症、抗氧化的功效。同时，能维护骨骼及组织健康、维持血糖平衡并调节激素分泌。

怎么吃更健康？

健康的快餐　不同于其他谷类食物，硬粒小麦烹制方法简单快捷，能完美替代大米和马铃薯作为主食，是比三明治更优秀的快餐食品。

推荐食用方法

制作面包　制作面包时，可用75克硬粒小麦粉替代等量小麦粉，即可制成营养美味的面包。

沙拉　硬粒小麦、嫩扁豆、萝卜、番茄与洋葱苗混合，用橄榄油和青柠汁调味，撒入孜然、薄荷及香菜叶即可食用。

燕麦

 天然镇静剂　　 易消化　　🔀 调节胰岛素分泌　　♡ 降低胆固醇

口感微甜的燕麦粥作为早餐出现在人们的餐桌上已有很长的历史。燕麦能用于制作麦片、点心、饼干及面包，其富含**多种营养元素**及**胶状水溶性纤维**β-葡聚糖，能**降低"不健康"（LDL）胆固醇**的水平。同时，燕麦还是一种**天然镇静剂**，并对**改善消化不良**有明显效果。

有哪些益处？

镇静安神　燕麦含有天然的镇静成分生物碱——芦竹碱，能缓解抑郁、焦虑及失眠，并且不会带来副作用。燕麦茶是改善焦虑和失眠的一款传统代茶饮。

助消化　易消化的燕麦是用于食疗或缓解胃部不适的良好选择。事实上，燕麦中可溶性纤维素的含量比其他谷类都高，能增强饱腹感。

糖尿病　燕麦中的β-葡聚糖能抑制血糖大幅波动，对改善糖尿病有良好效果。同时，燕麦中的镁元素能调节胰岛素分泌。

降低胆固醇　燕麦、燕麦麸皮及燕麦片中含有一类特别的纤维素——β-葡聚糖，能快速降低血液中的"不健康"（LDL）胆固醇。实验表明，保持低脂的饮食习惯，每天食用60～85克燕麦，能将胆固醇降低8%～23%。另外，燕麦中独特的抗氧化复合物燕麦生物碱能抑制自由基、清除LDL胆固醇、预防心血管疾病。

怎么吃更健康？

直接食用或烹煮后食用　加热不会影响燕麦中的营养成分。

燕麦乳　燕麦乳是用浸泡后的燕麦米加工制成的，这种富含营养的饮品可代替牛奶日常饮用。

推荐食用方法

燕麦茶　燕麦秆泡制的代茶饮温和安神，老少皆宜。

燕麦芽粥　将燕麦芽、核桃碎和水果干（葡萄干或黑枣）混合，加入少许肉桂，并用枫糖浆调味即可。

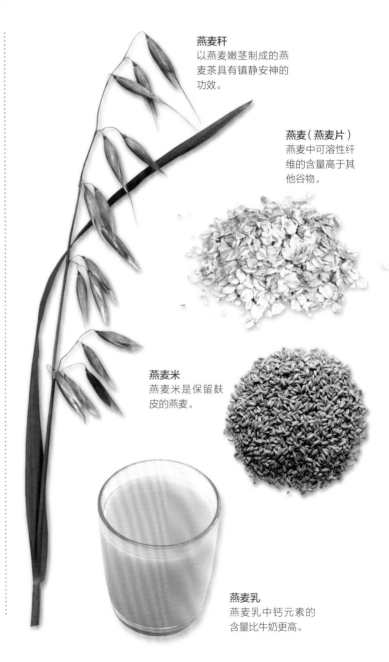

燕麦秆
以燕麦嫩茎制成的燕麦茶具有镇静安神的功效。

燕麦（燕麦片）
燕麦中可溶性纤维的含量高于其他谷物。

燕麦米
燕麦米是保留麸皮的燕麦。

燕麦乳
燕麦乳中钙元素的含量比牛奶更高。

黑麦

 调节食欲及血糖　　 促进消化道健康　　 软化血管

　　口感较硬、喜寒凉气候的黑麦是饮食中**膳食纤维**的优质来源，特别是其含有的阿拉伯木聚糖，能**平衡血糖、降低"不健康"（LDL）胆固醇**。黑麦还含有**丰富的营养元素**，如铁、钙、钾、锌、维生素E及B族维生素等。同时，黑麦也含有多种**抗氧化物质**。

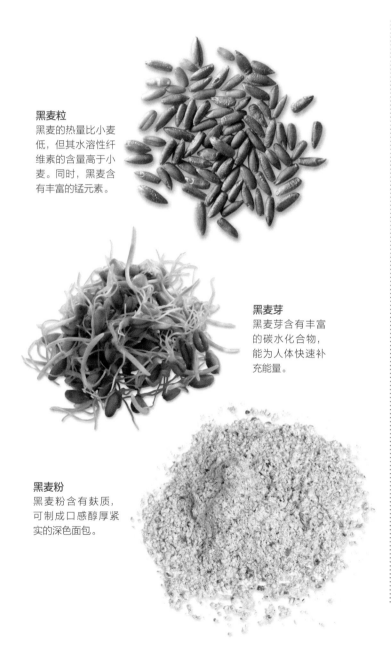

黑麦粒
黑麦的热量比小麦低，但其水溶性纤维素的含量高于小麦。同时，黑麦含有丰富的锰元素。

黑麦芽
黑麦芽含有丰富的碳水化合物，能为人体快速补充能量。

黑麦粉
黑麦粉含有麸质，可制成口感醇厚紧实的深色面包。

有哪些益处?

平衡血糖　黑麦中的阿拉伯木聚糖能调节血糖平衡、降低2型糖尿病及心脏病的发病率。食用全麦黑麦面包是获取其丰富纤维素的最好方法，其调节食欲的作用要优于白面包。同时，与马铃薯和白面包相比，全麦黑麦面包能更有效地降低患代谢综合征（导致糖尿病及心脏疾病的原因之一）人群的炎症反应。

助消化　黑麦中的黏性（胶状）纤维能润滑消化道、缓解胃炎和胃部不适症状。其润肠通便的作用还能维护皮肤及黏膜健康。

心脏健康　黑麦含有的可溶性纤维素能软化血管，降低动脉粥样硬化及高血压的发病率。

代谢平衡　研究表明，黑麦能抑制某些导致代谢综合征发病的因素，例如，能调节胰岛素分泌、应激反应及过度的免疫反应。

怎么吃更健康?

黑麦面包　黑麦面包是非常棒的日常饮食选择，能维持更长时间的饱腹感，并持续稳定地为人体提供能量。

黑麦汁　黑麦汁是一款柔和的润肠通便饮品，同时能提升人体精气。2汤匙黑麦粒倒入1升水中煮10分钟，冷却后根据个人口味加入蜂蜜及柠檬汁调味即可。

推荐食用方法

黑麦粉　黑麦粉能用于制作薄煎饼、松饼以及司康饼。黑麦粉与小麦粉使用方法相同，也可将黑麦粉与小麦粉以50：50的比例混合以获得更柔软的口感。

小米

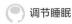 调节睡眠　　 预防代谢综合征　　预防胆结石

　　小米曾是非洲和印度地区人民的主食，如今小米已经成为世界最重要的六大谷类之一，并维持着全世界三分之一人口的生存。**营养丰富**的**碱性**食品小米被认为是**过敏率最低、最易消化**的谷物。小米富含**蛋白质**、纤维素、B族维生素、铁、镁、磷和钾元素。

有哪些益处?

改善睡眠质量　小米含有大量色氨酸，这种氨基酸具有调节睡眠、改善夜间睡眠质量的功效。

控制代谢综合征　小米中的B族维生素，尤其是烟酸（维生素B$_3$），能降低血液中"不健康"（LDL）胆固醇的含量。镁元素能降血压并降低心脏病发病率，尤其是对于患有动脉粥样硬化的人群。同时还具有缓解哮喘、减少偏头痛发作的功效。另外，小米中丰富的纤维素能提高胰岛素敏感性并降低血脂。

预防胆结石　实验证据表明，食用富含不溶性纤维素的食品（如小米）能预防胆结石。不溶性纤维能减少胆汁的分泌，而胆汁过量分泌正是导致胆结石形成的原因之一。

怎么吃更健康?

保留麸皮　市面上出售的小米大部分已经过脱麸皮处理。尽量选择保留麸皮的小米，其食用方法与其他谷类相同。

烹饪前先浸泡　提前浸泡小米能缩短其烹饪所需的时间。另外，烹制前在平底锅中将小米微微翻炒一下更能激发出小米的香气。仅需翻炒约3分钟，待小米释放出柔和并微带坚果香的气味即可。

发芽　小米也能发芽后制作沙拉和三明治。将未加工的新鲜完整小米浸泡约30分钟，倒掉多余的水并保持湿润，待其发芽即可食用。

推荐食用方法

早餐的上佳选择　小米粥作为一款营养丰富的早餐食品，可搭配水果干及杏仁片食用。

沙拉　小米可代替大米及意大利面配合沙拉食用，以增加餐食的营养及风味。

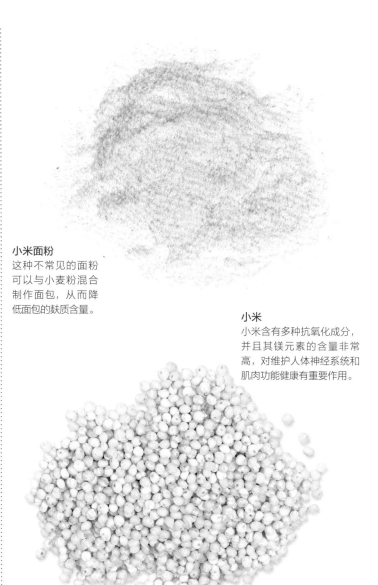

小米面粉
这种不常见的面粉可以与小麦粉混合制作面包，从而降低面包的麸质含量。

小米
小米含有多种抗氧化成分，并且其镁元素的含量非常高，对维护人体神经系统和肌肉功能健康有重要作用。

大麦

 促进肠道中有益菌群的生长　 降低胆固醇　 平衡血糖

　　大麦虽然是谷物，但其具有多种奇妙的药用特性。大麦**富含纤维素**，能有效**促进消化、降低胆固醇**。作为低血糖指数食品，大麦能**平衡血糖，预防糖尿病**。同时，大麦还能代替大米烹制烘焙食品或煲饭。

大麦粒
研究表明，完整的大麦粒在摄入后10小时内具有维持血糖稳定的功效，这比摄入完整小麦粒后对血糖作用的时间更长。

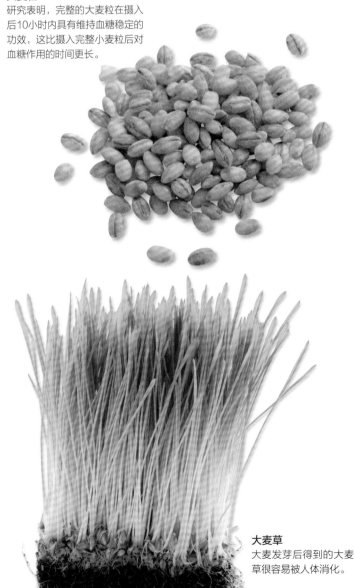

大麦草
大麦发芽后得到的大麦草很容易被人体消化。

有哪些益处？

助消化、缓解便秘　大麦含有丰富的纤维素。大麦能促进肠道中有益菌群的生长，并为肠细胞的工作提供主要燃料丁酸。另外，大麦草汁（另称青汁）被证明能够缓解溃疡性结肠炎。

心脏健康　大麦富含的可溶性纤维素能清除血液中的过量脂肪和胆固醇，预防动脉粥样硬化及高血压。

调节血糖　作为缓释碳水化合物食品，大麦能维持血糖稳定。同时，大麦中丰富的镁和锰元素是代谢碳水化合物的必需元素。

怎么吃更健康？

大麦粒　大麦粒外皮含有丰富的营养成分，因此购买大麦时，请选择完整的大麦粒或盆栽大麦。

大麦草　为了获取大麦草中最高含量的抗氧化成分，请选择大麦发芽后3～7天内的大麦草，榨汁饮用。

推荐食用方法

大麦焗饭　不要将大麦简单地加入砂锅中。大麦能烹制出美味的意大利焗饭，这种口感微甜的谷类最适合与各种菌类搭配烹饪。

烘焙食品　大麦的麸质含量较低，适合制作烘焙食品。将一半小麦粉替换为大麦粉，不仅能降低食品中麸质的含量，还能增添食品的风味及口感。

荞麦

 维护心脏及动脉健康　　 易消化　　⚡ 保持身体活力

　　荞麦事实上并不是谷物，其与大黄、酢浆草和酸模是近亲。荞麦既含有不可溶性纤维素，也含有可溶性纤维素，能有效**降低"不健康"（LDL）胆固醇**、**平衡血糖**以及维护**肠道健康**。荞麦中丰富的**抗氧化成分**黄酮类化合物具有**保护心脏**的功效。同时，荞麦**不含麸质**，是日常饮食中需要避免摄入麸质人群的理想选择。

有哪些益处？

血液循环系统　荞麦中重要的抗氧化黄酮类化合物——槲皮素具有抑制炎症、抗过敏的功效；芦丁能强健毛细血管、促进血液循环并预防静脉曲张。

助消化、改善便秘　荞麦中的胶状黏液纤维能润滑并舒缓消化道系统。同时，荞麦也含有不易消化的纤维素，能作为益生元促进肠道内有益菌群的生长。

能量平衡　荞麦中的缓释碳水化合物能维护血糖稳定。同时富含镁及锰元素，是人体代谢碳水化合物的必需营养元素。

防癌　与大多数谷物相同，荞麦也含有植物性激素木脂素，能调节人体（对男女同样有效）激素平衡。研究表明，木脂素能预防乳腺癌和其他激素类癌症。

怎么吃更健康？

荞麦芽　将未加工的完整荞麦在水中浸泡30分钟，倒掉多余水分并保持荞麦湿润直至其发芽。烘烤过的荞麦颜色为金棕色，未加工的荞麦为白色或浅绿色。

荞麦粉　荞麦粉不含麸质，很适合烘焙。深色的荞麦粉含有外皮，且蛋白质的含量高于浅色的荞麦粉。另外，荞麦芽磨制的面粉营养更丰富。

推荐食用方法

荞麦粥　浸泡并将荞麦发芽以释放其黏性纤维，同酸奶（或坚果牛奶）和水果混合调制成"粥"即可食用。

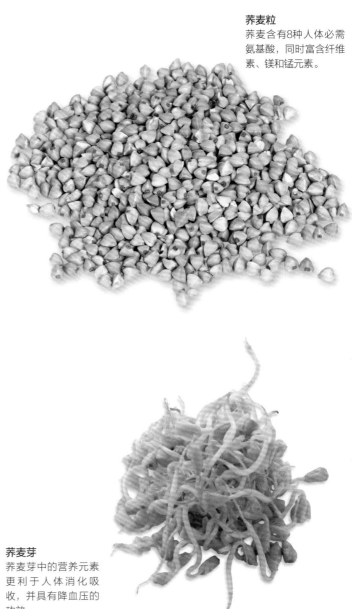

荞麦粒
荞麦含有8种人体必需氨基酸，同时富含纤维素、镁和锰元素。

荞麦芽
荞麦芽中的营养元素更利于人体消化吸收，并具有降血压的功效。

豆类

 促进肠蠕动　　 保护心血管　　强健骨骼

　　豆类富含蛋白质和纤维素，日常饮食中多摄入豆类食品能有效维护消化健康、降低胆固醇及调节血糖平衡。大部分豆类是铁元素的良好来源。铁是人体血红细胞必需的营养元素，而血红细胞的职责是将肺摄入的氧输送至身体各个细胞。

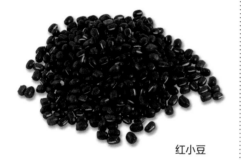

红小豆

红小豆

有哪些益处?

心脏健康　红小豆含有丰富的可溶性纤维素，易被人体消化和吸收，同时有助于维持血液中"健康"（HDL）胆固醇的含量。另外，红小豆中丰富的钾和镁元素能稳定血压、促进血液流通；B族维生素（包括维生素B_1、维生素B_2、维生素B_3、维生素B_6）有助于细胞代谢为人体提供能量。红小豆也是微量元素钼的优质来源，能为肝脏排毒。

推荐食用方法

红豆馅饼　红小豆与大米、鸡蛋、大蒜、洋葱及新鲜香草混合制成馅料，填入馅饼小火煎熟即可。或将红小豆加入汤或炖菜中提升口感、风味并增加更多的营养，如纤维素和蛋白质。也可以将红小豆发芽后用于制作沙拉。

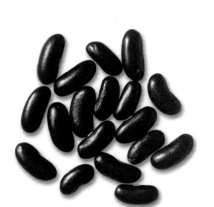

黑豆

黑豆

有哪些益处?

血液健康　黑豆富含铁及微量元素钼。其中铁元素能增强血红细胞的携氧能力，并有助于合成血红细胞的重要组成部分血红蛋白。钼元素的主要功效是维护肝脏健康，并在体内化学反应中起关键作用。另外，黑豆还含有丰富的纤维素，能有效清理并保护肠道。

推荐食用方法

黑豆沙拉　将熟黑豆、橙子块和红洋葱片混合，加入孜然粒并用油和醋调味即可。黑豆与富含维生素C的食物一起食用能提高铁元素的吸收率（不同于肉类中的铁元素，植物中的铁元素较难被人体吸收）。

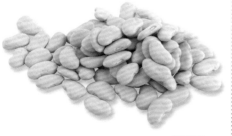

利马豆

利马豆

有哪些益处?

血液及组织健康　口感柔和醇厚的利马豆是蚕豆的近亲，也是钾、铁、锰及铜元素与可溶性纤维素的优质来源，有利于心血管及消化系统健康。利马豆还含有能保护肝脏功能的微量元素钼。同时，其含有丰富的色氨酸（人体必需氨基酸之一）及蛋白质，对于身体组织和肌肉的构建与修复有着重要作用。

推荐食用方法

利马豆泥　将利马豆快速煮熟，洋葱和大蒜微煎出香味后混合放入搅拌机或食品处理器，加入柠檬汁和初榨橄榄油搅拌至口感浓稠顺滑，根据个人口味调味后即可食用。

鹰嘴豆

有哪些益处?

骨骼健康　除了能为人体提供纤维素外，鹰嘴豆还有益于骨骼健康。鹰嘴豆富含的锰元素能强健骨骼，同时钙、磷及镁元素也是维护骨骼健康必不可少的矿物质。同时，鹰嘴豆中的纤维素还具有降低血液"不健康"（LDL）胆固醇水平及控制食欲的功效。

推荐食用方法

鹰嘴豆汤　将鹰嘴豆加入西班牙凉菜汤能得到一款更加美味的汤品。同时，番茄中富含的抗氧化成分番茄红素与鹰嘴豆中的营养元素协同作用，能降低体内自由基导致的骨骼氧化应激反应。

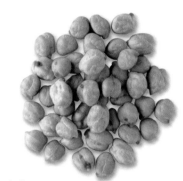
鹰嘴豆

肾豆

有哪些益处?

助消化、促进肠蠕动　肾豆既含有可溶性纤维素，也含有不可溶性纤维素。可溶性纤维素能降低"不健康"（LDL）胆固醇；不可溶性纤维素则能促进消化、维护肠道健康。同时，肾豆还富含构建血液的铁元素，维护骨骼及牙齿健康的磷元素，以及能抑制自由基损害神经系统、具有抗癌作用的维生素K。

推荐食用方法

肾豆米饭　大米与肾豆均富含蛋白质，适合作为主食。配菜可选用洋葱、大蒜、青椒及番茄混合翻炒，并用辣椒粉、新鲜香菜、百里香、盐和黑胡椒进行调味。

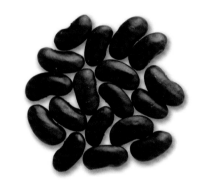
肾豆

扁豆

有哪些益处?

心血管健康　所有种类的扁豆均含有丰富的钼及铁元素，能有效提高血氧饱和度并促进释放细胞能量。扁豆还富含能控制胆固醇水平的不可溶性纤维素。同时，扁豆中丰富的维生素B_1（硫胺素）能维护神经系统健康和心率稳定。

推荐食用方法

扁豆芽　干扁豆中两种人体必需的氨基酸（甲硫氨酸和半胱氨酸）含量很低。但发芽后，所有氨基酸含量都得到提升，包括这两种氨基酸。同时，扁豆芽还能为人体提供大量蛋白质。

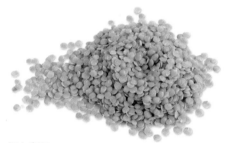
红小扁豆

绿豆

有哪些益处?

排毒　在中国和印度的传统医学中，绿豆被用于温和解毒及抑制炎症已有很长的历史。绿豆还含有丰富的可溶性纤维素、大豆异黄酮及植物固醇（植物性激素），从而具有降低胆固醇的功效。另外，绿豆还富含能降低血压的钾元素。

推荐食用方法

绿豆芽　绿豆能熬制成绿豆汤，但更为普遍的是作为绿豆芽食用。在中国菜肴中，绿豆芽可用于烹制炒菜、制作沙拉或三明治。

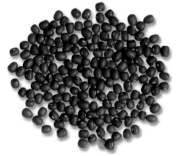
绿豆

香辛料

香辛料可以是植物的任何部分（根、果实、树皮或芽等）。与新鲜植物相比，人们更多采用**干燥**香辛料。这是因为干燥香辛料中**精油**的含量更高，并且香味更加**辛辣浓郁**。研究发现，大部分香辛料中含有**强效抗氧化**及**抗菌成分**，并能促进**消化**。

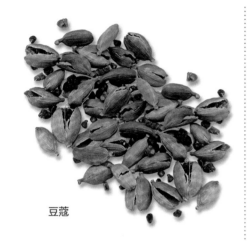

豆蔻

豆蔻

 缓解胸闷、积食

有哪些益处？

促进新陈代谢 豆蔻中的挥发性油类成分桉油醇能纾解胸闷，是缓解支气管炎、喉炎及感冒的良好选择。豆蔻还具有明显的助消化及利尿功效，能加快人体新陈代谢、燃烧脂肪。同时，其还能抑制引起溃疡的幽门螺杆菌的生长。研究表明，豆蔻能维护血液循环并预防脑卒中及动脉粥样硬化。

推荐食用方法

使用整颗种子 豆荚、完整的绿色豆蔻或漂白后的豆蔻均可使用。简单压碎后，可加在各类炒饭、咖喱或炖肉中增香。新鲜豆蔻可为水果沙拉带来扑鼻的香气，也能加入牛奶中饮用以缓解胃部不适，或制作辣味蛋奶冻和大米布丁。

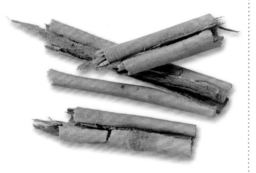

肉桂

肉桂

平衡血糖

有哪些益处？

杀菌 具有促消化作用的肉桂能调节血液中的葡萄糖及甘油三酯（脂类之一）水平，降低糖尿病及心脏疾病的发病率。同时，肉桂也是一种强效杀菌剂，能有效抑制细菌、病毒和真菌感染。肉桂含有丰富的抗氧化成分，能温和镇痛、抑制炎症，因此在传统医学中，肉桂常用于缓解感冒和流感、咽喉不适、发烧以及头痛症状。另外，直接闻肉桂还具有提神清脑的功效。

推荐食用方法

用处广泛 肉桂用途非常广泛，可泡茶、加在热巧克力和牛奶咖啡中。同时也是完美的菜肴增香剂，可放在炖肉、馅饼、各种炒菜及泡菜中，也能为各类甜品增加风味，如糖水水果、各种派、大米及牛奶布丁等。

厨房中的芳香疗法

同其他植物一样，香辛料也含有各种维生素、矿物质以及微量元素。但与新鲜香草不同，香辛料往往是干燥的。当我们在烹饪中使用香辛料时，更多摄取的是其丰富的具有刺激性气味的精油，而非其营养物质。如果保存得当（储存在避免阳光直射的密封容器内），香辛料中的有益成分能保存很长时间。购买香辛料时应尽量选择完整的植株部分，烹调时再磨粉或压碎使用，香味会更浓，其中的活性成分也更加有效。

香菜籽

 促进食欲、助消化

有哪些益处?

降低胆固醇 传统印度医学中，香菜籽被用于抑制炎症。现代研究表明，香菜籽具有降低胆固醇的功效。同时，香菜籽能促进食欲、刺激胃液分泌并促进消化。香菜籽还具有利尿及抗菌功效，能有效抑制沙门菌、大肠杆菌和金黄色葡萄球菌。另外，香菜籽中的抗氧化成分能阻止自由基对神经系统产生损伤，从而预防神经退行性疾病，如阿尔茨海默症和帕金森综合征。

推荐食用方法

作为日常香辛料使用 香菜籽可以用在咖喱、各种辣酱、炖肉、汤类、蘸酱及腌料中，非常适合同熏肉、野味，甚至鱼类搭配。同时，香菜籽还能为各种面包、甜品及糕点增加风味。

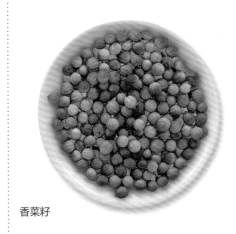

香菜籽

孜然

 富含能抑制炎症的抗氧化物质

有哪些益处?

强效抗氧化剂 孜然不仅是一种温补品，也是一款有效的抗病杀菌剂，并能促进血液循环。孜然能改善消化道系统，缓解恶心、腹胀和便秘。实验结果证明，孜然中的抗氧化油类成分能抑制癌细胞生长。传统孜然籽是棕色的且含有多种有益成分，但另一种黑色孜然籽含有更高水平的药用油类成分。

推荐食用方法

使用整颗孜然籽 完整的孜然籽可用于泡茶和腌菜。可将磨碎的孜然加在蘸酱或腌料中，或用于制作一款东方风味的沙拉：番茄、青椒、小胡瓜（或茄子）混合后，撒入适量孜然粉调味即可食用。

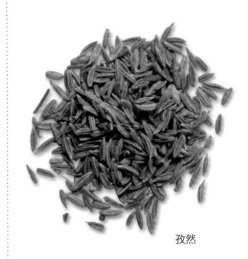

孜然

葫芦巴籽

 维护肠道健康

有哪些益处?

促进新陈代谢 葫芦巴籽是胶质（胶状）纤维的优质来源，能润滑并保护消化道系统免受自由基的损害。作为一类富含抗氧化成分的温补品，葫芦巴能促进人体新陈代谢、刺激母乳分泌。葫芦巴籽富含植物雌激素薯蓣皂苷元，能缓解女性更年期各种不适症状，如潮热、焦躁及失眠。实验研究表明，薯蓣皂苷元具有抗癌功效。

推荐食用方法

用处广泛 葫芦巴籽气味芳香，适合加在各类泡菜、咖喱、炒菜和炒饭中增加菜肴的香味。同时，葫芦巴籽发芽后还能作为蔬菜食用。也可将葫芦巴籽与蜂蜜、柠檬一起泡茶，可缓解流感症状。

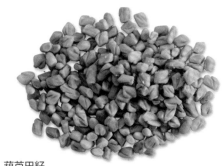

葫芦巴籽

香辛料（续）

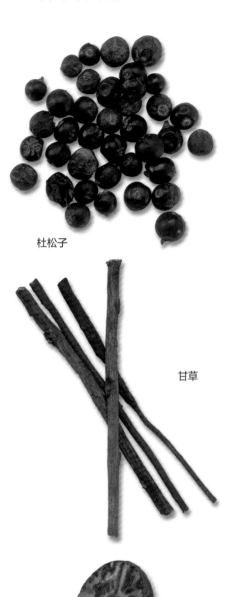

杜松子

甘草

肉豆蔻

杜松子

 促进胰岛素分泌

有哪些益处？

改善糖尿病 杜松子能促进胰岛素分泌并维护胰腺健康，非常适合糖尿病人使用。传统医学中，杜松子被作为促消化剂以及抑制尿路感染的抗菌剂。同时，咀嚼杜松子还能缓解牙龈发炎和感染。

杜松子精油中的活性化合物能清除体内尿酸，缓解各类风湿性疾病，如痛风。

推荐食用方法

使用新鲜杜松子 杜松子压碎后可与肉类及野味完美搭配。也可与大蒜、海盐搭配，为卷心菜及各类绿色蔬菜增加香味。同时，新鲜的杜松子还能用在各种馅料、酱料及腌料中。

甘草

 预防细菌和病毒感染

有哪些益处？

促进代谢 具有抗菌及抗氧化作用的甘草能预防代谢综合征（导致糖尿病及心脏疾病的风险因素之一）。甘草能维护肝脏健康、缓解胃炎、清热化痰并抑制

呼吸道感染。一些证据表明，小剂量的甘草能减少人体对糖的渴望。另外，甘草还具有辅助降血压的功效。

推荐食用方法

甘草茶 甘草根泡茶可缓解恶心及感冒初期症状。甘草茶也是保持牙齿及口腔健康的优秀饮品。甘草与酱油搭配可缓解压力，或为菜肴增加美妙的芳香。

肉豆蔻

 舒缓压力

有哪些益处？

调节人体适应性 肉豆蔻作为一种调节剂，能够根据人体需求产生兴奋或镇静作用。在应对压力时，肉豆蔻能降低血压。相反，在疾病康复期或过度疲劳时，肉豆蔻能提升情绪并作为一种补品及兴奋剂。同时，肉豆蔻还具有促进消化，缓解胃痛、受风及腹泻等功效。其

含有的挥发性油类成分具有抑制炎症的特性，对于缓解关节和肌肉疼痛有良好的效果。另外，在印度传统医学中，肉豆蔻被用于镇静呼吸系统问题，如哮喘。

推荐食用方法

传统食品 在菜肴中加入肉豆蔻能很好地舒缓压力。肉豆蔻可用在牛奶和大米布丁，或白酱和芝士酱汁中，也可用在各类蔬菜或马铃薯泥等多种菜肴中。将磨碎的肉豆蔻加入热巧克力或热牛奶中饮用，能快速缓解疲劳、提升精力。

胡椒

 促进食欲、助消化

有哪些益处？

助消化　胡椒能够刺激食欲、促进消化。同时，因其具有抗氧化及抑制炎症的特性，胡椒在传统医学中被用于排出体内毒素、缓解肺和支气管炎症及舒缓压力。科学实验证明，胡椒含有的胡椒碱能抑制乳腺癌细胞生长。胡椒大致分为绿色、黑色和白色三种。"粉红胡椒"则是另一种植物，与胡椒没有任何关系，也不具备胡椒的各种药用功效。

推荐食用方法

整颗使用　使用胡椒的最佳办法是购买整颗胡椒粒，烹饪时再根据需要磨碎。因为胡椒一旦被磨碎，其含有的活性成分会快速流失。胡椒的用途很广，能加在各种汤、酱料、炒菜及沙拉中。烧烤肉类前可将胡椒磨碎涂抹在肉的表面，或与油和醋调制成美味的酱汁使用。

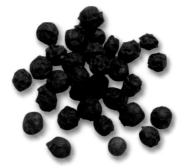

胡椒

藏红花

 预防老年性视力减退

有哪些益处？

良好的抗氧化效果　人们常说的藏红花实际是干燥藏红花朵的柱头部分。其含有多种强效抗氧化成分（如藏红花素、藏红花醛和藏红花苦苷）能预防老年性黄斑变性、动脉粥样硬化，并抑制癌细胞生长。将藏红花泡茶或加在牛奶中饮用能改善失眠和抑郁症。藏红花良好的抗炎症特性能缓解哮喘和过敏。同时它也具有兴奋剂的功效，能够促进人体血液循环。

推荐食用方法

适量使用　藏红花具有药用功效的部分仅为花朵中小小的花柱，因此价格非常昂贵。可用藏红花为菜肴增添香味及色泽，例如，可用在西班牙海鲜饭、意大利焗饭、马赛鱼汤、香辣羊肉及各种鸡肉菜肴中，甚至是甜点中。也可将藏红花与大蒜、百里香和油调制成适于鱼类菜肴的美味料汁。同时，藏红花也可用在面包、蛋糕等烘焙食品中。

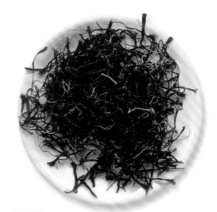

藏红花

八角

 预防感冒及流感

有哪些益处？

抗病毒　尽管传统医学中将八角用于缓解受风、打嗝及维持体液平衡，但八角最优秀的药用效果是抑制病毒感染。八角良好的抗病毒特性能辅助抑制疱疹病毒及流感病毒。同时，八角还含有植物雌激素，能促进乳汁分泌、增强女性身体活力。

推荐食用方法

为甜品增加辛辣味　八角口感辛辣并略带甘草甜味，适合用于为甜品增加辛辣味。八角种子特别适合与无花果搭配食用。也可尝试将八角磨碎后与咖啡粉混合冲泡饮用，或加在香草酸奶中。同时，八角也很适于烹调鱼类及蔬菜类菜肴。

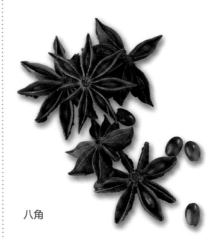

八角

油脂类

 抑制炎症　　　 补充能量　　　 降低胆固醇

　　适量摄入油脂类食品是维持人体健康、保证**能量**以及**代谢**平衡的关键因素。油脂类食品能够帮助人体吸收脂溶性维生素D、维生素E和维生素K，以及能够合成维生素A的类胡萝卜素。人体中多不饱和脂肪酸、单不饱和脂肪酸以及饱和脂肪酸（维生素D的重要合成原料）保持良好的平衡状态能增强**心脏健康**、**抑制炎症**。

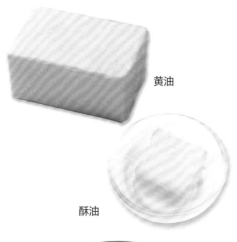

黄油

酥油

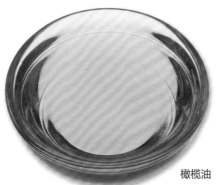

橄榄油

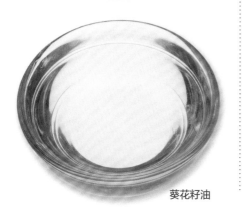

葵花籽油

黄油与起酥油

有哪些益处？

维持能量　黄油与酥油拥有类似的特性——为人体提供能量。两者均含有中链脂肪酸和短链脂肪酸，其中月桂酸具有强效抗菌及抗真菌功效。中链和短链脂肪酸均不会导致心脏疾病，而长链脂肪酸（存在于某些植物油中）则是心脏疾病的诱发因素之一。同时，中链和短链脂肪酸能被人体快速转化为能量，而不易转化为脂肪囤积在体内。另外，黄油中的另外一些健康脂类，如单不饱和脂肪酸，能帮助人体吸收脂溶性营养元素。有机黄油中健康脂类的含量更高。

推荐食用方法

作为烹饪配料　可用适量黄油作为各种酱料及烘焙原料。酥油与黄油在烹饪时的用法相同。

橄榄油

有哪些益处？

降低胆固醇　橄榄油能够提升血液中的"健康"（HDL）胆固醇水平、降低"不健康"（LDL）胆固醇水平，从而预防心脏疾病、维护心脏健康。同时，橄榄油中单不饱和脂肪酸的含量比其他天然油脂更高。这些脂肪酸具有抑制血栓及控制血糖的功效，从而使橄榄油成为预防代谢综合征的良好选择。同时，橄榄油很易被人体消化，对改善胃溃疡有良好的效果。

推荐食用方法

适于各种菜肴　普通过滤的橄榄油发烟点较高，但营养含量较低，适用于烹饪。冷压初榨橄榄油则适用于各类无需加热的菜肴，或用于调制酱汁。橄榄油需储存在凉爽、不会被阳光直射的地方。

葵花籽油

有哪些益处？

降血压　葵花籽油中饱和脂肪酸的含量较低，富含维生素E、维生素D及β-胡萝卜素。自然生长的向日葵籽能压榨出最好的葵花籽油，其单不饱和脂肪酸、ω-9脂肪酸（油酸）的含量更高，能降低血压、提高记忆力并预防癌症。不要选择常规葵花籽油，其单不饱和脂肪酸含量较低且ω-6脂肪酸含量偏高，会促使炎症发生。

推荐食用方法

代替动物脂肪　可代替动物油制作甜品和烹饪菜肴。未精炼的葵花籽油富含营养，适合调制冷餐，而精炼葵花籽油因具有较高的发烟点更适合用于加热烹饪。

亚麻籽油

有哪些益处?

心脏健康 由亚麻籽提取得到的亚麻籽油中含有人体必需脂肪酸α-亚麻酸(ALA),其具有预防心脏病和脑卒中的功效。研究表明,ALA能通过多种方法降低心脏病的发病率,包括抑制炎症和血栓、软化血管以及调节心律失常。亚麻籽油中还含有多不饱和脂肪酸ω-3与ω-6。每日摄入亚麻籽油能缓解干燥综合征导致的眼干等症状。

推荐食用方法

避免加热 亚麻籽油不易保存,需存放在避光的容器中,并避免受热及阳光直射。亚麻籽油加热后不稳定,最好直接使用。可撒在农夫奶酪上食用,或将烤马铃薯内部肉质挖出,与夸克(quark)奶酪和亚麻籽油混合,再填回马铃薯中。也可以加在果汁及思慕雪中,或者用于调制酱汁,如番茄酱、蛋黄酱及沙拉调味汁。

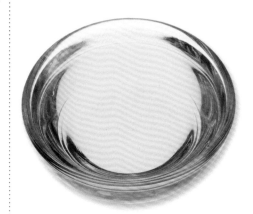

亚麻籽油

麻籽油

有哪些益处?

抑制炎症 麻籽油中人体必需脂肪酸的含量高于其他所有油脂,并且其ω-3、ω-6及ω-9脂肪酸的比例非常完美。从而能维护人体循环系统健康、促进细胞增长并增强免疫系统。其高含量的ω-3脂肪酸非常适合素食人群用于替代鱼类油脂。同时,麻籽油具有抗氧化及抑制炎症的功效,有利于心脏及神经系统健康,并能养颜美容、保护关节。麻籽油

是优质的"大脑食品",能帮助提高记忆力及认知能力,预防痴呆。

推荐食用方法

避免加热 存放在避光容器中,并避免受热及阳光直射。购买时最好选择未经漂白及脱臭处理的麻籽油。另外,麻籽油不适合煎炸或烹制菜肴,最好用于调制冷餐。也可加在果汁、思慕雪、酸奶、农夫奶酪、沙拉调味汁及蒸菜中,或代替黄油搭配面包食用。

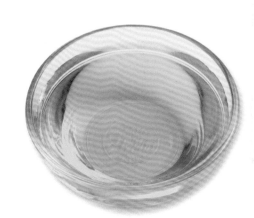

麻籽油

黑种草籽油

有哪些益处?

抑制炎症 研究表明,具有抑制炎症及排毒功效的黑种草籽油能用于改善关节炎及风湿性疾病,并能缓解过敏性鼻炎(花粉症)、湿疹和哮喘症状。同时,黑种草籽油含有的γ-亚麻酸(GLA)能减少糖尿病性神经病变(糖尿病、高血压导致的神经系统损伤)带来的痛苦。另外,黑种草籽油还能提升血液中"健康"(HDL)胆固醇的含量。

推荐食用方法

健康的配料 黑种草籽油能为沙拉调味汁及炒菜增添辛辣的口感。或者与蜂蜜及大蒜混合,用于帮助缓解过敏、止咳及预防感冒和流感。
治疗腹泻:1茶匙黑种草籽油、225毫升益生菌发酵的酸奶,混合均匀后随需饮用。
提升精力的早餐饮品:1杯橙汁中加入1茶匙黑种草籽油,混合均匀后即可饮用。

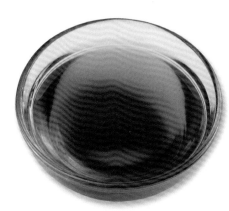

黑种草籽油

| 发酵食品

 增强免疫系统　　 维护肠道有益菌群的生长　 抗癌

　　食物的发酵过程能促进肠道内有益菌群的生长，从而维护**肠道健康**。毫不夸张地说，健康的肠道系统（消化食物、吸收营养成分）是人体保持健康的基础。健康及平衡的肠道菌群能够**预防肠道功能紊乱、肠易激综合征及肠癌**。

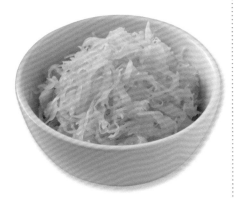

酸菜

酸菜

有哪些益处？

抑制癌细胞　试验结果表明，发酵卷心菜（或酸菜）中的抗氧化成分异硫氰酸酯能抑制癌细胞生长。

促进肠道有益菌群的生长　卷心菜本身就含有益生菌乳酸杆菌，发酵过程更能促进其菌群的生长，从而维护人体肠道菌群平衡，抑制大肠杆菌、沙门菌及念珠菌的生长。同时也能促进消化道系统的整体健康。

推荐食用方法

美味酸菜　酸菜可以代替生菜夹在三明治或百吉饼中食用，也可以搭配肉类及香肠制作菜肴。

酸菜炒饭：米饭中加入1~2汤匙酸菜，炒入适量鸡蛋、香菇、胡萝卜及洋葱，倒入少许酱油和芝麻油，翻炒后即可食用。避免使用经过巴氏杀菌的酸菜，其营养成分含量较低。

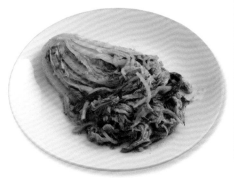

泡菜

泡菜

有哪些益处？

抗癌　韩国泡菜是另一版本的酸菜，由白菜、萝卜、红辣椒、大蒜及盐混合后发酵而成，是韩国的传统菜肴。属于十字花科植物的白菜富含多种营养物质，经过发酵制成泡菜后具有抗癌及维护心脏健康的功效。同时，泡菜中的有益菌能够对抗多种有害细菌，如幽门螺杆菌、志贺菌及单核细胞增生李斯特菌。

推荐食用方法

爽口配菜　泡菜不仅能作为米饭的配菜，还能搭配丹贝、面条、肉类及各种蔬菜，或者与汉堡包、烤肉及烤马铃薯一同食用。

卤水的好处

　　蔬菜可浸泡在卤水中经天然乳酸发酵过程制成酸菜后储存。卤水的环境非常适合有益菌群的生长及活性酶的产生，并能抑制有害菌群繁殖，所以酸菜被赋予了多种健康特性，有益于人体消化道系统健康。但不同于家庭手工酸菜，市面上出售的大部分酸菜在制作过程中加入了过量的加工盐及勾兑醋。这些人工合成添加剂消除了酸菜中的健康成分，同时巴氏杀菌工序杀灭了酸菜中珍贵的活性酶。

酱油

有哪些益处？

维护肠道健康 经发酵制成的酱油含有独特的碳水化合物低聚糖，能促进肠道内有益菌群的生长。尽管酱油含有会升高血压的钠元素，但最近研究表明，酱油在其发酵酿造过程中产生的肽具有降低血压的功效。同时，酱油还富含能保护血管、降低胆固醇的多种抗氧化成分，以及能维持人体代谢平衡的维生素B_3和锰元素。

推荐食用方法

购买品质最佳的酱油 购买时注意选择最适合自己的酱油。如果对小麦过敏，请选择日本酱油。酱油可用于为菜肴调味，或与大蒜和生姜混合调制成腌料，用于腌制丹贝、鱼类或鸡肉。同时，酱油还可代替烹调中盐的使用。注意，购买时尽量避免选择含有味精（MSG）的酱油，过量摄入这种酱油可能会导致头痛及皮疹。

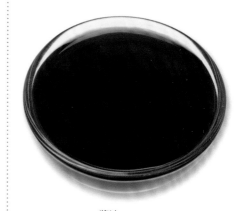

酱油

味噌

有哪些益处？

抗癌 味噌富含抗癌物质大豆异黄酮，能帮助保护心脏健康、调节人体激素平衡。研究表明，女性每日饮用三碗（或以上）味噌汤能降低乳腺癌的发病率。

助消化 味噌是具有强效抗氧化作用的发酵食品，能促进肠道内有益菌群的生长，提高免疫力并促进消化。味噌是由谷物发酵制得的，如大麦、大米或黄豆。同时，味噌还含有所有的人体必需氨基酸。

推荐食用方法

多功能蛋白质 购买时注意选择天然有机、未经巴氏杀菌的味噌酱。发酵时间越长，味噌的颜色越深。在炖菜中加入深色味噌能为菜肴增添优质蛋白质，或将其与水混合调制成碱性精力补充剂。浅色味噌则能代替奶油汤中的牛奶、黄油及盐，或作为腌料使肉类更加鲜嫩。

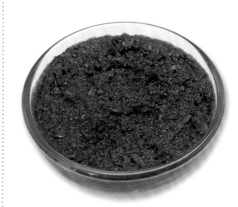

味噌

丹贝

有哪些益处？

富含植物雌激素 含有丰富植物雌激素的丹贝能辅助预防心脏疾病及癌症、维护免疫系统功能及缓解更年期症状。不同于豆腐，丹贝是由煮过的黄豆发酵而成的。发酵过程能提升其抗菌功效，从而能缓解肠胃不适。同时，丹贝还富含膳食纤维，能有效维护消化道健康、清除血液中的多余脂肪，并被证明具有降低"不健康"（LDL）胆固醇、提高"健康"（HDL）胆固醇水平的功效。

推荐食用方法

代替肉类 丹贝因其浓郁、类似坚果的香气而成为代替肉类的良好选择。丹贝能用于烧烤、油煎、蒸煮及腌制，并能用于制作沙拉、三明治以及咖喱。丹贝具有相对中性的风味，能很好地吸收烹饪中各类酱汁的味道。

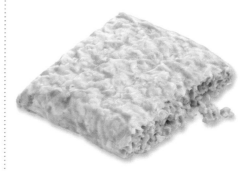

丹贝

肉类

 促进组织再生及修复　　 释放细胞能量　　 美容养颜 增强发质

　　肉类是一种重要的营养来源，其含有的高**生物利用度**（易被人体吸收）蛋白质能修复并**构建人体组织**、**产生能量**，并维护**皮肤及头发健康**。但过量摄入加工肉制品会导致多种健康问题，如心脏疾病和癌症。有机肉类含有更加健康的营养成分，特别是其脂肪的种类更健康。

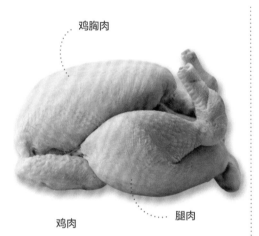

鸡胸肉

鸡肉

腿肉

鸡肉

有哪些益处？

提高免疫力　鸡肉含有的B族维生素能帮助人体产生能量、构建血红细胞以及增强神经系统。鸡肉中有益于心脏的维生素B_3（烟酸）含量非常高。同时，鸡腿肉部分的锌及铁元素含量是鸡胸部分的2倍，具有提高人体免疫力的功效。

但鸡胸肉中钾和磷元素含量更高，有利于骨骼、牙齿及组织的构建。

推荐食用方法

鸡汤　实验结果表明，鸡肉中各种营养成分协同作用能抑制感染和炎症。一碗热热的鸡汤是缓解流感及感冒的最佳药品。

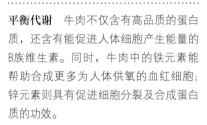

牛腿肉

牛肉

有哪些益处？

平衡代谢　牛肉不仅含有高品质的蛋白质，还含有能促进人体细胞产生能量的B族维生素。同时，牛肉中的铁元素能帮助合成更多为人体供氧的血红细胞；锌元素则具有促进细胞分裂及合成蛋白质的功效。

平衡胆固醇　牛肉中50%的脂肪为硬脂酸（饱和脂肪酸之一），能在人体内转化为单不饱和脂肪酸油酸。油酸是有益于心脏健康的橄榄油的最主要脂肪成分。

推荐食用方法

与绿色蔬菜搭配　牛肉没有鸡胸肉易消化。烹制前将生牛肉用香辛料（百里香、黑胡椒、芥末、洋葱、大蒜或辣根）腌制或按揉能提高其被消化率，并抑制致癌物质杂环胺（红肉经高温加热后的产物）的形成。

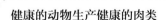

健康的动物生产健康的肉类

　　户外散养或牧场放牧等有机手段饲养的动物，其肉质中脂肪总量较低，但健康脂肪成分（如ω-3脂肪酸）的占比很高，且不容易受到大肠杆菌或其他细菌感染。肉类中含有胆固醇，胆固醇是人体必需的营养元素之一，能辅助人体合成类固醇激素，例如，具有调节血糖、血压以及性激素平衡等功效的各类激素。将肉类与富含抗氧化成分的绿色蔬菜搭配食用，能抑制自由基对胆固醇的破坏（造成心脏疾病的原因之一）。

羊肉

有哪些益处?

维护神经系统健康　羊肉含有丰富的B族维生素,尤其是维生素B_{12}及叶酸,能有效维护中枢神经系统健康并预防心脏疾病、情绪失调以及痴呆症,包括阿尔茨海默症及脑血管性痴呆。羊肉是目前市面销售的肉类中为数不多的通过放牧养殖手段获取的肉类。这种饲养方式使羊肉中胆固醇的含量低于其他肉类,且富含ω-3和ω-6脂肪酸以及共轭亚麻酸。

推荐食用方法

与非淀粉类蔬菜搭配　羊肉富含动物性蛋白质,与非淀粉类蔬菜一同食用能使其更易被人体消化和吸收。适合与羊肉搭配食用的蔬菜有四季豆、西蓝花、羽衣甘蓝和菠菜。

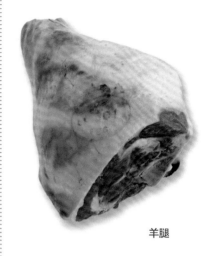

羊腿

猪肉

有哪些益处?

健康脂肪的来源　猪肉中单不饱和脂肪酸及多不饱和脂肪酸的含量高于饱和脂肪酸,这说明猪肉具有辅助降低胆固醇并预防脑卒中和高血压的功效。不同于牛肉和羊肉,猪肉中维生素A的含量较低,但其含有丰富的矿物质锌及铁元素,能调节体内能量释放。同时,猪肉含有B族维生素,特别是维生素B_1、维生素B_2和维生素B_3(硫胺素、核黄素及烟酸),也是人体能量调节及肌肉生长、修复过程中不可或缺的营养元素。

推荐食用方法

购买新鲜猪肉　很多猪肉是以加工肉制品的形式出现在人们的餐桌上。现代研究表明,加工肉制品是导致肠癌的因素之一,所以最好购买新鲜猪肉并自己烹制。猪肉可与其他发酵蔬菜(如泡菜)搭配食用,不仅能助消化,还能促进肠道有益菌群的生长。

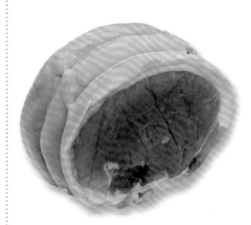

猪后肘

火鸡

有哪些益处?

控制胰岛素分泌　火鸡属于高蛋白动物类食品(包括金枪鱼和蛋白),能调节餐后胰岛素的分泌。火鸡肉中丰富的B族维生素和色氨酸协同作用,能有效控制血糖、镇静安神、改善低血糖和情绪低落,并增强人体免疫力。同时,火鸡肉还含有有助于维护免疫系统及甲状腺功能正常的硒元素。硒也具有抗氧化作用,能抑制自由基对人体的损害。

推荐食用方法

食用腿肉　与鸡肉相同,食用火鸡时尽量选择火鸡腿部的肉。腿肉中含有更多能促进人体代谢功能的铁、锌以及B族维生素。火鸡腿肉可用于制作三明治,或与杧果酱和西洋菜食用。

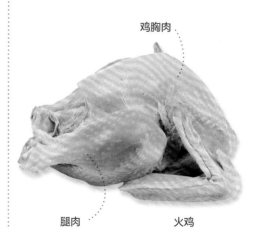

鸡胸肉

腿肉　　火鸡

肉类（续）

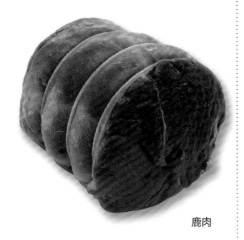

鹿肉

鹿肉

有哪些益处?

促进代谢 鹿肉中脂肪的含量很低。与其他红肉相同，鹿肉含有丰富的蛋白质和铁元素（人体代谢活动的必需元素），但饱和脂肪酸的含量很低。鹿肉还富含钾、磷和锌元素，以及维生素B_1和维生素B_3，能维护人体代谢稳定、构建修复并为体内组织及骨骼排毒。同时，鹿肉也是维生素B_6和维生素B_{12}的优质来源，具有维护心脏及血管健康的功效。

推荐食用方法

强效抗氧化肉类 许多食谱建议鹿肉应被长时间炖煮，但营养价值最佳的是半熟鹿肉。作为一种强效抗氧化肉类，可将干胡椒、辣椒粉、大蒜、洋葱、百里香及磨碎的杜松子混合后抹在生鹿肉上再进行烹制，并与烤甜菜根、甘薯及苹果酱搭配食用。

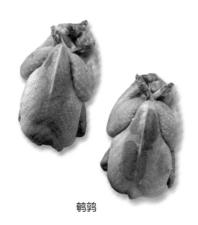

鹌鹑

鹌鹑

有哪些益处?

低脂"能量助推器" 鹌鹑中的脂肪含量比鸡肉低，且蛋白质含量高于鸡肉。这种小型鸟类的肉非常美味、口感微甜，是人体合成能量必需的营养元素铜和铁的优质来源。鹌鹑肉还含有能增强人体免疫系统的多种维生素，如复合维生素B、维生素C、维生素E及维生素K。同时，鹌鹑肉富含能提高体内氧气输送效率的铁元素。鹌鹑肉中的铁与铜元素协同作用，能有效预防贫血，并维护人体关节、皮肤、头发及结缔组织的健康。

推荐食用方法

简单烹饪 购买时注意不要选择集中饲养的鹌鹑，户外散养的鹌鹑营养价值更高。一只鹌鹑能提供85~140克肉，置于烤箱中180℃烤制10分钟，以保留肉质中的水分和营养成分。
鹌鹑肉能快速吸收酱料的味道，为了保存其自身鲜味，腌制鹌鹑时不要加入气味过浓、口味过重的酱料。

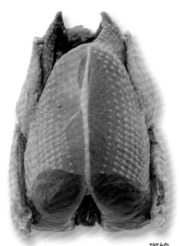

斑鸠

斑鸠

有哪些益处?

增强免疫力 斑鸠是一种野生鸟类。斑鸠肉有着明显的独特味道，并富含能增强人体免疫力的关键微量元素，如铁、锌及硒元素。锌元素对于维护男性前列腺健康有着重要功效。斑鸠肉还含有丰富的磷元素，能维护骨骼健康、修复体内受损组织并平衡激素。同时，斑鸠肉中脂肪的含量比羊肉和鸭肉更低，并且是比牛肉更佳的"血液制造剂"铁元素的来源。

推荐食用方法

快速烹制 斑鸠肉色深红、味道浓郁。适合制作各种派，或直接用红酒酱汁烹制。同鹌鹑一样，斑鸠的烹制时间也不宜过长。可与绿叶蔬菜或扁豆搭配烹饪后食用，或加在沙拉中用黑莓醋调味。

水禽

有哪些益处？

健康的脂肪 鸭肉和鹅肉均属于水禽肉类，对人体代谢有非常好的促进作用。鸭肉及鹅肉均富含B族维生素和铁元素。尤其是鸭肉，其铁元素含量是鸡肉的3倍。尽管水禽肉被认为是脂肪含量较高的肉类，但其脂肪的分布与鸡肉类似，且富含有益心脏健康的单不饱和脂肪酸及多不饱和脂肪酸。鸭肉和鹅肉均是硒元素的良好来源。硒元素作为一种具有抗氧化作用的矿物质，能有效维护人体免疫系统健康。

推荐食用方法

富含多种营养成分 烹饪时可用鸭胸肉代替鸡胸肉，或用鹅肉代替火鸡肉，以获取更多种类的营养元素。另外，鸭油及鹅油加热后依然非常稳定，可在烹饪时代替橄榄油和猪油。

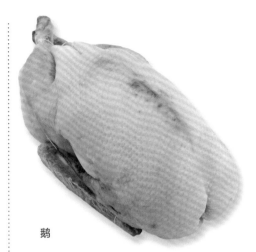

鹅

肝

有哪些益处？

合成血液 肝脏是所有肉类中营养价值最高的部分。所有动物肝脏均富含能合成血液的铁元素及维生素B_{12}。无论是哺乳动物还是鸟类（甚至鱼类），其肝脏均是维生素A和蛋白质的优质来源，具有帮助增强人体免疫力，维护眼睛、皮肤及黏膜健康的功效。牛肝和羊肝在所有动物肝脏中维生素A含量较高，鸡肝则是叶酸的良好来源。有机方式饲养的健康动物，食用其肝脏能全面提升人体健康，例如，维护免疫系统、皮肤、眼睛和肺的健康。

推荐食用方法

经典主菜 注意购买时选择有机肝脏，可烹制馅饼或作为主菜食用。肝脏最经典的做法是：将肝脏在柠檬汁中浸泡1~2小时以去除脏物和腥味。轻微油煎，使肝脏外表煎熟但中间保持粉色，最后盛放在炒洋葱上即可。

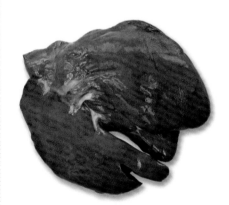

猪肝

肾

有哪些益处？

富含多种抗氧化成分 这里说的肾一般指牛或羊的肾脏。肾脏富含的抗氧化矿物质硒具有预防心脏疾病及癌症的功效，同时还含有促进肌肤健康的维生素A，以及丰富的B族维生素、铁和锌元素。肾中的锌和硒元素有助于维护男性生育力及前列腺健康，而铁元素则能为生理期的女性补充因月经而流失的铁元素。

推荐食用方法

烹制炖菜 肾能丰富牛肉和羊肉的菜肴。烹制前，将肾浸泡在柠檬汁或料水中1~2小时以去除肾中的氨元素并提升口感。肾脏可与蘑菇一同煎炒或烧烤食用。

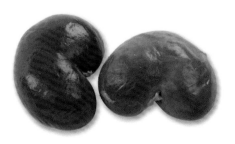

肾

多脂鱼类

 保护心血管健康   维护神经系统健康   润滑关节   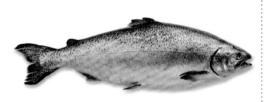 促进代谢

与普通白肉鱼类不同，多脂鱼类中，有益于**心脏健康**的脂肪成分集中在鱼肉中而非鱼的肝脏。多脂鱼肉含有非常丰富的ω-3脂肪酸，能有效维护**心血管**及**神经系统**健康。同时，其还富含脂溶性维生素A、维生素D、维生素E和维生素K，能保护骨骼、关节、肌肉、皮肤以及眼睛，并能维持人体代谢平衡。

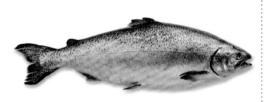

鲑鱼

鲑鱼

有哪些益处？

延缓衰老　鲑鱼富含的ω-3脂肪酸——二十碳五烯酸（EPA）和二十二碳六烯酸（DHA），能与其丰富的硒元素协同作用，从而降低血压、减少血液中的"不健康"（LDL）胆固醇含量、抑制炎症并降低心脏疾病和癌症的发病率。还具有保护眼睛、关节和大脑，预防痴呆症及

神经退化等作用。同时，会诱发炎症的ω-6脂肪酸在鲑鱼肉中含量较低（在现代饮食中往往会过量摄入）。

推荐食用方法

野生鲑鱼　人工饲养的鲑鱼体内往往会残留化学药物成分，因此购买时请选择野生或有机鲑鱼。将鲑鱼高温快速烧烤以保留其富含的多种营养成分。

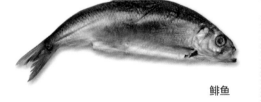

鲱鱼

鲱鱼

有哪些益处？

心脏健康　鲱鱼是EPA和DHA的优质来源，能够降低血压、减少血液中甘油三酯（脂肪沉积物）含量、抑制炎症并预防心脏疾病和中风。鲱鱼还含有能维护骨骼健康的维生素D、钙和磷元素，以

及辅助合成细胞能量的维生素B$_{12}$。

推荐食用方法

美味小食　美味的烟熏鲱鱼能用在日常任何一餐中。香料醋渍鲱鱼卷，又称腌鲱鱼，可根据个人口味搭配醋及新鲜面包食用，或切成小块加在沙拉中。

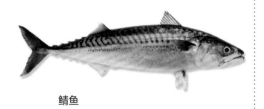

鲭鱼

鲭鱼

有哪些益处？

延缓衰老　鲭鱼含有多种营养成分，包括复合维生素B、维生素A、维生素C、维生素D、维生素E和维生素K，以及钙、钾、硒和镁元素。食用鲭鱼能维持人体代谢平衡，降低血糖和胆固醇，维护心脏、骨骼、牙齿、神经系统以及肌肉健康。同时，鲭鱼还富含能抑制炎症的ω-3脂肪酸，从而维护血管弹性，缓解关节肿胀疼

痛、关节僵硬及关节炎。

推荐食用方法

健康菜肴　热食：鲭鱼可与芦笋搭配，加热后置于面条上并用味噌和生姜调味。冷食：熟鲭鱼冷却后置于扁豆芽上即可食用。或用其他种类的豆芽、核桃或韭菜代替扁豆芽。
鱼饼：鲭鱼和洋葱苗、利马豆、芥末、西芹以及少许鸡蛋混合，放入搅拌机中搅拌均匀，即可用来制作鲭鱼饼。

沙丁鱼

有哪些益处？

降低胆固醇 沙丁鱼是ω-3脂肪酸EPA和DHA含量最丰富的鱼类之一。研究证明，经常食用沙丁鱼有助于降低血液中"不健康"（LDL）胆固醇。同时，沙丁鱼还是维生素B_{12}和维生素D的优质来源，对于维护骨骼健康、增强身体钙质吸收有良好的功效。

推荐食用方法

快捷小食 沙丁鱼罐头是一款方便又有营养的配餐食品，可以搭配烤面包或意大利面食用。新鲜沙丁鱼适用于烘焙或烧烤。尽量缩短烹制时间有助于保留沙丁鱼中的多种营养成分。

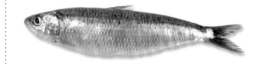

沙丁鱼

鳟鱼

有哪些益处？

蛋白质的优质来源 鳟鱼的脂肪含量比其他鱼类都低，但其仍含有丰富的ω-3脂肪酸，并且是蛋白质、钾、磷、维生素B_{12}以及铁元素的优质来源，能保护心脏并强健骨骼。同大多数多脂鱼类相似，半油性的鳟鱼含有胆固醇，是合成维生素D及某些对人体至关重要的激素的必需原料，包括性激素睾酮、孕酮和雌激素。

推荐食用方法

风味佳肴 鳟鱼等多脂鱼类与豆类一同食用时，能提高豆类中铁元素的吸收率。或将柠檬、杏仁、干香草碎、大蒜与橄榄油混合制成料汁撒在鳟鱼上，高温烧烤即可食用。

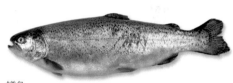

鳟鱼

黑鲈（海鲈鱼）

有哪些益处？

增强免疫力 黑鲈不仅是优质蛋白质的良好来源，还含有非常丰富的维生素A、维生素D、维生素E以及ω-3脂肪酸，具有抑制炎症、增强人体免疫力、预防退行性疾病及癌症的功效。同时，黑鲈富含磷、钾、钙、镁、锌和硒元素。作为一种半多脂鱼类，其脂肪成分的比例非常好，并且脂肪总含量低于其他多脂鱼类。所以黑鲈是控制脂肪摄入、减肥轻体的良好选择。

推荐食用方法

低脂选择 黑鲈简单烧烤即可食用，并可烤制多种口味。
经典口味：用柠檬和大蒜调味。
辛辣口味：用生姜、辣椒及洋葱苗调味。

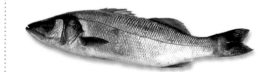

黑鲈（海鲈鱼）

金枪鱼

有哪些益处？

心脏健康 与鳟鱼和黑鲈相同，金枪鱼也是一种半多脂鱼类。金枪鱼是蛋白质的优质来源，富含硒、镁、钾元素和ω-3脂肪酸。同时还含有B族维生素：烟酸、维生素B_1、维生素B_6以及叶酸，B族维生素有助于降低导致动脉粥样硬化的同型半胱氨酸的水平。

推荐食用方法

选择小型金枪鱼种类 金枪鱼常含有毒素汞，小型金枪鱼（如鲣鱼）是最安全的食用选择。但无论任何种类的金枪鱼，其食用频率最好控制在每周一次。酱油和芥末是搭配烤金枪鱼的完美蘸料。

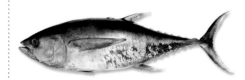

金枪鱼

其他食物

水藻类

 抑制感染　　　 促进肠道内有益菌群生长　　　 保护肝脏

　　水藻属于水生类植物，在亚洲饮食文化中被认为是一类美味的食材。水藻含有丰富的**营养**和多种**抗氧化成分**，如β-胡萝卜素、玉米黄质、**硒、铁以及维生素C、维生素E和B族维生素**。同时还富含有助于**抑制感染**的**蛋白质**和**氨基酸**，以及能促进肠道内**有益菌群**生长和清除体内**毒素**的**纤维素**。

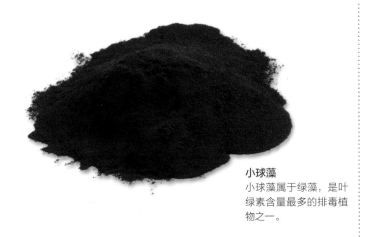

小球藻
小球藻属于绿藻，是叶绿素含量最多的排毒植物之一。

螺旋藻
螺旋藻是目前使用最普遍的蓝绿色藻类，且是β-胡萝卜素和多种氨基酸的优质来源。

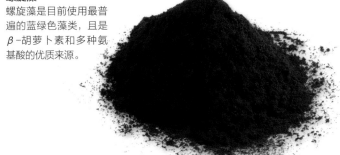

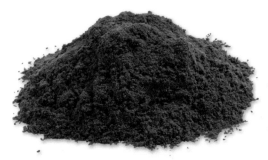

水华束丝藻（AFA）
水华束丝藻是在美国俄勒冈州上克拉马斯湖（Klamath Lake）发现的一种特殊蓝绿色藻类。水华束丝藻含有的苯乙胺（PEA）能帮助稳定情绪、提高脑力。

有哪些益处？

增强免疫力　小球藻含有的"小球藻生长因子"（CGF）能增强人体免疫力并刺激组织修复。实验研究表明，蓝绿色藻类能抑制引起疱疹、艾滋病及流感的病毒，但其在人体中的作用效果尚需证据支持。

益生元　水藻能促进肠道内有益菌群的生长，是使用抗生素后恢复身体健康的良好选择。抗生素不仅会杀灭肠道中的有害菌，也会杀死大量有益菌。

排毒　水藻能维护肝脏健康，并具有通便功效。蓝绿色藻类能保护肝脏远离毒素损伤。研究表明，小球藻能清除体内重金属（如镉和汞）、农药残留及工业污染物。

抗氧化　绿色及蓝绿色藻类有助于抑制炎症和自由基造成的器官及组织损伤。

怎么吃更健康？

干燥水藻　新鲜水藻不易保存，所以市面销售的一般为干燥粉状水藻补充剂（或保健品）。自然生长的水藻极易因水质污染而吸收大量有害物质，反而对人体健康有害。因此，目前大部分水藻由人工养殖而非野生采集。

小剂量使用　现代干燥工序会将水藻中的大量营养成分浓缩在一起，因此少许水藻干粉就能提供充足的营养。过量摄入水藻有可能导致胃部不适或胃痉挛。

推荐食用方法

沙拉调味汁　将1~2茶匙水藻粉加入油醋调味汁中，能提升沙拉的营养及风味。

健康保健品　干燥水藻口感柔和且用途非常广泛，可加在各种汤、炒菜、调味汁、思慕雪、鳄梨酱和蔬菜汁中。

海草类

 减肥轻体　　　　 排毒　　　　 预防心脏疾病和脑卒中　　　　缓解压力

　　每种海草都有独特的味道和纹理，但均具有相似的营养价值。例如，海草富含的**蛋白质**和**碘元素**是人体**代谢**的必需物质；丰富的**纤维素**和**叶绿素**能排出体内毒素；镁元素能维护**心脏健康**，钾元素则具有**保护血管**、镇静情绪并缓解**压力**的功效。

有哪些益处?

维护人体代谢　海草中丰富的碘元素能维护甲状腺功能，从而具有稳定细胞代谢、控制体重的功效。棕色类海草（如海带和裙带菜）含有抗氧化成分类胡萝卜素（岩藻黄质），有助于增强胰岛素抗性及加速脂肪代谢。

排毒　海草中具有排毒作用的叶绿素和胶质纤维能规律肠蠕动，绑定并清除体内的毒素和脂肪。

心脏健康　海草中丰富的镁元素有助于降低血压，叶酸则能够分解同型半胱氨酸（导致心脏疾病及脑卒中的风险因素之一）。

缓解压力　海草中的镁元素、泛酸及核黄素能维护肾上腺健康，而肾上腺在人体应对压力时扮演着重要角色。没有海草中各类营养成分的参与，人体长期处于压力下会导致肾上腺素升高，从而引起慢性疲劳、免疫力降低及情绪失控。

怎么吃更健康?

新鲜或干燥海草均可食用　干燥工序并不会损失海草的营养价值。如果购买了新鲜海草，请确认冲洗干净后再食用。

植物性蛋白质　如果是素食者或是想减少日常饮食中动物性蛋白质的摄入，那么海草是补充植物蛋白的优秀选择。

推荐食用方法

提升菜肴风味　使用海草粉代替食盐能使菜肴汤汁浓稠并增添特殊的风味，也可加在各种汤（如肉汤或味噌汤）中来补充蛋白质及多种维生素。

制作面包　为了平衡血糖并增加面包的蛋白质含量，制作面包时可将一半面粉替换为海草粉。和面时注意使用清水而非牛奶，加入1汤匙油或黄油，无需加盐。

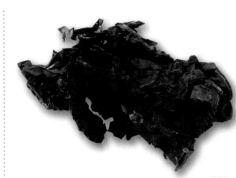

掌状红皮藻
掌状红皮藻富含蛋白质和人体必需的全部微量元素，以及 β-胡萝卜素、维生素C、维生素E和B族维生素。

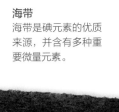

海带
海带是碘元素的优质来源，并含有多种重要微量元素。

紫菜（海苔）
紫菜的蛋白质含量特别丰富，干紫菜重量的50%是由蛋白质构成的。同时其纤维素含量可与菠菜媲美。

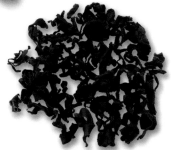

裙带菜
富含镁元素，有助于维护心脏功能并具有利尿功效。

芦荟

 抗病毒　　　　 缓解支气管炎　　　　 平衡肠道菌群

　　芦荟剑形的叶片含有清澈的黏性凝胶。这种凝胶具有**抗菌排毒**以及**抑制炎症**的功效，内用外敷均可，常用于**缓解呼吸道疾病**和**消化不良**。芦荟能**提高免疫力**、富含维生素C、维生素E和B族维生素、多种矿物质及**抗氧化成分**β-胡萝卜素。在某些亚洲国家和地区，芦荟叶常用于烹饪或生食。

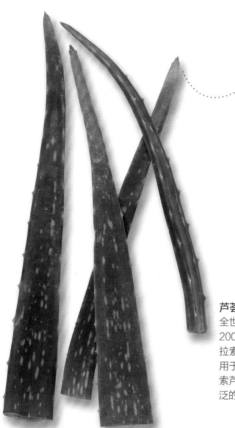

芦荟叶
芦荟中的抗病毒物质被证实能提高艾滋病（HIV）药物的疗效。

芦荟
全世界芦荟的品种已超过200种，但只有两种（库拉索芦荟和木立芦荟）被用于商业种植。其中库拉索芦荟是世界上使用最广泛的芦荟品种。

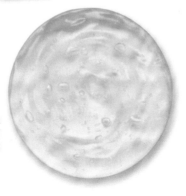

纯芦荟胶
未加工的芦荟胶含有强效利尿成分芦荟素，而加工后的芦荟汁中芦荟素含量很低。

有哪些益处？

提高免疫力　芦荟含有一种刺激免疫力及抗病毒的物质——乙酰化甘露聚糖。这种物质能抑制疱疹，并能与传统药物协同作用治疗艾滋病。

改善呼吸道系统　芦荟能缓解咳嗽及支气管哮喘。同时其消炎功效能帮助改善感冒和咽喉疼痛。

助消化　芦荟有助于平衡肠道菌群，可用于改善肠易激综合征。同时，芦荟还具有润肠通便功效，被誉为消化道系统的"杀虫剂"。

抑制炎症　芦荟能阻断组织胺的形成，所以常用于缓解过敏症状。芦荟含有的天然水杨酸（阿司匹林的基本成分）能缓解全身疼痛及关节炎等症状。另外，芦荟还可作为漱口液治疗各种口腔问题，如牙龈炎。

怎么吃更健康？

盆栽芦荟　芦荟植物很容易栽培，但其不喜欢寒冷的天气。可将芦荟种在花盆中，冬季寒冷时搬至室内。

芦荟胶　芦荟对于小伤口有非常好的治疗效果。如果临时找不到新鲜芦荟，可购买100%纯度的芦荟产品或纯芦荟胶涂抹在伤口上。注意，使用新鲜芦荟时不要选择消瘦发软的叶子。

推荐食用方法

新鲜芦荟汁　1片芦荟叶（长度20~30厘米）切成小段并去皮，挖出内部透明的胶质部分。放入食品处理器或搅拌机中，倒入240毫升苹果汁，通电搅拌均匀后尽快饮用。

综合健康果汁　芦荟汁能与苹果汁、黄瓜汁搭配，或与新鲜菠萝汁、椰子汁混合调制成美味又健康的综合蔬果汁。

小麦草

 排毒 促进血红细胞合成 增强肠道健康

　　小麦草是小麦的嫩芽，其70%成分为**叶绿素**。具有增强**免疫系统**、排出血液及组织**毒素**、促进**消化**的功效，并且**不含麸质**。不同于其他小麦产品，小麦草富含维生素C、维生素E和B族维生素、β-**胡萝卜素**、钙、镁、钾、铁、天然活性酶以及多种氨基酸。

有哪些益处？

排毒　叶绿素具有排毒功效。叶绿素可与其他植物性营养素协同作用成为一种天然的螯合剂（清除体内重金属的药剂）。另外，小麦草汁被证明能够帮助清除女性乳腺癌患者化疗后血液中的毒副产物。另有证据表明，叶绿素能清除肝脏毒素，维护肝脏健康。

血液合成　小麦草中的维生素C及叶酸能改善因缺乏这些营养元素而导致的贫血。其丰富的叶绿素有助于促进健康血红细胞的合成。研究表明，小麦草能降低地中海贫血患者（一种血红蛋白形态异常的遗传性疾病）对输血的需求。

助消化　小麦草汁含有多种营养元素，但纤维素含量较低，很适合作为溃疡性结肠炎患者的营养补充剂。同时有证据表明，每日摄入小麦草汁能缓解溃疡性结肠炎的某些症状。

心脏健康　动物测试表明，小麦草汁能降低总胆固醇及血液中的其他脂肪成分（如甘油三酯），同时能明显减少血液中的"不健康"（LDL）胆固醇。

怎么吃更健康？

清洗干净　小麦草在潮湿的环境中发芽，因此很容易受到霉菌的污染。榨汁前请确保已全部清洗干净。

单独食用　小麦草不需要与其他菜肴搭配食用，饭前一小时空腹食用即可。

推荐食用方法

小麦草芽　食用小麦草芽时可搭配一片橙子，以提高小麦草芽中矿物质的吸收率。

小麦草粉　相对于新鲜小麦草来说，干燥小麦草粉的使用方法更加方便快捷，是一个更好的选择。

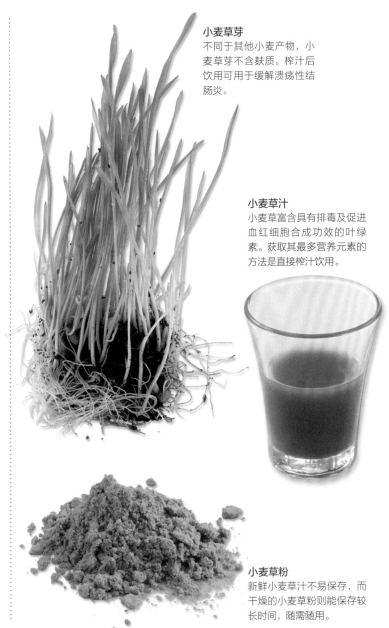

小麦草芽
不同于其他小麦产物，小麦草芽不含麸质。榨汁后饮用可用于缓解溃疡性结肠炎。

小麦草汁
小麦草富含具有排毒及促进血红细胞合成功效的叶绿素。获取其最多营养元素的方法是直接榨汁饮用。

小麦草粉
新鲜小麦草汁不易保存，而干燥的小麦草粉则能保存较长时间，随需随用。

蜂蜜

 缓解溃疡　　 预防呼吸道感染　　 加速伤口愈合　　 缓解季节性过敏

尽管蜂蜜大部分由糖类和水构成，但其也具有多种药用功效，包括加速**皮肤伤口愈合**及缓解**溃疡**。蜂蜜含有多种营养元素，如**维生素C、维生素D、维生素E、维生素K和B族维生素**，以及 β -胡萝卜素、各种矿物质、活性酶和植物油脂。同时蜂蜜也是**天然的抗生素**和**抗氧化剂**，能有效预防**呼吸道感染**。

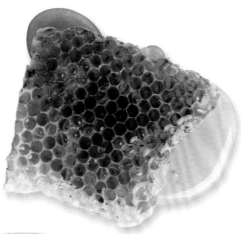

蜂巢
新鲜蜂蜜是由蜂巢提取的（未经灭菌或巴氏消毒），其含有的多种维生素及活性酶未被破坏。

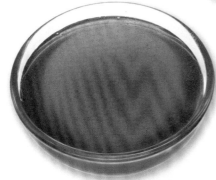

麦卢卡蜂蜜
麦卢卡（manuka，原产于新西兰的一种野生灌木）蜂蜜具有著名的抗菌功效。其具有的抗菌物质被命名为麦卢卡树独特因子（UMF）。麦卢卡蜂蜜UMF的数值在10（及以上）即被认为品质非常优秀。

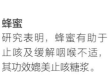

蜂蜜
研究表明，蜂蜜有助于止咳及缓解咽喉不适，其功效媲美止咳糖浆。

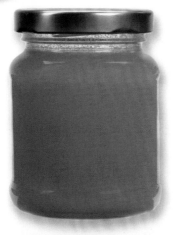

有哪些益处？

缓解溃疡　蜂蜜中的抗氧化成分有助于改善溃疡性结肠炎的症状。除了过氧化氢外，麦卢卡蜂蜜还含有独特的抗菌物质，能有效抑制导致胃溃疡的幽门螺杆菌的生长。

预防呼吸道感染　蜂蜜的功效能媲美止咳剂苯海拉明，并能改善儿童的睡眠质量。多种植物蜂蜜被证明具有止咳功效，如荞麦、桉树、柑橘以及唇形科（薄荷科）植物等。另外，具有抗菌功效的麦卢卡蜂蜜是缓解感冒的不错选择，对成人及儿童均适用。

抗菌剂　科学试验结果表明，蜂蜜中的过氧化氢是其能抑制细菌繁殖的原因之一。将蜂蜜用于皮肤局部，能加速伤口愈合。

抗过敏　未过滤的蜂蜜中含有大量花粉，可用于缓解季节性过敏症状。

怎么吃更健康？

购买深色蜂蜜　尽量选择颜色最深的蜂蜜，颜色越深，其含有的营养成分越多。荞麦蜜、鳄梨蜜、山艾蜜以及山茱萸蜜都是理想的购买选择。

谨防假冒及劣质蜂蜜　未经高温消毒及未经过滤的蜂蜜中营养物质含量最多。避免购买超净化蜂蜜，这种蜂蜜过滤掉了具备药用功效的花粉。同时谨防便宜的假冒蜂蜜（往往颜色很浅并装在可挤压的瓶子中），假冒蜂蜜对人体没有任何药用效果和益处。

小心存放　为了保存蜂蜜的营养和药用价值，需在室温下储存并避免阳光直射。

推荐食用方法

止咳糖浆　1汤匙蜂蜜、少许柠檬汁和（或）新鲜生姜混合均匀即可。这种止咳糖浆既能温和止咳，又能补充人体所需的维生素C。

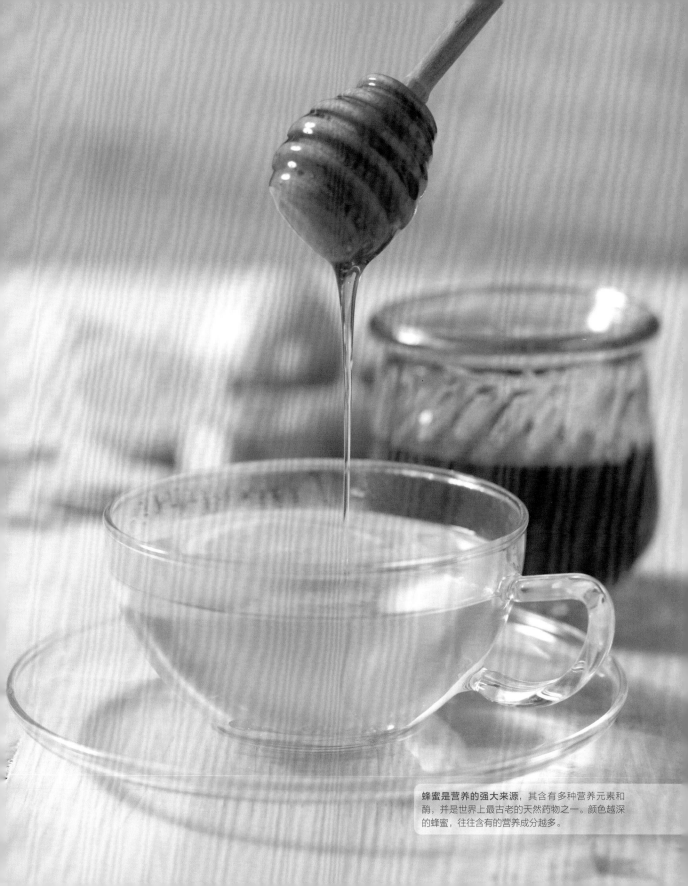

蜂蜜是营养的强大来源，其含有多种营养元素和酶，并是世界上最古老的天然药物之一。颜色越深的蜂蜜，往往含有的营养成分越多。

甜叶菊

 平衡血糖　　　 抑制细菌和病毒　　　 维护心脏及血管健康　　　 助消化

甜叶菊原产于南美，以其具有天然的甜味和药用价值著称。甜叶菊的叶子含有两种"苷"分子：甜菊糖苷和莱鲍迪苷，其甜度是精炼糖的300多倍，且不含热量、不会使血糖升高或引发龋齿。现代技术已经能将这些苷成分提取为粉末或液体。

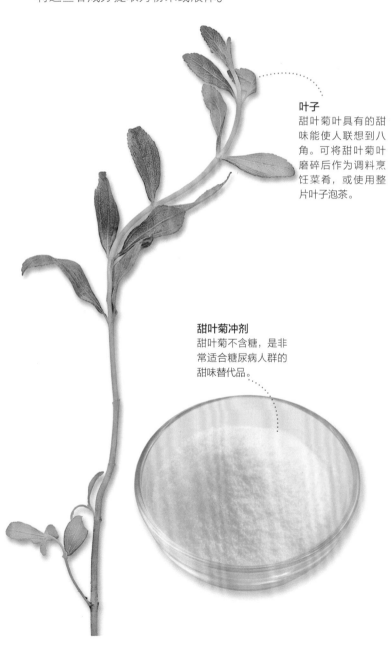

叶子
甜叶菊叶具有的甜味能使人联想到八角。可将甜叶菊叶磨碎后作为调料烹饪菜肴，或使用整片叶子泡茶。

甜叶菊冲剂
甜叶菊不含糖，是非常适合糖尿病人群的甜味替代品。

有哪些益处？

抗糖尿病　研究表明，对于某些人群，甜叶菊中的两种苷成分能提高胰岛素敏感度并抑制餐后血糖快速上升。

增强免疫力　甜叶菊能抑制细菌和其他传染性微生物的生长及繁殖。研究表明，其能有效抑制变形链球菌、铜绿假单胞菌以及普通变形杆菌。同时，甜叶菊还可作为抑菌漱口液，经常使用能有效降低龋齿的发生率。

心脏健康　甜叶菊中的化学复合物甜菊糖苷被证实是一种能维护心脏及血管健康的活性成分。

助消化　甜叶菊具有促进消化、维护消化道系统健康的功效。

怎么吃更健康？

避免添加剂　购买少加或不加添加剂的甜叶菊产品。目前市面上的大多数食品含有甜味剂麦芽糊精或赤藓糖醇，以及膨松剂和防结块剂。甜叶菊产品在日常生活中可以适量代替（但不能全部代替）精炼糖。

新鲜叶子　将新鲜甜叶菊叶泡水或加入草药茶中，能为饮品增添淡淡的甜味。

推荐食用方法

甜叶菊水　将60克新鲜切碎的甜叶菊叶放入240毫升热水中浸泡24小时。倒入干净的罐子或瓶子中，置于冰箱内冷却。随需随用，也可加在各种饮品中为其增加甜味。保存期限为1个月。

甜叶菊粉　用杵和臼、咖啡研磨机或搅拌机将干燥的甜叶菊叶磨碎成粉，保存在干净的容器中。可用于制作烘焙食品或为其他菜肴增加甜味。

枫糖浆

 保护前列腺健康　　 释放细胞能量　　 抗癌　　软化血管

　　这种天然的甜味剂被认为能够**补充能量**，是一种健康的精炼糖替代品。近期研究发现，枫糖浆富含具有**抗癌、抗菌**以及**抑制糖尿病**功效的**酚类化合物**，还含有能保护**心脏健康**、提高**男性生育力**的锰和锌元素。另外，枫糖浆中钙元素含量是蜂蜜的15倍，并且钠元素含量低于蜂蜜。

有哪些益处?

男性健康　枫糖浆中的锌元素有助于提高男性生育力并帮助预防前列腺肥大。其丰富的锰元素也能促进性激素分泌（对男女均有效果）。

持续释放能量　锰元素是人体细胞合成能量、脂肪酸和胆固醇的必需元素。锌元素则能促进细胞代谢及合成蛋白质。

心脏健康　枫糖浆中的锌元素具有抗氧化的作用，能降低自由基对血管壁的损害并预防动脉粥样硬化。

控制血糖平衡　枫糖浆中的抗氧化成分多酚类化合物与植物激素脱落酸协同作用，能增强人体对胰岛素的敏感度。

怎么吃更健康?

有机枫糖浆　购买纯度高的有机枫糖浆，廉价产品很可能是在玉米糖浆中加入了枫糖浆香料调制而成的。

不同颜色的枫糖浆　颜色较浅的枫糖浆香味柔和，适合与麦片和咖啡搭配；颜色较深的枫糖浆可用于制作烘焙食品、腌料及酱汁。

推荐食用方法

直接加入菜肴中　可将枫糖浆加在粥或腌料（适合与生姜和酱油搭配）中，也可以直接淋在西蓝花上或与马铃薯泥混合食用。

排毒饮品　一日排毒饮料：将200毫升枫糖浆、3个小柠檬（取汁）、2茶匙卡宴辣椒粉以及2升纯净水混合均匀，根据需要随时饮用。

枫糖浆
4汤匙枫糖浆中抗氧化成分的含量与一个西蓝花或香蕉相同。

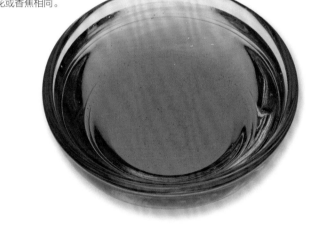

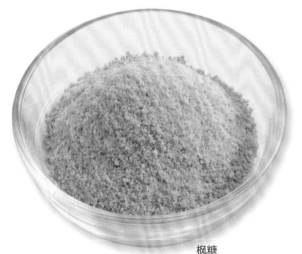

枫糖
制作枫糖时，糖槭树汁的熬制时间比制作枫糖浆更长。枫糖的甜度是精炼糖的近两倍，且比精炼糖保留了更多矿物质。

黑糖

 释放细胞能量　　 强健骨骼及牙齿　　 促进血红细胞合成　　 缓解痛经

不同于精炼糖、玉米糖浆以及人工甜味剂（不含任何营养且会带来某些健康问题），这种甘蔗炼制精炼糖时生产出的黏稠棕黑色糖，富含能**构建骨骼**的钙元素、**补血**的铁元素、缓解**肌肉抽筋**的钾元素以及提高人体**代谢**和增强**神经系统**的B族维生素。

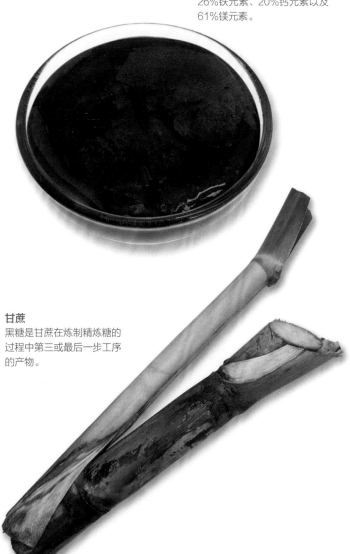

黑糖
1汤匙黑糖含有人体每日所需近26%铁元素、20%钙元素以及61%镁元素。

甘蔗
黑糖是甘蔗在炼制精炼糖的过程中第三或最后一步工序的产物。

有哪些益处？

释放能量　黑糖同精炼糖一样，能为人体快速补充能量。但又不同于精炼糖，黑糖含有多种营养成分，包括硒、锰、吡哆醇（维生素B$_6$）以及胆碱。

强健骨骼　黑糖是钙元素的优质来源，具有维护骨骼及牙齿健康的功效。钙元素还能保持肠道健康、稳定心率并增强神经系统功能。

心脏健康　黑糖中的胆碱能帮助维护神经系统功能、增强人体细胞膜韧性并抑制同型半胱氨酸的合成（导致心脏疾病和骨质疏松的因素之一）。铁元素则有助于合成血红细胞，从而提高对人体各组织器官的供氧率，同时是细胞生产能量和代谢的必需元素。

女性健康　黑糖能缓解经期不适。每日摄取2～3茶匙黑糖能补充经期流失的铁元素。

怎么吃更健康？

补铁　黑糖是一种非常好的补铁食品，同时特别适合为便秘人群补铁。

早晨能量剂　黑糖能快速补充人体能量并具有天然的润肠通便功效，所以以最好在清晨空腹摄入。

选择不含硫化物的黑糖　纯正的黑糖不需要使用硫化物作为防腐剂。如果成分表中有硫化物，则证明其是劣质产品且营养价值不高。

推荐食用方法

烹调使用　黑糖能为烘焙食品（如姜饼）带来美妙的香气。同时可用于烹制焗豆和调制烧烤酱。

黑糖姜茶　将1茶匙黑糖加在姜茶中饮用，能缓解痛经及腹部不适。

巧克力

 降低心脏疾病和中风发病率　 抑制自由基损伤　 止咳　　缓解胃部不适

　　科学研究表明，巧克力对人体可能具有一些有趣的功效，例如提高**免疫力**、延长**寿命**以及在剧烈运动后**快速恢复体能**。黑巧克力不含有害健康的添加剂，且糖分含量很低，能够降低患**癌症**和**脑卒中**的风险，并且其**降血压**功效可以和某些高抗氧化性的水果和蔬菜媲美。

有哪些益处？

心脏健康　适量食用巧克力能够降低血液黏稠度、保护心脏，其功效类似于服用小剂量的阿司匹林。同时，巧克力含有的黄烷醇能维护血管健康、降低血压和胆固醇。

增强免疫力　巧克力中抗氧化成分的含量与等量葡萄酒中抗氧化物质的含量相同。这些抗氧化成分能够增强体内各种抗体及T细胞（血液中能开启免疫反应的细胞）的反应力，从而全面提升人体的免疫力。同时，其还能抑制微生物对肠道壁的入侵。

止咳　可可中含有具有兴奋作用的可可碱，被证实其缓解咽喉不适的效果比可待因（传统止咳药物）更好。

助消化　研究表明，黑巧克力含有能缓解胃肠道不适的成分。

怎么吃更健康？

购买有机巧克力　一般情况下，种植可可时至少会使用30种农药，因而购买时建议选择有机巧克力。

选择黑巧克力　为了获取更高的抗氧化效果，购买时选择半糖巧克力或者黑巧克力（可可含量至少70%以上，并且含糖量尽量最低）。普通的牛奶巧克力中抗氧化成分含量非常低。

适量摄取　小剂量摄取高品质的巧克力比食用高度加工的巧克力制品更加有益健康。避免选择含有氢化植物油或部分氢化植物油的巧克力制品。

推荐食用方法

可可粗粒　可可粗粒的加工工序很少，能保留可可豆的全部营养成分。可直接食用或加在水果沙拉中，也可用于烘焙。

热巧克力　牛奶会抑制人体对可可中多酚类化合物的吸收。因此，可以像调制意大利浓咖啡一样，将2汤匙优质可可粉用热水调制成热巧克力饮用。

可可粉
不含糖可可粉中的抗氧化成分多酚类化合物的含量是加工后黑巧克力的2倍，是牛奶巧克力的4倍（白巧克力不含抗氧化成分）。

可可豆
可可豆及可可制品中发现的两种抗氧化成分（儿茶素及表儿茶素）与在绿茶中发现的具有抗癌作用的成分相同。

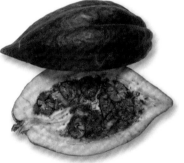

可可粗粒
可可粗粒是可可豆经干燥、烘焙及压碎等工序之后的产物，可用于制作巧克力。与可可粉相同，可可粗粒也含有丰富的抗氧化物质。

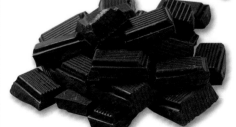

黑巧克力
研究表明，经常食用适量的黑巧克力能降低心脏疾病和脑卒中的发病率。

奶类

 软化血管　　　 调节睡眠周期　　　 预防代谢综合征

　　尽管被一些人诽谤中伤，但证据表明奶类是一类非常健康的饮品。其含有的**钙元素**和**维生素D**能促进人体**消耗热量**、控制**体重稳定**。同时，奶中的健康脂类成分有助于**降低血压**。未加工有机奶中的**健康脂类成分**和人体**必需营养成分**通常高于普通奶，是对身体更有益的选择。

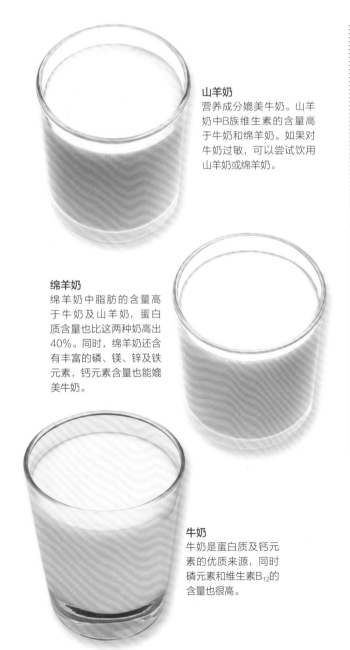

山羊奶
营养成分媲美牛奶。山羊奶中B族维生素的含量高于牛奶和绵羊奶。如果对牛奶过敏，可以尝试饮用山羊奶或绵羊奶。

绵羊奶
绵羊奶中脂肪的含量高于牛奶及山羊奶，蛋白质含量也比这两种奶高出40%。同时，绵羊奶还含有丰富的磷、镁、锌及铁元素，钙元素含量也能媲美牛奶。

牛奶
牛奶是蛋白质及钙元素的优质来源，同时磷元素和维生素B_{12}的含量也很高。

有哪些益处？

心脏健康　奶类中的钙元素有助于软化血管，从而预防高血压。山羊奶和绵羊奶含有健康的脂类成分癸酸，能提高"健康"（HDL）胆固醇水平。同时，另一种健康脂类棕榈酸能降低胰岛素的耐药性、预防糖尿病。

镇静安神　奶类是B族维生素（特别是维生素B_{12}）的优质来源，有助于维护大脑和神经系统功能、促进细胞代谢并能调节睡眠周期。

平衡代谢　奶类能有效预防代谢综合征（导致糖尿病和心脏疾病的危险因素之一）及某些癌症。

控制体重　奶类中的维生素B_3（烟酸）有助于维持体重稳定并加快热量消耗。同时，其含有的钙元素也能加速脂肪代谢。

怎么吃更健康？

补充健康脂肪　奶类中一半脂肪为饱和脂肪，另一半均为健康的脂类成分，如油酸（也存在于橄榄油中）、棕榈酸以及共轭亚油酸（CLA）。绵羊奶和牛奶均是CLA的优质来源。

购买有机奶　草饲牛出产的牛奶含有CLA。实验表明，CLA能杀死皮肤癌、结肠癌及乳腺癌细胞。同时，其还有助于降低"不健康"胆固醇的含量、预防动脉粥样硬化。

推荐食用方法

购买全脂奶　全脂奶中脂肪的含量仅占4%，如果去掉脂肪，那么奶中的脂溶性维生素A、维生素D、维生素E和维生素K也会随之流失。

酸奶

 增强免疫系统　　 控制体重　　 降血压　　 缓解肠胃不适

　　人类肠道内有益和有害细菌共有400多种。酸奶有助于肠道内有益菌群的生长和繁殖，从而维护肠道菌群平衡。有益菌群有助于将有机酸转化为葡萄糖、**降低胆固醇**、促进**营养代谢**、分解食物中的蛋白质及纤维素并增强人体**免疫系统**。

有哪些益处?

增强免疫力　酸奶中的益生菌能够提升人体免疫力，并抑制肠道中病原菌和酵母菌的繁殖。这种益生菌还被证实能够预防过敏，如湿疹（特别是儿童湿疹）。对于老年人或免疫力低下的人群，摄入酸奶能提高机体抵抗致病细菌和病毒的能力。

控制体重　研究表明，成人及儿童经常摄入高钙食品有助于减肥轻体。饮用酸奶有助于减小腰围，保持更多肌肉。

降血压　酸奶中的钙元素有助于软化血管，提高血管壁弹性，从而降低血压。

维护消化道健康　身体的健康与肠道健康是分不开的。酸奶中的活性菌能促进肠道内微生物生长，从而缓解炎症性肠道疾病，降低溃疡的发病率。

怎么吃更健康?

选择"活性"酸奶　购买含有"活性菌"或"益生菌"的酸奶制品。

选择天然酸奶　避免购买加入各种添加剂（色素、香料、增稠剂及甜味剂）的酸奶。选择高品质的有机活性酸奶，可以自己加入配料食用。

替代品　山羊及绵羊酸奶比牛奶制作的酸奶更易消化。绵羊酸奶含有更多脂肪，是很好的奶油替代品。

推荐食用方法

提高酸奶营养价值　食用前，在有机原味酸奶中加入1汤匙磨碎的亚麻籽，能提高酸奶中纤维和ω-3脂肪酸的含量。

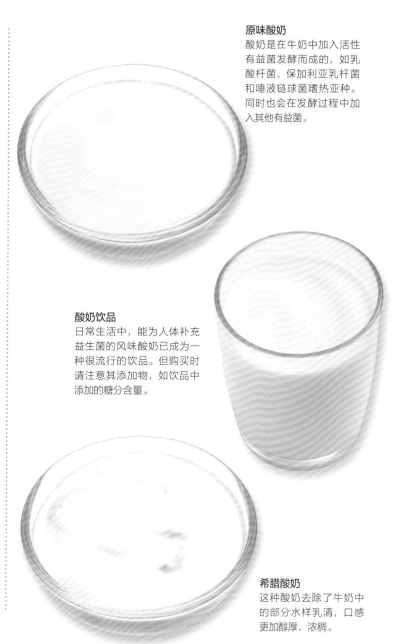

原味酸奶
酸奶是在牛奶中加入活性有益菌发酵而成的，如乳酸杆菌、保加利亚乳杆菌和唾液链球菌嗜热亚种。同时也会在发酵过程中加入其他有益菌。

酸奶饮品
日常生活中，能为人体补充益生菌的风味酸奶已成为一种很流行的饮品。但购买时请注意其添加物，如饮品中添加的糖分含量。

希腊酸奶
这种酸奶去除了牛奶中的部分水样乳清，口感更加醇厚、浓稠。

开菲尔发酵乳

 增强免疫系统　　 缓解腹胀及胀气　　 抗癌　　 降低胆固醇

　　这种益生菌发酵饮品是由新鲜牛奶经开菲尔"菌种"（细菌及酵母菌的活菌落）发酵而来的。开菲尔发酵乳是**钙元素**、**蛋白质**和**钾元素**的优质来源，具有抗癌、维护**消化道**健康、**增强免疫力**的功效。开菲尔菌种比其他酸奶发酵菌含有更多的活性益生菌，能长时间保持活性并反复使用。

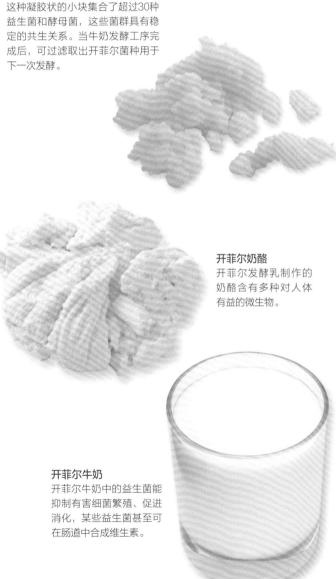

开菲尔菌种
这种凝胶状的小块集合了超过30种益生菌和酵母菌，这些菌群具有稳定的共生关系。当牛奶发酵工序完成后，可过滤取出开菲尔菌种用于下一次发酵。

开菲尔奶酪
开菲尔发酵乳制作的奶酪含有多种对人体有益的微生物。

开菲尔牛奶
开菲尔牛奶中的益生菌能抑制有害细菌繁殖、促进消化，某些益生菌甚至可在肠道中合成维生素。

有哪些益处？

增强免疫力　开菲尔发酵乳中含有独特的难消化纤维素开菲尔多糖，其具有抑制炎症并提高人体免疫力的功效。经常饮用开菲尔发酵乳能提高人体自身吞噬细胞和T细胞（血液中能开启免疫反应的细胞）的活性。同时，开菲尔发酵乳能维护肠道内有益菌群的平衡，增强人体对有害真菌、病毒及细菌的抵抗力。

促进消化　开菲尔发酵乳在发酵过程中分解了牛奶中的乳糖，因此能有效缓解乳糖不耐受症状，包括腹胀、胃疼以及婴幼儿腹泻。同时，开菲尔发酵乳能作为其他食物的替代品，如鸡蛋。

抗癌　开菲尔发酵乳中的益生菌具有预防癌症的功效。实验及动物测验表明，开菲尔发酵乳能减少乳腺癌细胞的生长。

心脏健康　大量研究表明，开菲尔发酵乳有助于降低"不健康"（LDL）胆固醇及血压。

怎么吃更健康？

自己制作开菲尔牛奶　市面上大多数开菲尔奶制品含有大量糖及其他多种添加剂，从而降低了营养价值。如果条件允许，可在家中自己制作开菲尔牛奶（p332）。

推荐食用方法

适用于素食者　可利用开菲尔菌种发酵非乳制品，如杏仁乳、豆奶、椰奶或燕麦乳。

美味的配餐　开菲尔发酵乳可作为多种配餐的替代品，如奶酪、酱料和酸奶。同时还能作为酵母制作各种烘焙食品。

嫩化肉质　开菲尔发酵乳因其天然的温和酸性而能够嫩化肉质。也可将其加入酱汁中，使酱料更醇厚。

蛋类

◉ 保护眼睛　　　✓ 强健骨骼及牙齿　　　◡ 提高精力　　　⚖ 预防代谢综合征

　　蛋类是优质**蛋白质**的良好来源。它们含有能维护骨骼及牙齿健康的维生素D，有助于**平衡血糖**、预防**心脏疾病**、维护**大脑**及**神经**系统功能。尽管蛋黄含有胆固醇，但研究表明，"不健康"（LDL）胆固醇水平升高的原因更多在于摄入了过量的饱和脂肪酸，而非鸡蛋。

有哪些益处?

抗氧化　蛋黄含有抗氧化成分叶黄素和玉米黄质，能维护眼睛健康、预防老年性黄斑变性。同时还含有抗氧化氨基酸——色氨酸及酪氨酸，具有预防癌症和心脏疾病的功效。

骨骼健康　蛋类是含有维生素D及丰富磷元素的少数食物之一。这两种营养成分是构建健康骨骼及牙齿的必需元素。

大脑健康　蛋类含有丰富的胆碱、B族维生素、单不饱和脂肪酸和多不饱和脂肪酸，有助于维护大脑及神经系统健康。胆碱能提高记忆力，研究表明，早餐摄入高蛋白食品（如鸡蛋），能提升人体全天的精力水平。

平衡代谢　实验表明，在人体消化过程中，蛋类中的蛋白质会转化为有助于降低血压的多肽。多肽的工作原理与传统降压药（如ACE抑制剂）原理相同。另外，蛋类中的脂肪大部分为单不饱和脂肪酸、多不饱和脂肪酸以及磷酸化，能够降低人体对胆固醇的吸收。

怎么吃更健康?

有机散养蛋　有机散养蛋比普通蛋含有更多的维生素A、ω-3脂肪酸和维生素E，且饱和脂肪酸的含量更低。

简单烹制　蛋类在烹制过程中营养成分会不断流失，因此应尽量选择最简单的烹饪方式，如煮荷包蛋或水煮蛋。

推荐食用方法

高蛋白营养餐　将水煮蛋加入沙拉，能够增加沙拉中的蛋白质含量。

鹌鹑蛋　用3~4个鹌鹑蛋代替1个鸡蛋加入沙拉或菜肴。

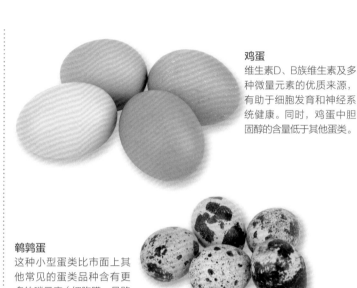

鸡蛋
维生素D、B族维生素及多种微量元素的优质来源，有助于细胞发育和神经系统健康。同时，鸡蛋中胆固醇的含量低于其他蛋类。

鹌鹑蛋
这种小型蛋类比市面上其他常见的蛋类品种含有更多的磷元素（细胞膜、骨骼及牙齿的重要构成元素）。同时还含有丰富的叶酸。

鸭蛋
同等重量情况下，鸭蛋比其他蛋类含有更多ω-3脂肪酸、铁元素、叶酸及胆碱。

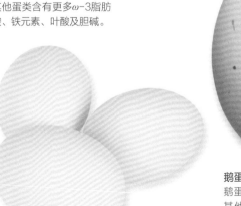

鹅蛋
鹅蛋中营养成分的含量比其他蛋类稍少，但ω-3脂肪酸的含量大幅超过其他蛋类品种。

茶

 抑菌抗氧化　　　 降低胆固醇　　　 抗癌　　　 强健骨骼

　　茶叶中平均含有超过30%的**抗氧化**成分茶多酚，具有预防**心脏疾病**和**癌症**、**抑制炎症**以及维护关节健康的功效。茶叶中还含有β-**胡萝卜素**、钾元素及维生素B₂、维生素C、维生素D和维生素K。茶叶甚至还含有咖啡因，适量摄入有助于**促进代谢**、**燃烧脂肪**，并具有温和的**利尿**作用。

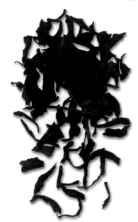

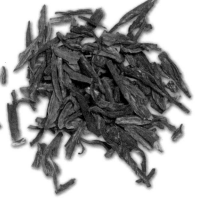

绿茶
这种香味浓郁的茶是由新鲜茶叶轻微炒制并干燥后制成的。绿茶富含多种抗氧化茶多酚，如儿茶素。

红茶
红茶中的主要抗氧化茶多酚是茶黄素和茶红素，研究表明其对人体具有与绿茶相同的益处。

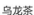

乌龙茶
乌龙茶是半发酵并经日晒干燥的茶叶种类，含有丰富的抗氧化茶多酚茶黄素。

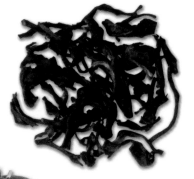

白茶
白茶口感没有绿茶苦，属于微氧化茶类。但其儿茶素的含量与绿茶相近。

有哪些益处？

增强免疫力　茶叶中的强效抗氧化成分儿茶素和茶黄素具有抗菌抗病毒功效。研究表明，茶叶对于抑制流感病毒和细菌性腹泻有明显效果。绿茶和乌龙茶中含有的儿茶素具有抗过敏特性，能够缓解湿疹症状。

心脏健康　适量饮用绿茶和红茶能够降低"不健康"（LDL）胆固醇含量，并预防心脏疾病和脑卒中。

抗癌　经常饮用绿茶能预防乳腺癌。实验表明，绿茶和红茶能够抑制癌细胞形成，甚至杀死骨癌、肺癌、胃癌及前列腺癌细胞。绿茶中的儿茶素（没食子儿茶素，EGCG）能与致癌物结合并将其从体内排出。

强健骨骼　饮用绿茶和红茶能增强老年人骨密度水平，尤其是腰椎区的骨密度。

缓解关节炎　绿茶中的茶多酚能抑制胶原蛋白和软骨流失，因此能够有效缓解关节炎症状。

怎么吃更健康？

完美的饮品　使用沸腾时间不超过10秒的水泡茶最佳。

有机茶叶　茶树在种植过程中会使用多种杀虫剂。为了避免毒素和农药残留，尽量选择有机茶叶。

推荐食用方法

去除咖啡因　热水冲茶，等待30秒后倒掉茶水（能去掉茶叶中60%的咖啡因）。再次加入热水即可饮用。注意泡茶时间不要超过30秒，否则茶叶中的维生素、茶多酚及香味都会遭到破坏。

玫瑰

 抑制细菌感染　　 缓解痛经　　 镇静安神　　 缓解关节疼痛

　　玫瑰和李子、樱桃、杏属于同一科植物，因此玫瑰与它们有不少相似的益处。玫瑰花瓣含有的挥发性油脂能**镇静安神**并抑制细菌，能用于缓解**尿路感染**和**消化系统不适**。玫瑰还富含维生素C、维生素D、维生素E和维生素B$_3$、β-**胡萝卜素**以及多种**抗氧化成分**，如番茄红素、叶黄素和具有**消炎**功效的槲皮素。

有哪些益处？

抑制细菌　玫瑰精油具有抑制细菌的功效。

女性健康　干燥的玫瑰叶和玫瑰果能冲泡成具有补铁功效的芳香花草茶，可用于补充女性月经期间流失的铁元素，并能缓解痛经和胃部不适。

缓解压力　玫瑰的香气被证明能够镇定情绪和降低血压。同时玫瑰精油具有镇静安神、缓解焦虑的功效。

改善关节炎　玫瑰果含有的黄酮类化合物花青素和槲皮素具有良好的抗氧化作用。同时，玫瑰果中丰富的维生素C能有效缓解关节炎及关节疼痛。

心脏健康　玫瑰果种子榨取的油脂富含维生素C、亚油酸（ω-6脂肪酸）及亚麻酸（ω-3脂肪酸）。食用玫瑰果（狗蔷薇）果实6周，即能显现出其降低血压和减少血液中"不健康"（LDL）胆固醇的功效。

怎么吃更健康？

天然有机玫瑰　购买有机玫瑰或野生玫瑰以避免各种毒素及农药残留。也可以选择无添加的天然玫瑰水（由玫瑰花瓣蒸馏而来，不含防腐剂）。

玫瑰果油　有益于心脏健康的玫瑰果油可以食用，但不适合加热。可以在沙拉调味汁中加入玫瑰果油，且注意玫瑰果油的用量不要超过所有油总量的20%。

推荐食用方法

安神花草茶　具有镇静安神、抑制炎症功效的玫瑰花草茶：将等量的玫瑰果和木槿花放入杯中，倒入热水冲泡5分钟即可饮用。

玫瑰果　玫瑰果可直接食用，也可用于制作果酱、果冻、糖浆、水果酥饼以及各种派。

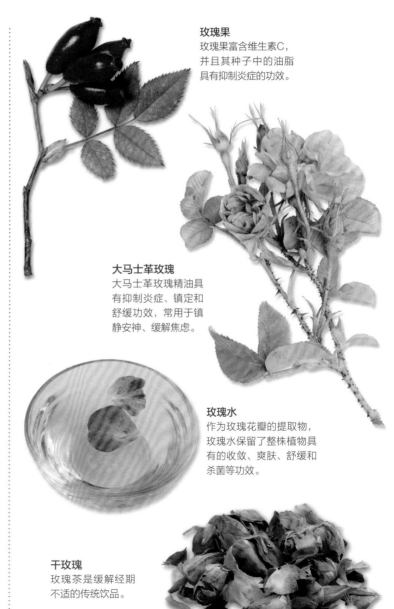

玫瑰果
玫瑰果富含维生素C，并且其种子中的油脂具有抑制炎症的功效。

大马士革玫瑰
大马士革玫瑰精油具有抑制炎症、镇定和舒缓功效，常用于镇静安神、缓解焦虑。

玫瑰水
作为玫瑰花瓣的提取物，玫瑰水保留了整株植物具有的收敛、爽肤、舒缓和杀菌等功效。

干玫瑰
玫瑰茶是缓解经期不适的传统饮品。

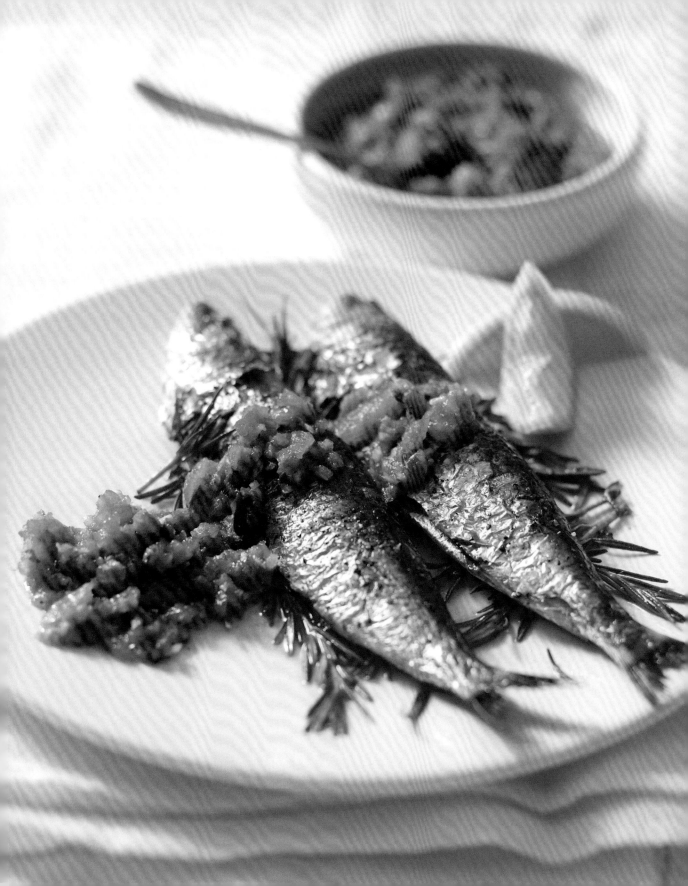

Recipes That Heal

摆脱亚健康

许多食物能够协同作用以提高人体**健康**和**活力**。通过这些基于日常饮食原则和**传统疗法**定制的**独特**食谱，我们能够发现正确的食物搭配。如果你渴望改善健康状况，请从以下特别设计的**一日食谱**寻找**灵感**或建立饮食计划。

一日食谱——保护心脏健康

许多研究表明，保持健康饮食及多做运动能有效增强身体健康。以下这些低胆固醇的菜肴能增强人体循环系统并降低血压。

早餐：不含胆固醇

美好的一天从一碗蒸燕麦开始。燕麦富含有益于心脏健康的叶酸和钾元素。同时，这种含有丰富膳食纤维的"超级食品"（superfood）能有效降低"不健康"（LDL）胆固醇并净化血管。要制作这样一款美味的粥类食品，可先将燕麦在水中浸泡，之后拌入切碎的苹果加热即可。

燕麦粥

烹制会降低燕麦中植酸盐的含量，加热时要确保获取尽可能多的营养。

苹果

帮助降低"不健康"（LDL）胆固醇，并且是维生素C和多种维护心脏健康抗氧化成分的优质来源。

原味酸奶

酸奶是钙元素的天然来源。经常食用酸奶能预防高血压，并能降低心脏病和脑卒中的发病率。

午餐：富含ω脂肪酸

多脂鱼类（如沙丁鱼）是世界上ω-3脂肪酸EPA和DHA含量最高的食物之一，有助于降低血液中的甘油三酯和"不健康"（LDL）胆固醇。

烹制沙丁鱼

将1汤匙煮熟并冷却的短粒大米与等量烤松子和醋栗混合均匀，滴入少许柠檬汁，再加入切碎的欧芹、薄荷及莳萝各1茶匙，然后将以上食材全部搅拌均匀制作成填料。取6条完整已洗净的沙丁鱼，将调制好的馅料填入鱼肚中。用葡萄叶将每条沙丁鱼包裹后放置在一起，刷上橄榄油并烤制4～5分钟。烤制时注意及时翻面。食用时搭配柠檬即可。

沙丁鱼

富含多种营养成分，包括维生素B_{12}和维生素D，有助于维护心血管健康。

柠檬汁

柠檬汁中镁元素的含量特别高，对心脏健康非常有利。同时其含有的果胶和柠檬苦素类化合物能降低胆固醇。

葡萄叶

这道地中海菜肴能作为具有保护心脏健康功效的主食，其富含多种维生素和矿物质。

松子

松子含有的多种维生素及矿物质能维护人体正常代谢功能。

欧芹

富含维生素K，能有效维护心脏及循环系统健康。

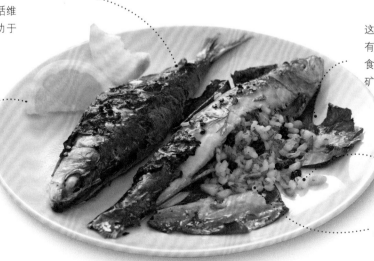

晚餐：维护心脏健康

豆类因其具有降低血液中"不健康"（LDL）胆固醇含量及平衡血糖的功效，而被认为可以降低心脏病和脑卒中的发病率。近期研究表明香菇也能预防心血管疾病。

南瓜盅烤利马豆（p253）

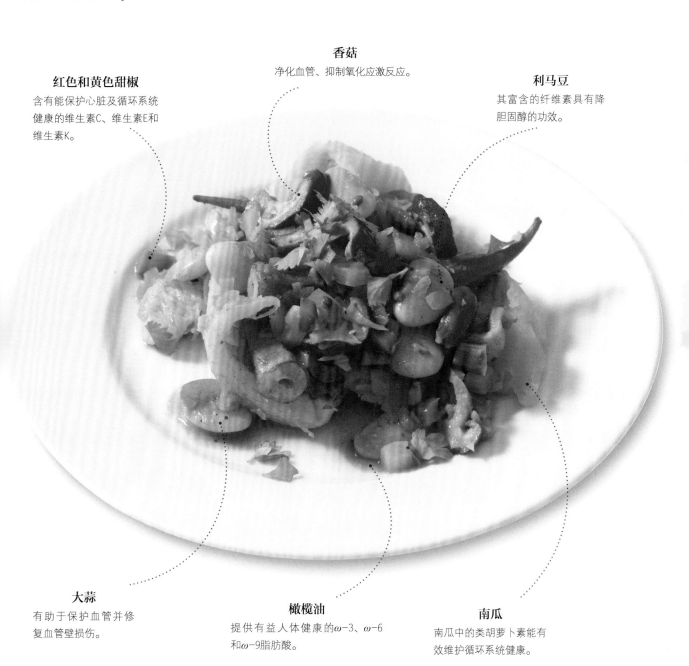

香菇
净化血管、抑制氧化应激反应。

红色和黄色甜椒
含有能保护心脏及循环系统健康的维生素C、维生素E和维生素K。

利马豆
其富含的纤维素具有降胆固醇的功效。

大蒜
有助于保护血管并修复血管壁损伤。

橄榄油
提供有益人体健康的ω-3、ω-6和ω-9脂肪酸。

南瓜
南瓜中的类胡萝卜素能有效维护循环系统健康。

一日食谱——强健消化系统

　　在大多数文化观念中，良好的消化系统是体质健康的基础。利用以下这个饮食计划能使我们在最佳的时间摄入最适合的食物，从而促进消化系统健康。为了获取最佳的营养吸收效果，进食速度不要太快，注意细嚼慢咽。

早餐：营养均衡

　　早餐是摄取均衡营养的最佳时间：纤维素能维护正常肠蠕动；蛋白质支持人体各项功能；碳水化合物能提供能量。同时可适量摄入具有高抗氧化性的水果。

浆果
美味且有助于人体摄入多种维生素和抗氧化物质。

葵花籽
是泛酸、磷、铜以及锰元素的优质来源。

烤薄脆片
全麦薄脆片能为人体提供维生素B和纤维素。制作方法：将全麦薄脆片置于烤箱中烘烤（180℃）20分钟，期间注意翻面。

南瓜籽
富含人体必需的脂肪酸及锌元素。

原味酸奶
含有天然益生菌，能平衡肠道菌群。

亚麻籽
具有温和通便的功效，并为人体补充ω-3 和ω-6脂肪酸。

午餐：提供能量

　　将午餐作为一天的正餐：高蛋白低脂肪的鸡肉有助于维护消化系统健康。在鸡肉表面抹上青柠汁烤熟，搭配香辣酱即为一道美味的主菜。

制作酱汁
　　在橄榄油中加入蒜泥、姜末、洋葱苗碎、甘薯以及混合香料（香菜、孜然和姜黄）。加热煮至蔬菜变软，倒入300毫升高汤及适量青柠汁。最后用搅拌机搅拌至口感顺滑即可。

鸡肉
富含多种营养成分，如硒和锌元素。

青柠汁
维生素C的含量非常高，能有效缓解消化不良。

甘薯
含有多种类胡萝卜素并易于人体消化。

孜然
激发消化酶活性。

姜黄
具有抑制炎症、防止肠胃胀气的功效。

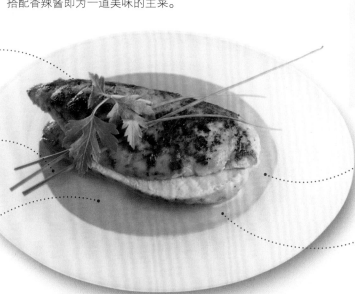

晚餐：易消化

　　各种汤类是非常理想的晚餐轻食选择：富含多种营养的胡萝卜汤易于消化，且烹制一次就能食用一至两天。在中国传统医学中，富含纤维素的胡萝卜被认为能够促进消化、维持肠蠕动正常。同时，纤维素还能增强饱腹感，非常适合减肥及控制体重的人群食用。

胡萝卜椰子汤（p213）

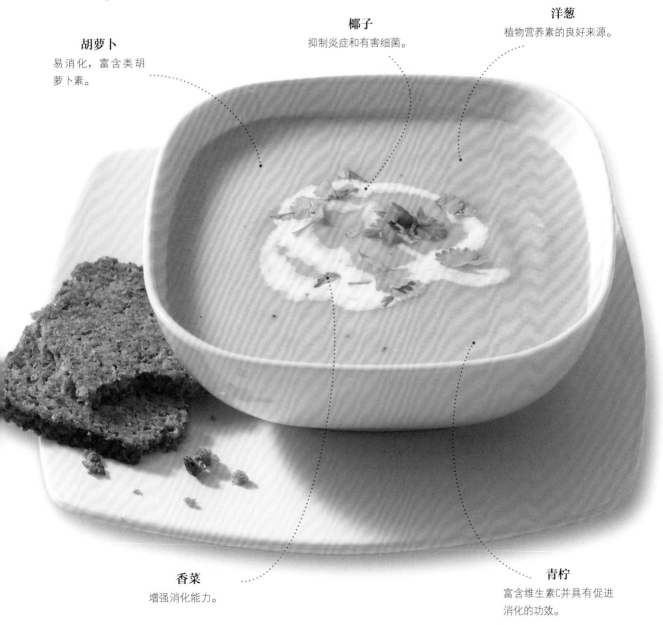

椰子
抑制炎症和有害细菌。

洋葱
植物营养素的良好来源。

胡萝卜
易消化，富含类胡萝卜素。

香菜
增强消化能力。

青柠
富含维生素C并具有促进消化的功效。

一日食谱——肝脏护理

肝脏能分解并排出体内毒素。以下一日食谱有助于提升肝脏的排毒能力并刺激肝细胞再生。

早餐：净化

富含多种抗氧化成分的葡萄柚是一种非常有效的净化肝脏的水果。美好的一天从享用一杯具有排毒功效的新鲜蔬果汁开始。

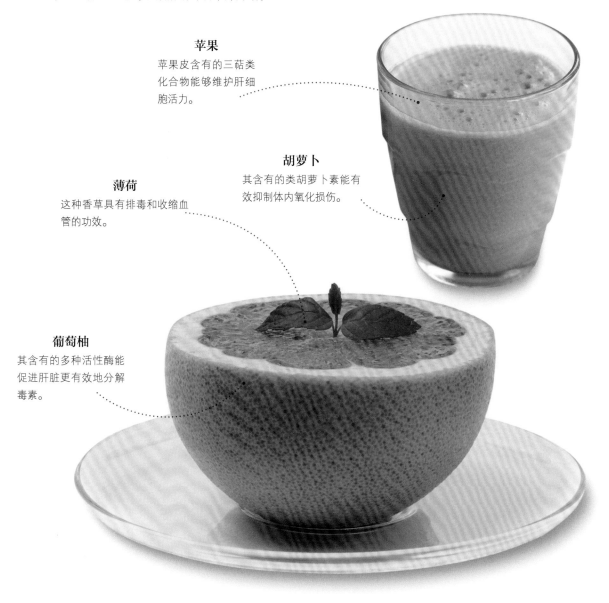

苹果
苹果皮含有的三萜类化合物能够维护肝细胞活力。

胡萝卜
其含有的类胡萝卜素能有效抑制体内氧化损伤。

薄荷
这种香草具有排毒和收缩血管的功效。

葡萄柚
其含有的多种活性酶能促进肝脏更有效地分解毒素。

午餐：增强肝脏功能

洋蓟含有的化学成分洋蓟素能增强肝脏和胆囊的功能，有助于促进胆汁分泌、改善消化不良。洋蓟是维护肝脏健康的理想食品。

柠檬

含有丰富的维生素C和生物类黄酮，是一种非常有效的净化肝脏的水果。

烹制香草洋蓟

保留2厘米洋蓟秆并切除多余部分，削去茎秆表皮和洋蓟花蕾坚硬的苞片，刷去毛刺。将柠檬汁挤在花蕾上。取2个蒜瓣切碎，与1汤匙薄荷碎和少许欧芹碎搅拌均匀，填入洋蓟花腔中。将洋蓟放在锅里，倒入清水，用火煨30分钟直到苞片柔软即可。注意在烹煮时洋蓟需在锅中保持花蕾向上的状态。

洋蓟

其含有的植物活性成分能维护肝脏和胆囊健康。

橄榄油

激发肝脏、胆囊和胆管功能活性。

大蒜

激活肝酶，增强肝脏排毒能力。

欧芹

欧芹含有多种维生素及矿物质，具有温和排毒的功效。

晚餐：再生

中国传统医学认为，酸味食材和绿叶蔬菜能有效增强肝脏功能并净化肝脏。以下这道菜肴采用的食材有助于清除体内毒素、清洁血管、加快肠蠕动并增加尿量。

绿豆芽炒紫色西蓝花（p248）

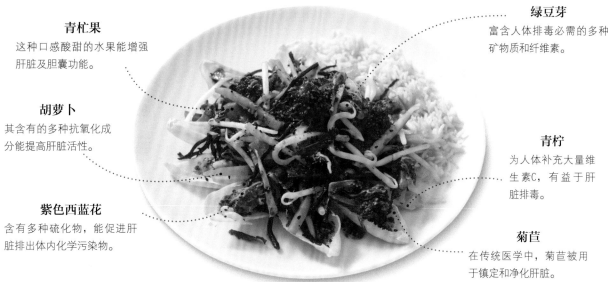

青杞果

这种口感酸甜的水果能增强肝脏及胆囊功能。

胡萝卜

其含有的多种抗氧化成分能提高肝脏活性。

紫色西蓝花

含有多种硫化物，能促进肝脏排出体内化学污染物。

绿豆芽

富含人体排毒必需的多种矿物质和纤维素。

青柠

为人体补充大量维生素C，有益于肝脏排毒。

菊苣

在传统医学中，菊苣被用于镇定和净化肝脏。

一日食谱——美容养颜

选择富含维持皮肤健康必需维生素及矿物质的食品。长期摄入对皮肤友好的食品能够提高皮肤光泽度，美容养颜。用以下美味的菜肴开启新一天。

早餐：促进胶原蛋白合成

蛋类含有多种有益于皮肤健康的营养元素，包括能合成胶原蛋白的蛋白质、维生素A、ω脂肪酸，以及能够对抗紫外线老化的类胡萝卜素。将鸡蛋打散后混入新鲜的香草碎清炒，能增强其抗氧化功效。

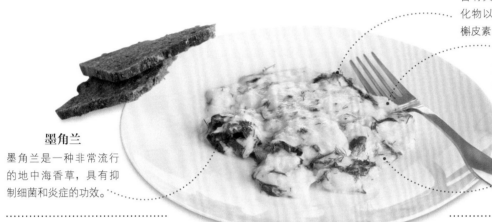

小香葱
含有具有排毒作用的硫化物以及能抑制炎症的槲皮素。

姜黄
其优秀的抗氧化功效能抑制自由基损伤。

鸡蛋
鸡蛋中的胆碱和叶黄素有助于提高肌肤弹性、预防皱纹。

墨角兰
墨角兰是一种非常流行的地中海香草，具有抑制细菌和炎症的功效。

午餐：富含ω脂肪酸

冷水多脂鱼类（如鲑鱼）是保持皮肤健康最理想的食物之一。它们具有抑制炎症的功效，有助于改善皮肤干燥、湿疹和牛皮癣。在沙拉中加入烤鲑鱼并用酸奶调味，能补充皮肤所需的多种营养元素。

调制沙拉酱
1个橙子榨汁，榛子碎、雪利醋、原味酸奶和榛子油各½汤匙，将以上食材全部混合均匀即可。

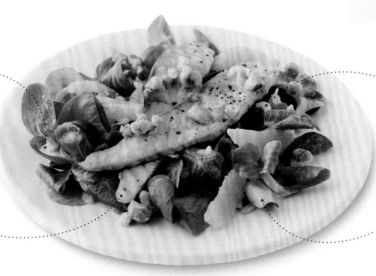

原味酸奶
含有有益肌肤健康的蛋白质和锌元素。

榛子
榛子是多种维生素和矿物质的优质来源，有利于维护头发、皮肤和指甲健康。

鲑鱼
鲑鱼富含ω脂肪酸，能有效保持肌肤弹性、预防皱纹。

野苣（羊生菜）
含有多种抗氧化物质，能抑制自由基损伤。

晚餐:

经常食用新鲜绿色蔬菜有助于净化体内毒素、维持肌肤光泽。例如,芦笋具有促进消化、抑制炎症和预防衰老的功效。

清炒时蔬(p259)

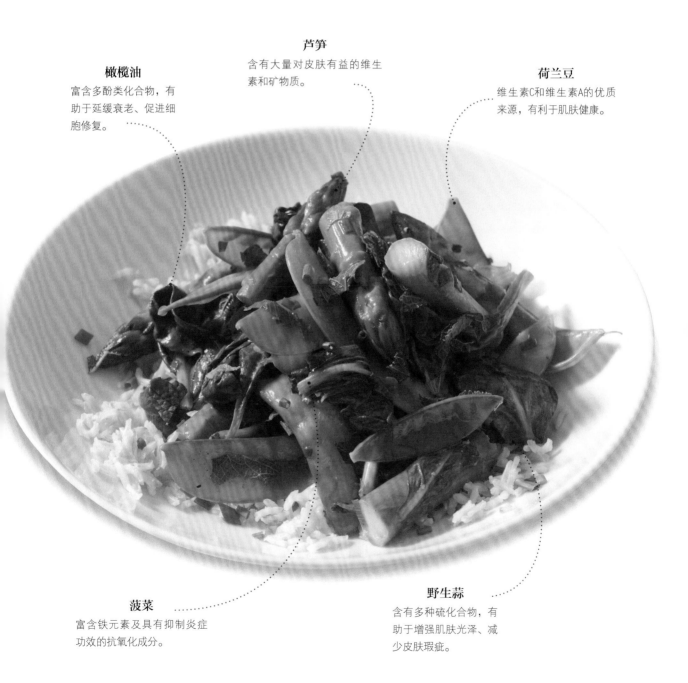

橄榄油
富含多酚类化合物,有助于延缓衰老、促进细胞修复。

芦笋
含有大量对皮肤有益的维生素和矿物质。

荷兰豆
维生素C和维生素A的优质来源,有利于肌肤健康。

菠菜
富含铁元素及具有抑制炎症功效的抗氧化成分。

野生蒜
含有多种硫化合物,有助于增强肌肤光泽、减少皮肤瑕疵。

一日食谱——提高关节能力

为了缓解关节炎及关节疾病带来的疼痛和炎症，我们需选择具有抑制炎症和清除毒素（可能导致关节疾病加重）等功效的食品。以下是增强关节功能的一日饮食计划，可以从中选择适合自己的食材加在日常饮食中。

早餐：提高关节灵活性

水果中富含的多种抗氧化成分能预防自由基对人体细胞的损害并抑制炎症（但需特别注意避免食用橙子，其有可能会加重某些人群的关节疼痛）。苹果（新鲜或干燥均可）含有丰富的营养素，是有益于关节健康的优秀食品，但要注意需连皮食用。苹果同荞麦及原味酸奶一起搭配食用效果更佳（置于烤箱内中火烤至色泽金黄即可）。

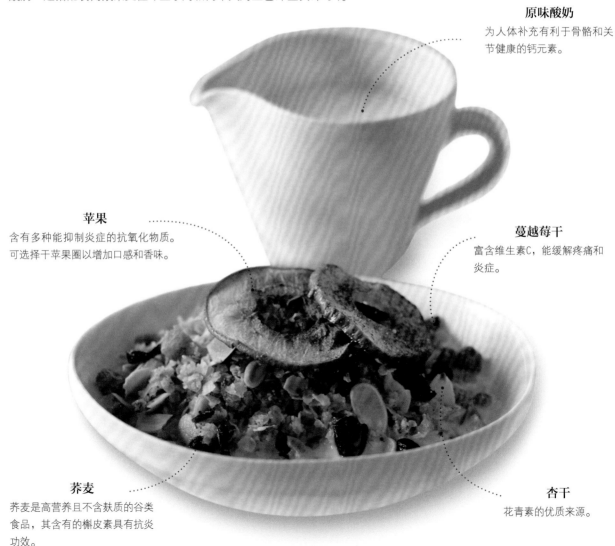

原味酸奶
为人体补充有利于骨骼和关节健康的钙元素。

苹果
含有多种能抑制炎症的抗氧化物质。可选择干苹果圈以增加口感和香味。

蔓越莓干
富含维生素C，能缓解疼痛和炎症。

荞麦
荞麦是高营养且不含麸质的谷类食品，其含有的槲皮素具有抗炎功效。

杏干
花青素的优质来源。

午餐：维护关节健康

　　冷水鱼类（鲑鱼、金枪鱼、鲱鱼、鲭鱼及大比目鱼等）含有的ω-3脂肪酸有助于抑制炎症。在烤箱中烤熟冷却后，用苹果醋调味即可食用。

调制酱汁

　　以酸奶为基础调制的醋汁是搭配烤鲑鱼的完美酱汁。苹果醋、薄荷碎各2汤匙，希腊酸奶4汤匙，混合均匀。淋在冷却后的烤鲑鱼上即可食用。

柠檬
柠檬中的维生素C和生物类黄酮有助于缓解炎症。

莳萝
含有多种抗氧化成分及维生素D，能帮助减少骨质流失。

鲑鱼
鲑鱼中丰富的蛋白质能维护结缔组织健康。另外，鲑鱼还富含具有抗炎功效的ω-3脂肪酸。

黄瓜
黄瓜含有维生素C，并具有清除尿酸、缓解关节炎症的功效。

苹果醋汁
传统医学中，苹果醋常用于平衡体液酸碱度及缓解关节炎导致的疼痛。

晚餐：抑制炎症

　　姜黄扁豆汤添加了具有强效抗炎功效的姜黄，能缓解风湿性关节炎和其他关节炎症导致的肿胀及疼痛。使用新鲜姜黄根或干燥姜黄均可。

饮品

　　传统医学中，苹果醋和蜂蜜因其能碱化体液的功效而被用于缓解关节炎。制作方法：取蜂蜜、未经高温消毒的苹果醋各2茶匙加入杯中，用温水搅拌均匀后即可。每日2~3次，餐前饮用。

姜黄扁豆汤（p212）

普伊扁豆
是素食者的胶原蛋白来源。

姜黄
其含有的姜黄素具有抑制炎症的功效。

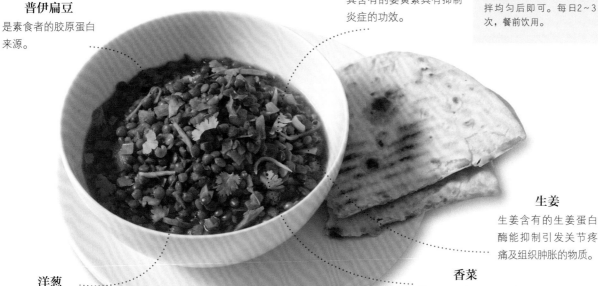

生姜
生姜含有的生姜蛋白酶能抑制引发关节疼痛及组织肿胀的物质。

洋葱
含有能缓解炎症的槲皮素。

香菜
香菜是维生素A、维生素C和维生素K的良好来源，有助于维护骨骼及关节健康。

一日食谱——提高身体活力

适量的运动、休息以及摄取营养丰富的食物是使身体充满活力的源泉。以下的一日饮食计划能为身体补充能量、增强活力。

早餐：补充能量

在中国，鹌鹑蛋被认为具有补肾益气、增强体质的功效。其含有丰富的蛋白质、B族维生素、铁及钾元素。番茄炒鹌鹑蛋是一道美味的能量补充菜品。

番茄

富含多种抗氧化成分，如番茄红素和维生素C。

欧芹

含有有助于提高精力的铁元素及维生素A、维生素C和维生素K。

鹌鹑蛋

鹌鹑蛋中补充能量的营养成分含量是鸡蛋的3～4倍。

黑胡椒

其含有的挥发性油脂能促进消化、提高人体对各种营养元素的吸收率。

黑麦面包

镁元素的优质来源，能提升人体内涉及葡萄糖利用及胰岛素分泌的酶的活性。

午餐：增强活力

芦笋含有多种能补充人体能量的营养元素。芦笋与其他蔬菜（如具有抗炎作用的西蓝花及胡萝卜）、富含蛋白质的对虾和具有消炎排毒作用的新鲜生姜一同清炒，即是一道简单便捷而又营养丰富的美味菜肴。

红色甜椒

含有多种人体必需的营养元素。

对虾

对虾是一种温和又营养丰富的食品，富含蛋白质及多种类胡萝卜素，如虾青素。

小香葱

在菜肴中加入小香葱是为其增加刺激口感的一种简单方法。同时，小香葱还具有促进食欲的功效。

芦笋

含有增强人体精力必需的营养元素：B族维生素和钾元素。

西蓝花

提高人体排毒能力，增强机体活力。

胡萝卜

胡萝卜是β-胡萝卜素的优质来源，并有助于人体储备能量。

晚餐：维持能量

　　为了给人体提供长效能源，晚餐应选择低烹饪度的食材。斑鸠肉美味柔软并富含营养，被认为具有优秀的养身益气功效。在菜肴中加入枸杞还具有促进人体代谢的作用。

枸杞烩斑鸠胸肉（p260）

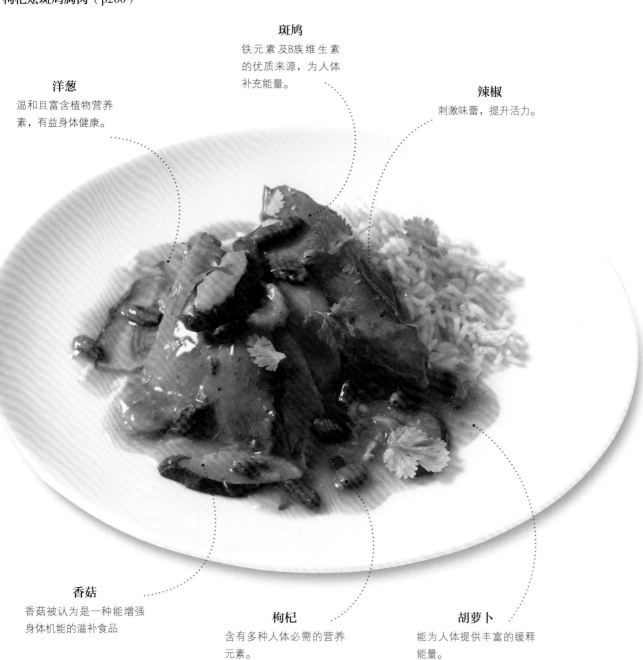

斑鸠
铁元素及B族维生素的优质来源，为人体补充能量。

洋葱
温和且富含植物营养素，有益身体健康。

辣椒
刺激味蕾，提升活力。

香菇
香菇被认为是一种能增强身体机能的滋补食品

枸杞
含有多种人体必需的营养元素。

胡萝卜
能为人体提供丰富的缓释能量。

一日食谱——缓解压力

在传统医疗中，很多食物被发现具有镇静情绪、舒缓安神的作用。如今我们发现这些食物实际上能对体内神经递质（如血清素）产生影响，这也是为什么人们会觉得"感觉好多了"的原因之一。

早餐：振奋精神

一顿健康的早餐能为一天带来积极向上的情绪，并为保持机体良好状态提供能量。以下菜品中搭配了含有丰富营养的格兰诺拉麦片、新鲜水果以及蜂蜜，能为生活带来幸福感。

制作格兰诺拉麦片

将燕麦片与蜂蜜混合后装入已抹油的烤盘，在烤箱中加热直至色泽金黄后拿出并冷却。食用时可与多种食材搭配，如松子、南瓜籽、水果干、玉米片或麦麸片等。

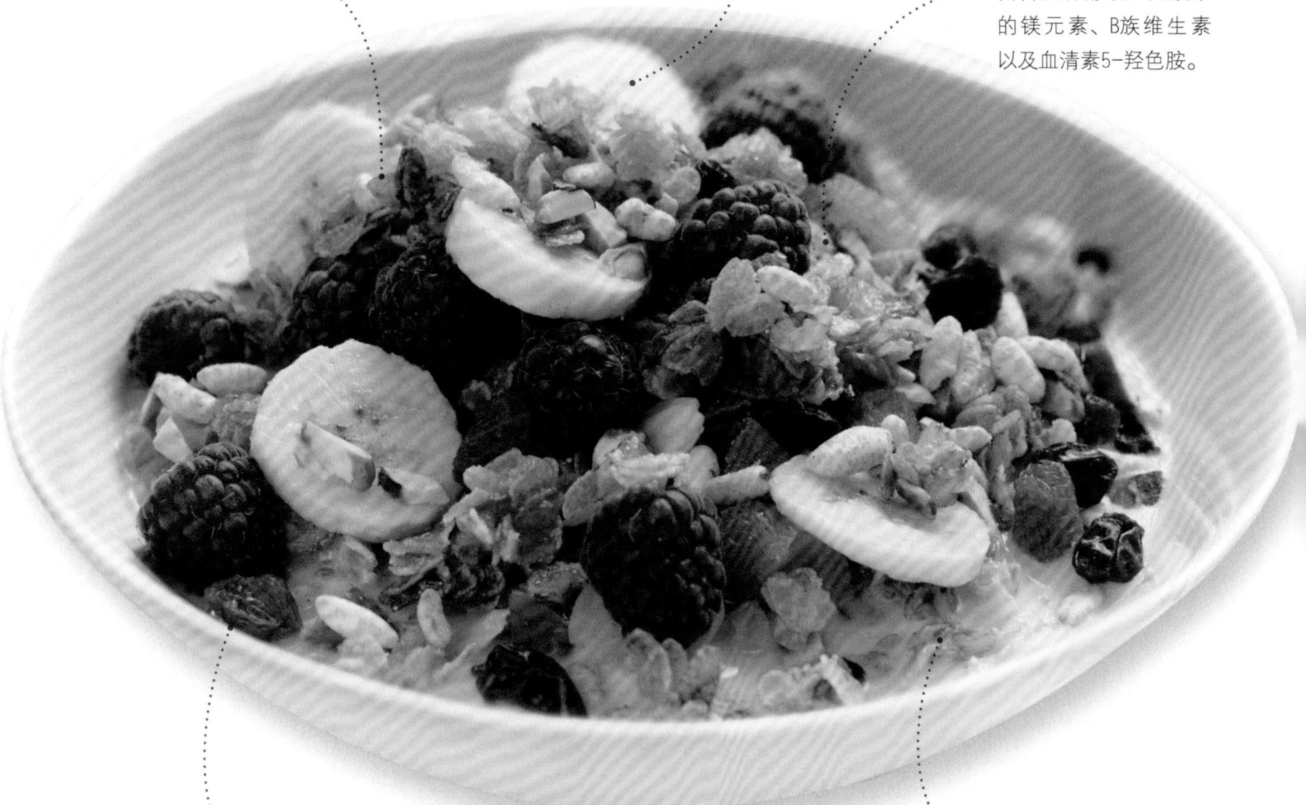

燕麦片

传统常用于缓解压力，安抚神经系统。

香蕉

香蕉含有的钾元素能维护神经系统功能正常。

南瓜籽

富含具有舒缓压力效果的镁元素、B族维生素以及血清素5-羟色胺。

葡萄干

能量的优质来源，富含多种维生素、矿物质以及抗氧化物质。

蜂蜜

香甜的蜂蜜含有多种抗氧化成分，能抑制细胞的氧化损伤。

午餐：消除压力

利用营养丰富的食物来帮助身体及精神缓解压力，如下面这款鱼汤。其含有丰富的B族维生素、镁元素，以及富含植物营养素的香草和香辛料。

鮟鱇鱼
B族维生素的优质来源，对缓解压力有重要功效。

辣椒
含有刺激性的营养成分，全面提升身体健康状况。

番茄
类胡萝卜素和钾元素的良好来源，有利于维护神经系统健康。

黑线鳕鱼
富含具有缓解压力功效的矿物质镁元素。

茴香
茴香具有强效抗氧化作用，其含有大量的细胞保护成分。

藏红花
这种名贵的中草药具有抗抑郁的功效。

烹制方法

将1个切碎的洋葱用橄榄油煎至柔软。加入1个切碎的茴香根和1个蒜瓣压成的蒜泥，煎至茴香根变软。再放入1个切碎的红辣椒、少许白葡萄酒、400克番茄罐头、900毫升热鱼汤以及一撮藏红花。煮开后转小火煨45分钟，倒入搅拌机搅拌至汤汁顺滑。将汤汁倒入干净的炖锅中，加入300毫升热水。文火煮开后放入200克鮟鱇鱼块和鳕鱼片，小火煮6～10分钟即可。

晚餐：恢复元气

香菇被认为是一种生物调节剂，其含义是香菇有助于人体从各种压力中快速恢复。同时，用大豆制作的卤水豆腐非常易于人体消化。

香菇豆腐炒面（p258）

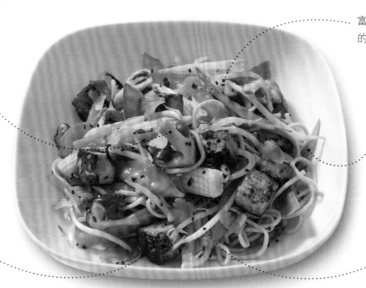

芝麻
富含多种有益人体的矿物质。

香菇
其含有的植物营养素能有效抵抗压力和疲劳。

荷兰豆
其丰富的B族维生素能合成对抗压力必需的激素。

豆腐
色氨酸的优质来源，有助于缓解压力、改善睡眠。

绿豆芽
含有的B族维生素和镁元素有助于调节压力。

一日食谱——男士健康

为了提高男性健康水平，我们应选择能够提升元气、补充身体能量并有益心血管健康的食品。同时，富含抗氧化物质、必需脂肪酸、矿物质和蛋白质的食物也对男性健康非常有益。可尝试下面针对男士健康的一日食谱。

早餐：能量加油站

用各种富含维生素和矿物质的新鲜水果、种子以及酸奶开启美好一天。也可选择荞麦薄煎饼或燕麦粥搭配新鲜水果。同时，鸡蛋和鱼类也是早餐的完美搭配。

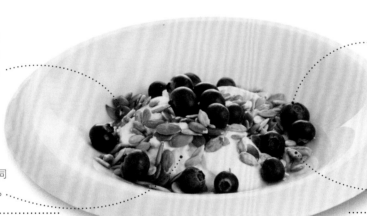

南瓜籽

南瓜籽是锌元素的优质来源，是维护生殖系统和前列腺健康的必需元素。

原味酸奶

含有丰富的钙元素，同时有益于维护肠道健康。

蓝莓

这种具有增强免疫力功效的水果还含有多种抗氧化成分，能够预防癌症。

葵花籽

富含有益心脏和大脑健康的 ω 脂肪酸及 B 族维生素。

午餐：提升元气

冷水多脂鱼类（如鲑鱼、鲱鱼和鲭鱼）富含有益于心脏和大脑健康、维持关节灵活的 ω-3 脂肪酸以及其他人体必需的脂肪酸。切块或腌制的鲱鱼适合与其他块根类蔬菜搭配食用，如马铃薯（为人体储备能量）和甜菜根（对心血管系统特别有益）。

调制酱汁

150毫升蛋黄酱、1汤匙山葵酱、1～2 茶匙法国第戎芥末及少许柠檬汁，全部混合均匀即可。

鲱鱼

含有丰富的蛋白质、维生素 B_{12}、硒元素、EPA以及DHA。

甜菜根

富含有助于维护心血管系统健康的镁元素、铁元素和甜菜碱。

马铃薯

纤维素的良好来源，并含有大量维生素C、维生素 B_6 以及钾元素。

洋葱

洋葱中的植物化学成分具有抑制癌症、平衡血糖的功效。同时其含有的槲皮素有助于预防心脏疾病。

山葵

这种香草具有天然的抗菌、抗卡他性及收缩血管的功效。

晚餐：补充蛋白质

　　适合男士的完美菜肴：藜麦具有人体必需的蛋白质和脂肪酸，有助于构建肌肉。番茄含有的番茄红素能维护人体循环系统健康。另外，核桃能够增强肌体力量。

什锦菜卷（p265）

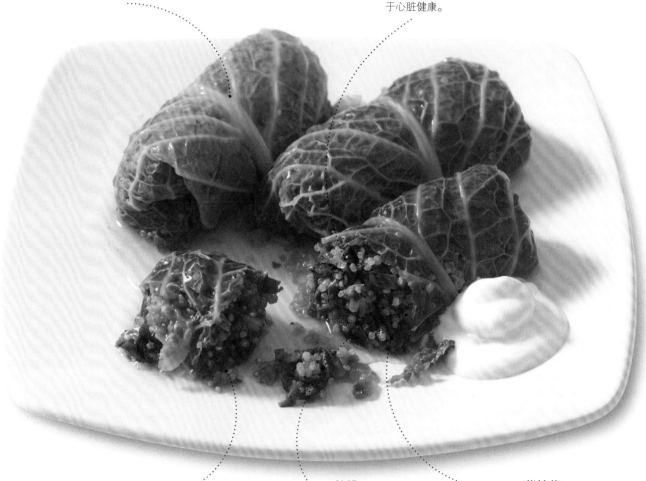

卷心菜
富含排毒及抗癌化合物。

番茄
含有丰富的番茄红素，有益于心脏健康。

藜麦
蛋白质的最佳植物类来源之一。

核桃
因其具有提升男性健康和耐力的功效而在中国非常有名。

蔓越莓
含有能增强细胞抵御细菌感染能力的原花青素。

一日食谱——女士健康

满足现代生活需求的饮食相对比较简单，我们应该选择能为身体补充能量及增加幸福感的健康食品。以下营养丰富的菜肴具有良好的抗癌、缓解压力等作用，特别适合用于维护女性身体健康。

早餐：平衡

选择富含多种营养元素的早餐，如铁、钙以及抗氧化成分维生素C。同时，摄取可溶性纤维素含量丰富的水果干（如梅干和杏干）能平衡血糖、预防便秘。

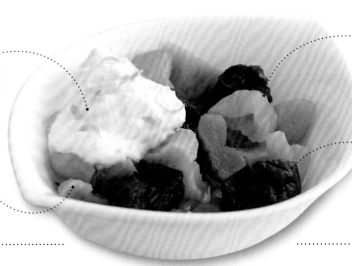

原味酸奶
含有有益肠道健康的益生菌和能强劲骨骼的钙元素。

橙子
维生素C的优质来源，同时其含有的生物类黄酮能维护体内循环系统。

杏
其富含的纤维素、维生素A、类胡萝卜素和铁元素具有促进消化、提高视力及促进血红细胞合成的作用。

梅干
纤维素和抗氧化成分植物营养素的良好来源。

午餐：维护激素平衡

研究表明，西洋菜（豆瓣菜）是一种超级食品。其富含的植物营养素有助于预防癌症。同时，西洋菜还含有能预防骨质疏松症的铁元素和维生素K。下面的西洋菜汤是午餐的不错选择。

洋葱
洋葱中的植物化学物有助于维护皮肤健康并抑制感染。

西洋菜
其含有的水田芥苷具有抑制癌症的作用。

梨
梨是一种低热量、富含膳食纤维及抗氧化成分的水果。

烹制方法
将1个洋葱在黄油中煎至柔软，放入大量西洋菜秆、3个切碎的梨及1升蔬菜清汤。调味后小火煨15分钟。关火后加入西洋菜叶子并快速倒入搅拌机搅拌均匀。再拌入200毫升鲜奶油和适量柠檬汁（半个柠檬即可），最后用帕尔马奶酪（Parmesan）进行装饰。

鲜奶油
丰富的钙元素来源，有助于维护骨骼健康。

橄榄油
地中海菜肴中常见的主要油类，含有丰富的ω-3、ω-6及ω-9脂肪酸。

晚餐：提高免疫力

　　根据女性的营养及提升活力的需求，我们发现鸡肉是非常适合的食材。鸡肉富含B族维生素，能增强免疫力并有助于能量合成。其与具有舒缓压力作用的马铃薯和沙拉搭配更佳。

生姜烤鸡（p261）

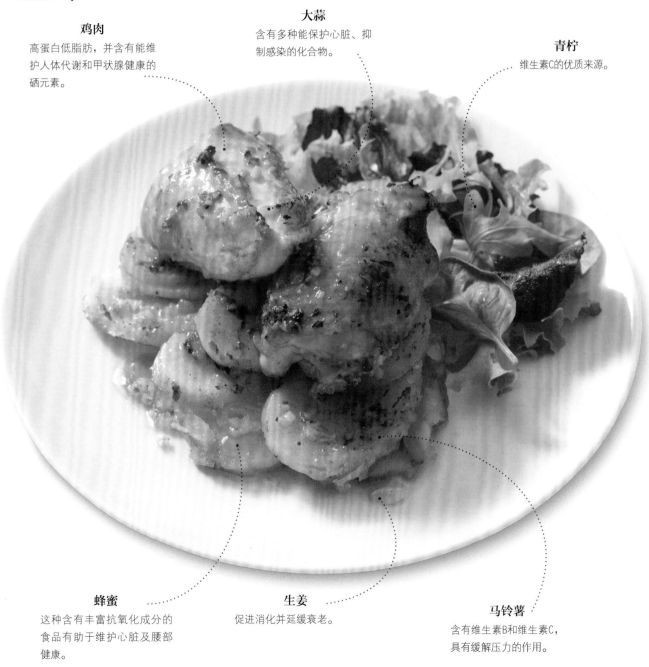

鸡肉
高蛋白低脂肪，并含有能维护人体代谢和甲状腺健康的硒元素。

大蒜
含有多种能保护心脏、抑制感染的化合物。

青柠
维生素C的优质来源。

蜂蜜
这种含有丰富抗氧化成分的食品有助于维护心脏及腰部健康。

生姜
促进消化并延缓衰老。

马铃薯
含有维生素B和维生素C，具有缓解压力的作用。

一日食谱——孕期保健

怀孕期间妈妈要为新生儿的生长发育提供营养和能量，因此孕期选择的食品营养越丰富越好。尤其需要摄入含有丰富矿物质（如钙和铁元素）的食物。同时，应尽量选择有机食品，避免食用各类添加剂。

早餐：易消化

孕妇早餐时应选取营养丰富且易消化的食品。下面这款思慕雪含有多种新鲜水果、亚麻籽碎及橙汁，是完美的早餐选择。同时，鸡蛋也是早餐的不错搭配。

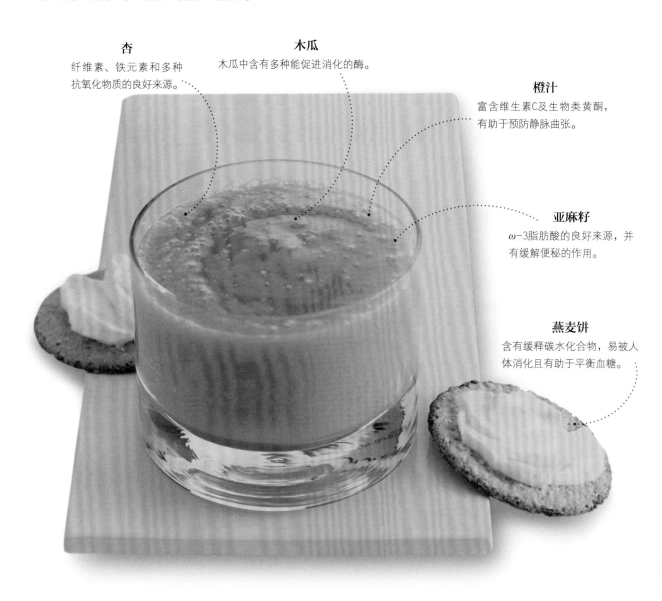

杏
纤维素、铁元素和多种抗氧化物质的良好来源。

木瓜
木瓜中含有多种能促进消化的酶。

橙汁
富含维生素C及生物类黄酮，有助于预防静脉曲张。

亚麻籽
ω-3脂肪酸的良好来源，并有缓解便秘的作用。

燕麦饼
含有缓释碳水化合物，易被人体消化且有助于平衡血糖。

午餐：补充多种营养

午餐是为孕妇及宝宝补充高蛋白营养食品的良好时机。鸡肉中的B族维生素有助于缓解身体压力、释放能量及合成DHA。下面这款午餐菜肴包含了炒鸡肉（肉块外部包裹辣味椰子碎）以及热带水果沙拉。

制作方法

2汤匙烤椰子、生姜碎和肉桂各1茶匙、少许肉豆蔻以及半个柠檬皮，全部放入大塑料食品袋中，混合均匀制成辣味椰子碎。1块鸡胸肉切条，之前调好的辣味椰子碎包裹在鸡肉外部，用橄榄油翻炒3~4分钟。将炒好的鸡肉与沙拉混合，加入柠檬汁调味即可。

生姜
缓解恶心的最佳天然食品之一，同时还能促进消化。

鳄梨（牛油果）
富含ω脂肪酸、维生素K以及纤维素。

椰子
含有锰元素及维持身体健康必需的多种脂肪酸。

芝麻菜
叶酸和多种抗氧化植物营养素的来源。

鸡肉
鸡肉中的蛋白质和色氨酸有助于缓解身体压力。

杧果
含有多种益生元及纤维素、维生素B_6和维生素C。

晚餐：

营养丰富又易于消化的甘薯是晚餐的优秀选择。下面这款菜肴是甘薯与茄子及甜椒的完美搭配。它们均含有丰富的植物营养素，有助于新生细胞的健康发育。

希腊蔬菜茄盒（p278）

奶酪
钙元素的优质来源，能够构建强壮的骨骼、牙齿、肌肉以及神经系统。

茄子
茄子皮中的花青素有助于促进大脑细胞发育。

红甜椒
含有有益心脏及眼睛健康的多种类胡萝卜素。

甘薯
富含多种营养元素，具有抗氧化、抑制炎症以及调节血糖的功效。

小胡瓜
含有丰富的B族维生素，包括叶酸。

推荐食谱

♡ 心脏与血液循环系统

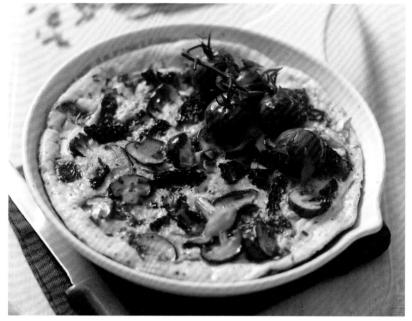

罗勒羊肚菌蛋饼 p236

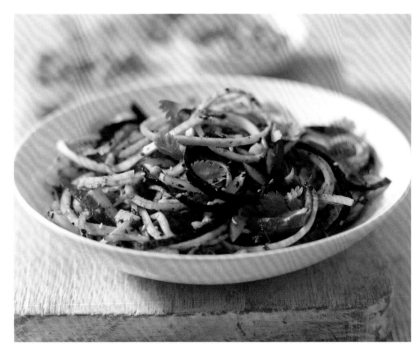

风味蔬菜面 p246

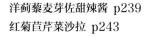
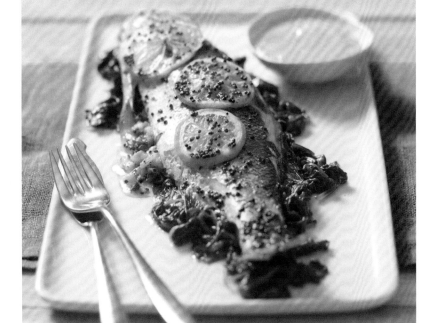

葡萄酒烤海鲈鱼配菠菜 p250

排毒

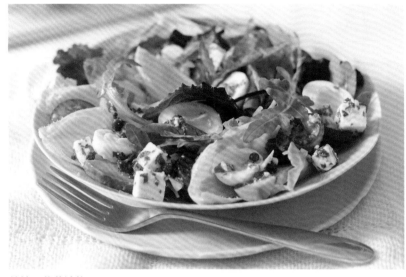

🔅 免疫支持

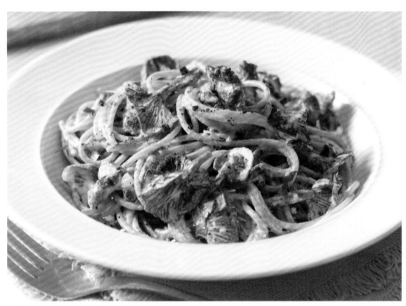

辣椒鸡油菌配意大利面 p267

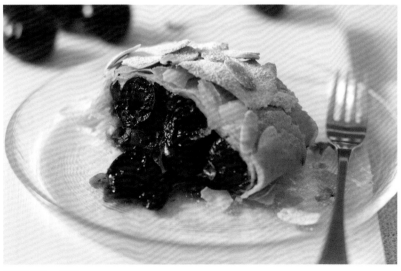

樱桃馅饼 p293

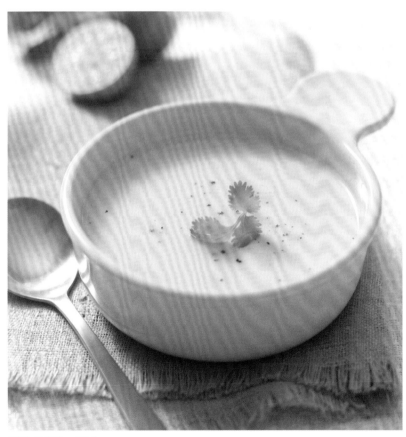

椰香南瓜汤 p219

红酒烩鹿肉配蔓越莓 p270

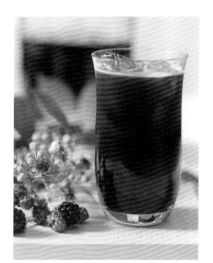

黑莓柠檬水 p306

BREAKFASTS
早餐

　　不要忽略一天当中**最重要的一餐**。包含新鲜水果、全谷物及高品质蛋白质食品、具有**平衡及维持能量**功效的早餐，能为人体全天**保持良好体力和精力**打下坚实的基础。

黑莓荞麦杏仁乳

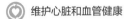 维护心脏和血管健康　　 含有缓释糖类　　 缓解经期不适　　 易消化、不含麸质

　　这是一款富含抗氧化物质、简单快捷的粥类食品。黑莓和荞麦均具有保护心脏、降低胆固醇含量及止血的作用。这说明它们有助于降低血液流速，很适合月经期间血量过大的女性食用。同时，这款粥也有助于维护男性前列腺健康。

4人份

8汤匙荞麦谷粒
1升杏仁乳
一大撮盐
4茶匙香草精
400克黑莓

1. 烤制荞麦前先将烤箱预热至180℃。把荞麦谷粒平铺在烤盘中（保持浅浅的一层），放入烤箱烤至色泽金黄。烤制期间注意适时摇晃烤盘，防止荞麦谷粒过熟。烤好后取出备用。

2. 取一把烤好的荞麦谷粒用咖啡研磨机或食品处理器或搅拌机快速磨成荞麦粉。对剩下的荞麦谷粒做同样的处理。将杏仁乳倒在小平底锅中以小火加热。用汤匙加入荞麦粉、盐以及香草精，彻底搅拌至汤汁顺滑后关火。冷却5分钟，可根据个人口味再加入适量杏仁乳。

3. 同时，将黑莓用干净的食品处理器或搅拌机搅拌成柔滑的黑莓酱。

4. 将燕麦杏仁乳倒入4个碗中，再加入黑莓酱即可。

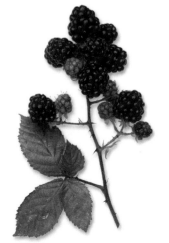

黑莓（p30）中的营养元素会随保存时间的延长而大量流失，因此应选用新鲜黑莓。黑莓含有能预防心脏疾病的水杨酸。

荞麦薄煎饼佐鲜浆果酱

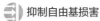

软化血管　　　维护消化道健康　　　抑制自由基损害

　　这款富含多种抗氧化成分的早餐菜品有助于维护心脏健康。其含有丰富的纤维素及具有抑菌功效的温补香辛料——肉桂。为了获取更多营养，可以自己尝试磨制面粉（方法见下方小贴士），选取生荞麦或烤制后的荞麦谷粒均可。另外，覆盆子、蔓越莓和蓝莓都是制作浆果酱的理想食材，将它们单独使用或混合搭配均可。

4~6人份

175克新鲜浆果，如覆盆子、蔓越莓和蓝莓
225克有机荞麦粉
1茶匙发酵粉
1/4茶匙肉桂（桂皮）或1/2茶匙肉桂粉
少许盐
275毫升米浆（或牛奶）
1个鸡蛋（选取体积较大的鸡蛋）
1~2汤匙酥油
3汤匙枫糖浆

1. 将新鲜浆果放入食品处理器或搅拌机搅拌至口感顺滑（避免使用蓝莓酱。蓝莓酱与其他浆果混合搅拌时，其味道会被全部掩盖）。如果不希望果酱里含有浆果籽，可用细筛进行过滤。果酱做好后放置一边待用，开始制作薄煎饼。

2. 将荞麦粉、发酵粉、肉桂粉及盐放在碗里混合均匀。另取一个碗，加入米浆和鸡蛋打散调匀。缓慢地将蛋液倒入干粉中不断搅拌，调制成柔滑的面糊。

3. 加热平底锅，在锅底及锅边抹上酥油。倒入适量面糊形成一个薄煎饼，煎2~3分钟后翻面，以相同的方法继续煎另一面。将薄煎饼堆叠在盘中，底下放置一碗热开水以保持薄煎饼的热度。重复以上步骤直至将所有的面糊烹制完。

4. 将新鲜蓝莓（如果有的话）拌入浆果酱。在薄煎饼上淋适量枫糖浆，搭配浆果酱即可食用。

小贴士： 一旦谷物被磨制，其营养元素会快速流失，因此自己磨制面粉是更加健康的选择。同时，全谷物的保存期限也比面粉更长（购买后谷物的保存时间能达到一年）。荞麦的颗粒较软（外壳和麸皮已被去除），因此非常容易磨制成粉。直接将适量荞麦放入咖啡研磨机（或使用研磨效果更好的食品处理器或搅拌机）研磨即可。

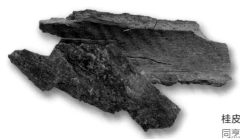

桂皮是一种具有辛辣味道的香料，其功效同烹饪用肉桂（锡兰肉桂）类似。

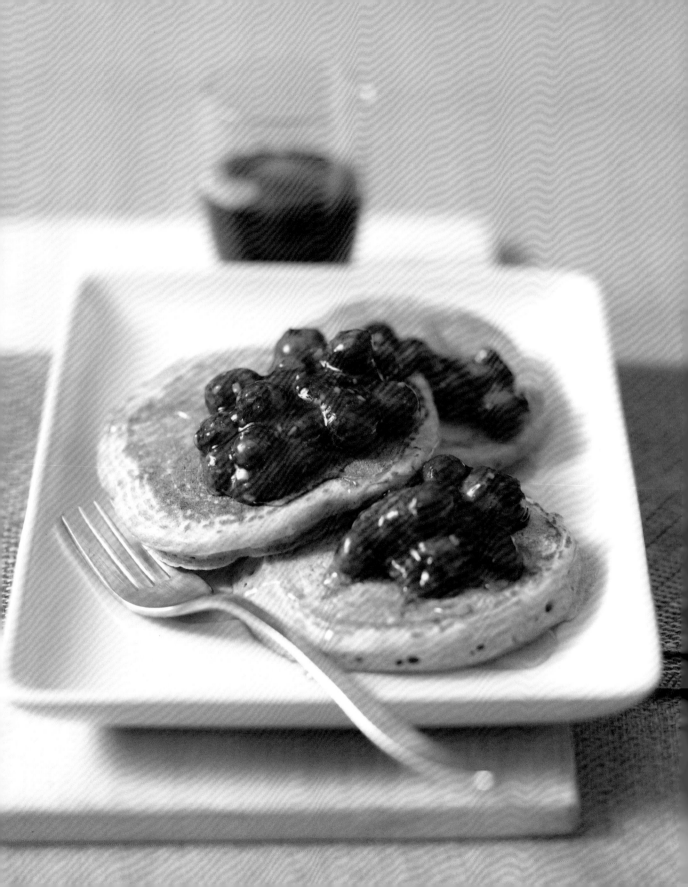

牛至奶酪方

 增强人体活力　　　 润肠　　　🤚 缓解皮肤干痒

　　这款美味的奶酪面包方是早餐或午餐的重头戏。菲达（feta）奶酪和黑芝麻能为人体补充能量、润滑肠道并促进消化。同时，芝麻对缓解皮肤干痒特别有效，加入少许牛至还能够激发食欲。这款面包趁热食用更加美味。

12个
20克新鲜酵母
1汤匙糖
4汤匙橄榄油（再备一些用于煎炸）
200毫升原味酸奶
550克面粉（再备一些作为干粉）
1茶匙盐
油（用于润滑器皿）

酱料
200克菲达奶酪碎
1个鸡蛋（打散成蛋液）
1茶匙干牛至
1汤匙黑芝麻

1. 在200毫升温水中加入酵母和糖，搅拌溶解后加入橄榄油及酸奶继续搅拌，制成酵母溶液备用。

2. 将面粉和盐混合过筛后放入大碗，并在面粉中间留一个凹陷。将酵母溶液缓慢倒入面粉中，用木勺进行搅拌。

3. 将面团取出，放置在已撒上一层面粉的料理台上揉面。揉好的面团放回大碗中，表面盖上一块干净的布。将大碗放置在温暖的地方待面团发酵（等待大约1小时，面团体积是最初的2倍即可）。

4. 制作馅料。另取一个碗，放入菲达奶酪、鸡蛋液、牛至和黑芝麻搅拌成酱。

5. 将发好的面团取出，揉至表面光滑后分为12等份。取一份面团擀成薄面皮，取1茶匙酱料抹在面皮上。

6. 将面皮叠成正方形：将最靠近自己的面皮提起向中间折叠。再将对面方向的面皮向中间折叠，与之前折叠好的对齐成为一个矩形。接着用相同步骤分别折叠左边和右边的面皮，使四个折叠角在面皮中间相会。之后将面皮对半折叠成正方形即可。用擀面杖轻柔地将方面饼擀平，使所有的面层合为一体。

7. 将剩下的11个面团按相同步骤全部制作为方面饼。将所有面饼平铺在托盘中，移至温暖的地方放置15~20分钟，等待面饼再次发酵。

8. 在煎锅中倒入少许橄榄油，加热后放入面饼，中火煎2~3分钟直至面饼两面均为金黄色。将煎好的面饼放置在厨房用纸上吸除多余油分。趁热食用。

黑加仑思慕雪

 维护消化道健康　　 缓解疲劳　　 增强免疫系统　　保护心脏及血管健康

　　黑醋栗含有丰富的维生素C和抗氧化物质，能有效改善肠道问题，清除血液和肝脏中的毒素及多余脂肪，并且有助于恢复精力、缓解疲劳。另外，亚麻籽、麻籽和奇亚籽富含ω-3脂肪酸及可溶性纤维素，有助于维护肠道和心血管系统健康。

2人份
1汤匙亚麻籽
200克黑醋栗
2汤匙麻籽
1汤匙奇亚籽
1茶匙蜂蜜

1. 将亚麻籽放入搅拌机或食品处理器研磨成粗粒。
2. 在搅拌机或食品处理器中加入黑醋栗、麻籽、奇亚籽和蜂蜜，继续搅拌至口感柔滑。根据个人口味加入适量水，最后倒入两个高脚玻璃杯中即可，需尽快饮用。

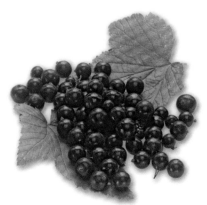

黑醋栗（p31）含有丰富的维生素C，有助于增强人体免疫系统。

水煮荷包蛋配奶油菠菜

 补充铁元素、缓解疲劳　　 维护心脏及血管健康　　 改善睡眠质量

　　有机散养蛋是一种高品质的食材。为了保留鸡蛋完整的营养成分，其适合烹制成水煮荷包蛋或白煮蛋。传统认为蛋黄有益肝脏、心脏和肾脏等器官，同时含有能预防心脏疾病的抗氧化成分——氨基酸。食用蛋类食品还有助于缓解贫血、腹泻或便秘，甚至可以帮助改善失眠。

4人份

1汤匙橄榄油

4根小葱（切碎）

1根辣椒（去籽并切碎）

1茶匙姜黄粉

2个蒜瓣（压碎）

4汤匙椰奶油

200克菠菜（切碎）

盐和现磨黑胡椒碎

1汤匙白葡萄酒醋

4个鸡蛋（或鸭蛋）

4片全麦土司（或适量熟小米）

少许香菜叶（可选；切碎，用于点缀）

1. 在小平底锅中放入一汤匙橄榄油和清水，加热后放入小葱和辣椒碎，小火炒至食材变软。加入姜黄粉、蒜和椰奶油搅拌均匀，煮开后放入菠菜。继续搅拌加热直到菠菜熟软时关火。撒入少许盐和黑胡椒粉。

2. 取一个较宽的浅平底锅，倒入适量水加热至底部出现小气泡（放入鸡蛋时水不能沸腾）后倒入适量醋，有助于防止鸡蛋中的蛋白质被破坏（醋中的酸在这里起到凝固剂的作用）。用勺子旋转搅动锅内的水，可使鸡蛋保持在锅中央。往锅内打入鸡蛋，小火煮约3分钟。

3. 在每个盘子上放一片全麦土司，或用熟小米填在烹饪模具中制成2厘米高的圆饼。用勺子在上方摆放菠菜，移走模具（若使用）。将水煮荷包蛋放置于最上方，撒一些香菜叶并用少许黑胡椒调味，尽快食用。

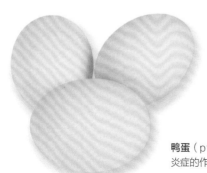

鸭蛋（p143）传统认为鸭蛋性凉并具有抑制肺部炎症的作用，常用于缓解哮喘、干咳及咽喉不适。

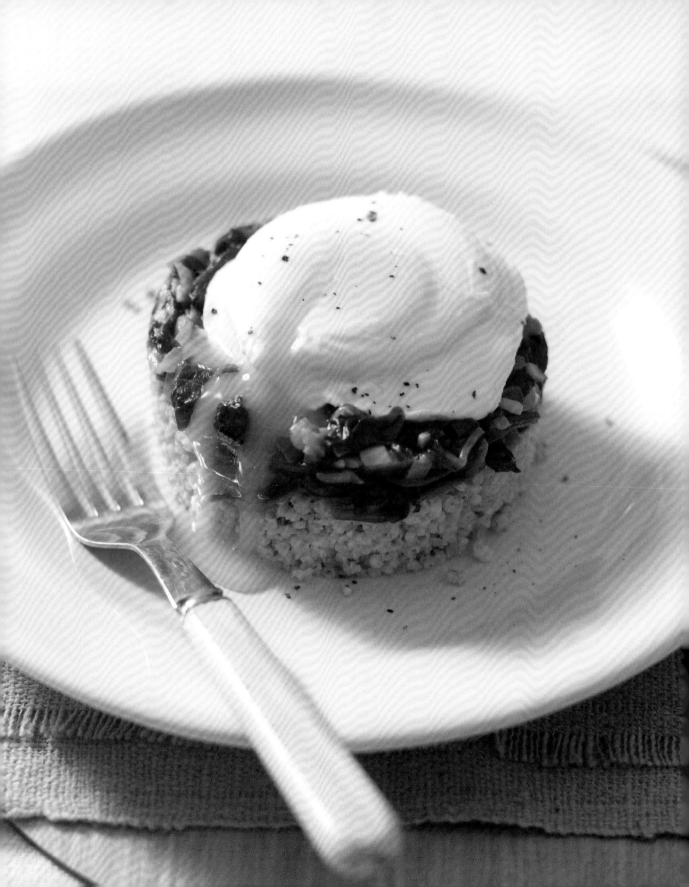

煎鹌鹑蛋配黑麦面包

 补充能量　　　　　提升幸福感

　　这款早餐是寒冷冬季早晨的理想选择。中国传统医学认为，鹌鹑蛋是一种能为人体提供能量的优秀食品。在这款菜品中搭配了多种温性食材：甜椒、辣椒、大蒜及小香葱。这款早餐非常适合久病、手术及分娩后需要恢复体力的人群食用。

4～6人份
2汤匙橄榄油
1个洋葱（选取个头较小的，切碎）
半根辣椒（切碎）
1个较大的黄甜椒（去籽后切碎，去皮或不去皮均可）
2个较大的番茄（切成小块，去皮或不去皮均可）
1个蒜瓣（压碎）
盐和现磨胡椒粉
6片黑麦面包
1汤匙酥油或澄清黄油
6个鹌鹑蛋
1汤匙小香葱碎

1. 将橄榄油倒入中等大小的炖锅加热，放入洋葱和辣椒，中火翻炒2～3分钟直至洋葱变软。再放入番茄、蒜及2汤匙清水，小火慢煮直到汤汁浓稠即可关火。撒少许盐和黑胡椒调味。

2. 利用烤面包机加热黑麦面包。同时，在平底煎锅中放入酥油，加热后煎鹌鹑蛋。煎至蛋白凝固而蛋黄较嫩时即可关火。

3. 将黑麦面包放在4～6个热盘子中，每片面包上放一勺蔬菜酱及一个鹌鹑蛋。最后用小香葱碎装饰，趁热食用。

亚麻籽开菲尔奶糊佐浆果酱

 抑制炎症　　　　 增强人体循环系统　　　　 提升幸福感

　　这款早餐中的亚麻籽油具有抑制炎症的功效并富含ω-3脂肪酸，是布纬食疗（Budwig Diet，这种西方食疗法能对抗现代饮食中大量不健康脂肪造成的多种问题）中的一种重要食材。这款菜品可用于改善和预防心脏疾病、糖尿病、关节炎，甚至癌症。同时，含有丰富有益菌的开菲尔奶酪有助于增强免疫力。

2人份
4汤匙亚麻籽
6汤匙有机开菲尔奶酪（p332）或农夫奶酪、夸克奶酪
6汤匙亚麻籽油
约250克口感柔和的浆果

1. 将亚麻籽放入食品处理器或搅拌机中研磨为粗粒。

2. 在食品处理器或搅拌机中加入开菲尔奶酪和亚麻籽油，继续搅拌直至混合均匀。分别倒在两个碗中。

3. 将所有浆果放入食品处理器或搅拌机，搅拌至口感顺滑。将浆果酱舀在开菲尔奶酪糊上，即可食用。

藜麦小米芽粥配蜜饯

 促进肠蠕动　　 平衡代谢　　 维护肝脏功能　　 降低心脏疾病发病率

　　李子常用于缓解糖尿病及肝脏问题，煮李子也可改善便秘。同时，小米和藜麦有助于代谢平衡。尽管小米是最易消化的谷物之一，但将其发芽能更加利于人体吸收，从而使人体获取更多的营养成分。

4人份

4汤匙藜麦芽
4汤匙小米芽
450毫升有机米浆
12个紫色李子（对半切开去核）
1小根肉桂枝（可选）

1. 在小炖锅中倒入米浆，放入藜麦芽和小米芽，中火加热。煮沸后转小火炖10~12分钟。
2. 同时将李子和肉桂枝（可选）放在另一个平底锅内，倒入清水没过李子。小火炖10~12分钟，成为蜜饯李子。
3. 取出并丢弃肉桂枝。将藜麦小米芽粥倒入4个碗内，每碗舀一勺蜜饯李子即可食用。

雪梨小米粥

 平衡体内酸碱度　　 缓解呕吐及腹泻　　 维护肾功能　　 缓解孕吐

　　这款菜谱包含能舒缓脾胃的小米、清热润燥的梨、增强脑力的豆蔻籽以及补充人体能量的开心果，是一款非常适合酸毒症（体内酸过量）人群食用的早餐食品，当然也适合普通人全天食用。同时也适合在排毒食疗计划初期食用。

4人份

500克小米
少许盐
3个梨（去皮、去核并切片）
1汤匙葡萄干
1/4茶匙豆蔻籽
1汤匙葛根粉（一种产于亚洲的天然增稠剂）或面粉、玉米淀粉
1茶匙香草精
2汤匙枫糖浆
1汤匙开心果碎

1. 将小米洗净后彻底沥干，倒入炒锅，中火干炒出香味。
2. 在中等大小的炖锅中加入750毫升清水煮开。放入炒好的小米和盐，转小火煮10分钟。
3. 在炖锅中放入梨片、葡萄干及豆蔻籽，继续用小火煮15分钟。
4. 将葛根粉用2汤匙清水溶解后倒在小米粥内。加入香草精，持续搅拌至小米粥变稠后关火。倒入4个碗内，分别淋上枫糖浆并撒上开心果即可食用。

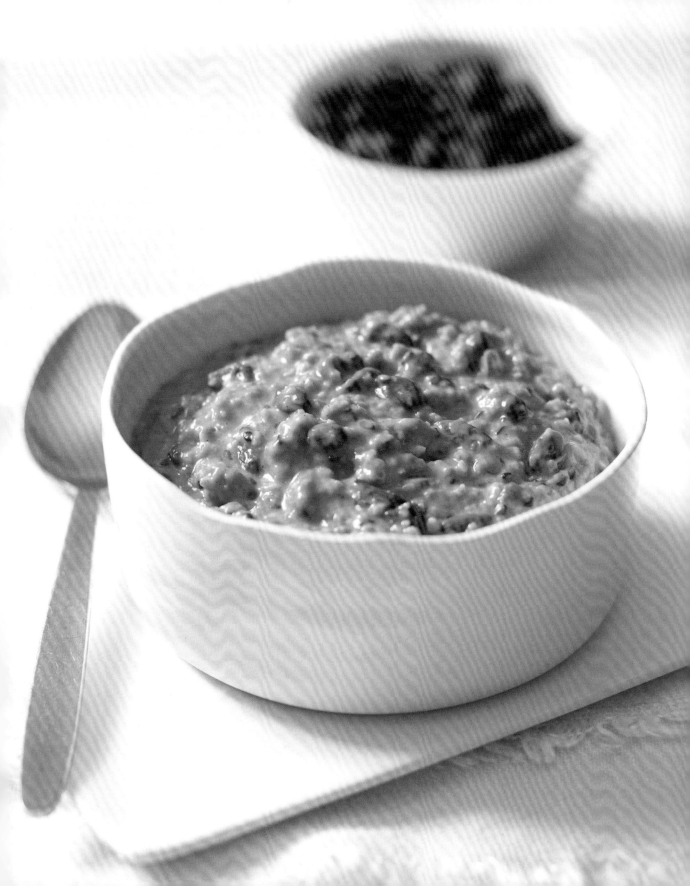

枸杞燕麦粥

 易消化　　　 补充能量　　　　提升幸福感

燕麦和枸杞含有丰富的缓释能量及纤维素，且均有助于维护神经系统健康。它们也被认为是天然的镇静剂，能有效舒缓神经、改善情绪低落。另外，这款粥还加入了具有温补特性的肉桂和黑芝麻，特别适合缓解疲劳或在疾病康复期食用。

4人份

黄油（用于润滑器皿）
225克中等大小燕麦片，或煮粥用燕麦
700毫升米浆或牛奶
1汤匙枫糖浆
25克枸杞
1茶匙肉桂粉
60克葵花籽
25克黑芝麻
少许盐

1. 将烤箱预热至190℃。在玻璃或陶瓷耐热盆内壁均匀涂上黄油。将所有食材放入盆中混合均匀，烘烤30分钟。等待15分钟，打开烤箱检查并搅拌，若粥质太稠或凝固需加入适量热水或牛奶稀释。
2. 将燕麦粥从烤箱取出，分为4碗。与一小壶热牛奶搭配食用。

甜杏粥

 降低胆固醇　　 美容养颜、增强发质　　 补充经期铁元素流失　　 平衡血糖

　　这款方便快捷的粥品含有丰富的铁元素，有助于人体合成血红细胞，为身体输送更多氧气，从而维护心脏、皮肤、头发等全身各个器官组织的总体健康。同时，这款粥还能补充女性月经期间流失的铁元素。如果不想提前一晚准备和浸泡杏仁，可直接将干杏仁碾碎或购买杏仁乳。

4人份
125克生杏仁
1茶匙香草精
12个甜杏（对半切开去核）
2汤匙枫糖浆
2汤匙奇亚籽
2汤匙亚麻籽（捣碎）

1. 将杏仁清洗干净后放入碗中，倒入2倍清水没过杏仁（可使杏仁吸水膨胀并保持湿润）。浸泡一整夜。

2. 将杏仁过滤掉水，再次清洗后放入搅拌机或食品处理器。加入500毫升清水和香草精，搅拌成乳状液体。

3. 使用细筛过滤，将杏仁渣留在筛中沥干，杏仁乳待用。

4. 取中等大小炖锅，倒入少量水没过锅底。加入甜杏以中高火加热15～20分钟直至果肉变软，根据需要可再倒入少量水。当甜杏的果肉柔软但未成糊状时，即可加入枫糖浆，搅拌均匀后关火。

5. 每碗分别放入杏仁渣2汤匙、奇亚籽和亚麻籽碎各半汤匙，摆上甜杏并淋适量枫糖浆。食用前倒入少许杏仁乳。

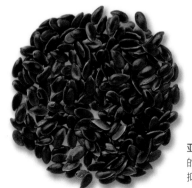

亚麻籽（p95）是可溶性纤维素的优质来源，有助于平衡血糖、抑制饥饿感的产生。

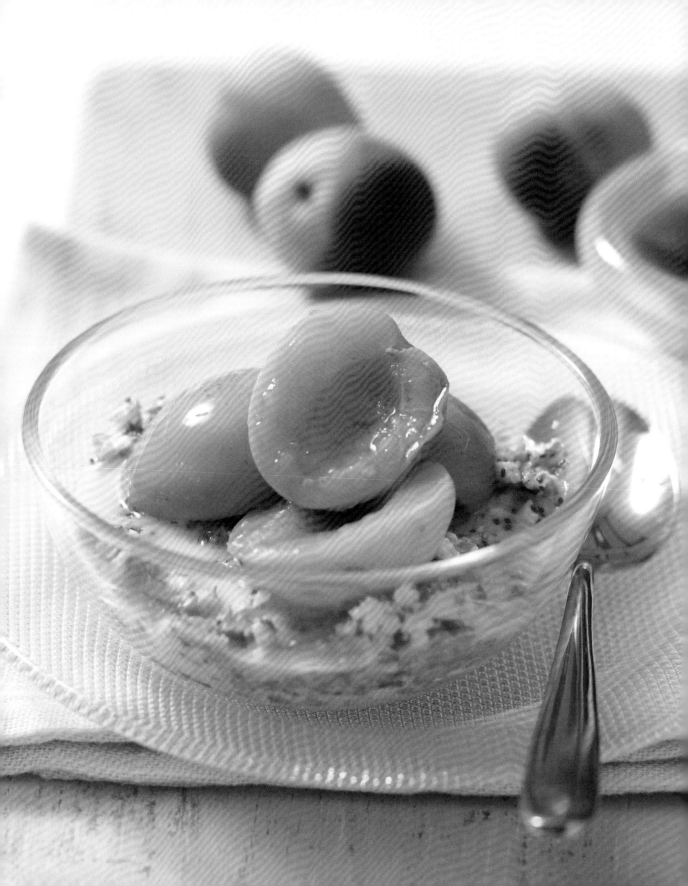

梅干大麦饭

 补充能量 缓解便秘 维持水平衡 降低心脏疾病发病率

这款大麦饭能为人体"瞬间"补充能量，可以在晚上睡前制作，第二天早晨即可食用，从而开启美好的一天。传统民间医学中，人们常用大麦来缓解泌尿系统的多种非特异性炎症。搭配梅干食用，有助于促进肠蠕动及平稳血压。

4人份
125克烘焙大麦
2茶匙香草精
60克软梅干（切碎）
4汤匙枫糖浆
4汤匙烤南瓜籽

1. 将烘焙大麦倒入一个大广口瓶（容量大致为750毫升～1升，可容纳浸泡后体积增加3倍的大麦谷粒）。加入香草精并倒入400毫升开水没过大麦。静置一整夜。

2. 第二天早晨，将浸泡后的大麦放入大碗中与软梅干混合均匀。分为四份，淋上枫糖浆并撒上烤南瓜籽即可食用。

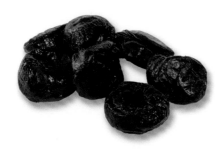

梅干（P24）被认为能够促进肠蠕动，同时其富含的纤维素还有助于维持血糖平衡。

藏红花米饭

⊙ 增强体内循环系统　　　◉ 预防老年性视力减退　　　◯ 增强记忆力、提升幸福感

　　这款食物常是佛教徒新年早晨的第一餐，以表示对新一年的希望与期盼。藏红花和豆蔻的搭配能增强记忆力、预防老年性黄斑变性、加强血液循环并提升幸福感。

4～6人份

150克茉莉香米，或巴斯马蒂
（basmati）香米
少许盐
5厘米肉桂枝
4汤匙牛奶
少许藏红花
2汤匙澄清黄油
1汤匙红糖
半茶匙豆蔻荚（碾成粉）
1个橙子皮
1汤匙葡萄干
3汤匙开心果（作为装饰）
2汤匙杏仁片

1. 用流动的凉水清洗大米后放置于碗中，倒入适量水没过大米，浸泡30分钟。

2. 倒掉浸泡水，将大米放入中等大小的炖锅中，加入300毫升清水、少许盐及肉桂枝。加热煮开后转小火煮10～12分钟。

3. 煮米的同时另取一个炖锅，放入藏红花和牛奶小火煮至温热。加入澄清黄油和糖搅拌至糖粒全部溶解，再放入豆蔻粉及橙皮小火继续加热2～3分钟。

4. 准备一个中等大小的厚底炖锅，放入葡萄干以中火焙1～2分钟取出待用。锅中再次加入开心果碎，干炒至色泽金黄，也取出待用。

5. 待米饭煮熟、锅中水分全部被吸收后，加入葡萄干和开心果碎搅拌均匀。倒入藏红花牛奶，混合后以小火继续加热1～2分钟，直至米饭染上藏红花的颜色并散发出香气即可。

6. 将藏红花饭盛在小碗中，堆成小山的形状以象征新一年的繁荣。食用时可在饭上撒少许开心果碎。

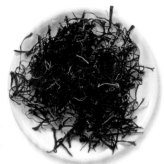

藏红花丝（p119）被认为具有激发和提升情绪的功效，因而在传统医学中有很长的使用历史。

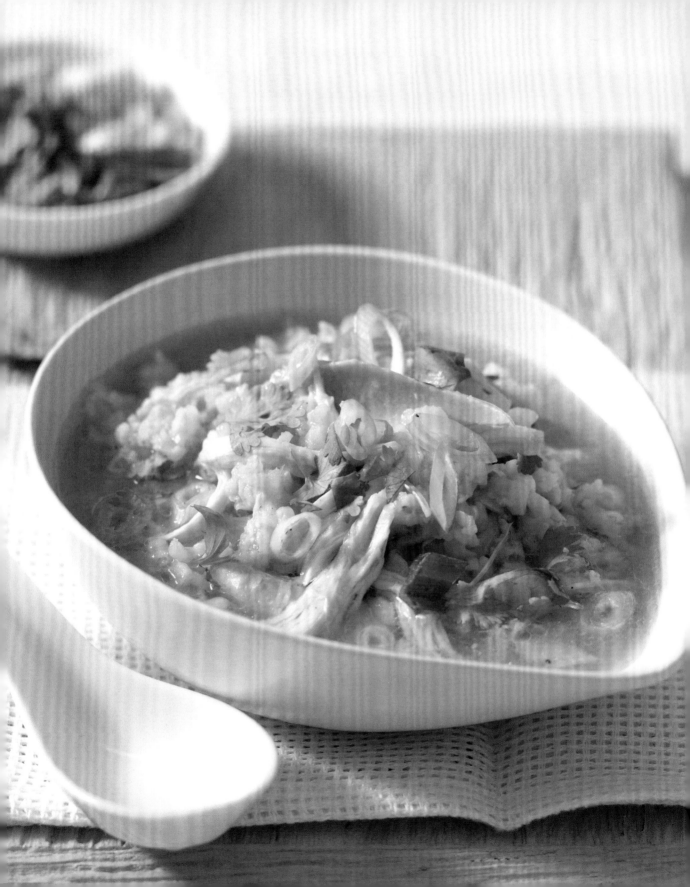

温补鸡肉粥

 缓解胃部不适　　 补充能量

　　粥是一种柔软且富含营养的食品，非常适合胃部不适、疲惫和生病的人群食用。传统中国粥的烹制时间不少于6个小时，并需要经常搅动以防止粘锅。下面这款鸡肉粥经过调整，烹煮所需时间已缩短了一半以上。

4~6人份
1只有机散养鸡，约1.5千克
200克长粒米或巴斯马蒂糙米
5厘米新鲜生姜（切为姜末）
1汤匙日本酱油
1汤匙芝麻油
海盐和现磨黑胡椒碎
2汤匙小香葱碎（用于点缀）
2汤匙切碎的香菜叶（用于点缀）

1. 将鸡肉、米和姜末放入带盖的大厚底炖锅中，加清水至没过所有食材。加热至沸腾，转小火煮1.5~3小时，或煮至鸡肉和骨头分开且米粒柔软。炖煮期间可根据实际情况适量加水以防止煮干。但加水不要过量，这款鸡肉粥应为浓稠的羹状。

2. 关火后将鸡取出，小心分离骨头和鸡肉。将鸡肉切丝放回入锅中，加入日本酱油、芝麻油、海盐和黑胡椒粉调味并搅拌均匀。

3. 将粥分别倒入4个碗中，撒少许小香葱碎和香菜碎点缀即可食用。

小贴士：这里所使用的酱油不含（或少含）小麦，对于需要避免摄入过多麸质的人群是不错的选择。

SNACKS
小食

为什么我们要在高热量零食上浪费时间？以下这些**营养丰富**的小食非常适合作为日常正餐外的小食来**满足你**。当然，它们也可以作为美味的配菜来丰富我们的餐桌。

不丹辣椒配番茄

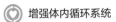 增强体内循环系统　　 促进消化　　 增强免疫力

　　这是一款有名的不丹小吃。其将具有多种治疗功效的辣椒、洋葱、大蒜、香菜和番茄混合在一起，烹制成为具有促进血液循环、增强消化系统功能的小菜。同时，这款菜品也非常适合在冬季食用以增强人体免疫力。这里所使用的体型较大的辣椒并没有其他小型辣椒那么辣，如果希望辣度更温和一些，可将辣椒替换为甜椒。

4人份

3个大番茄
5个较大的红色辣椒（去籽并切碎）
5个较大的绿色辣椒（去籽并切碎）
1个大洋葱（切碎）
3个蒜瓣（压碎）
少许香菜叶（大致切碎）
半个青柠取汁
1汤匙初榨橄榄油
盐和现磨黑胡椒碎

1. 用锋利的小刀在每个番茄顶部画十字，将其放在盛有开水的碗中烫20秒。用勺舀出，待其冷却后剥掉番茄皮并将果肉切碎，放入大碗中备用。

2. 在大碗中加入辣椒末、洋葱末、蒜、香菜碎和青柠汁，倒入橄榄油，充分搅拌均匀。最后用盐和黑胡椒调味即可。食用时可搭配不丹卷心菜包（p235），或作为其他小食的配餐辣椒酱。

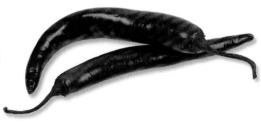

辣椒（p56）含有多种抗氧化成分和抗炎物质，有助于降低胆固醇、平衡血糖。

香菜鹰嘴豆泥

 缓解便秘　　　 平衡血糖　　　 排毒

　　鹰嘴豆泥中富含纤维素的鹰嘴豆有助于维护肠道健康，同时这道小吃中的芝麻也有滋补功效。为了获取最佳口感及最有效的抗氧化作用，需选取深色品种的干鹰嘴豆，并在烹制之前用水浸泡；或者也可直接使用鹰嘴豆罐头。制作时未用完的蒜酱可以倒入一些橄榄油使酱与空气隔绝，储存在密封的罐子中，冷藏保存并在2周内使用完毕。

制作450克

400克鹰嘴豆（洗净煮熟并沥干）或
400克罐头鹰嘴豆（洗净并沥干）
3汤匙黑芝麻酱
半个柠檬取汁
1茶匙香菜籽（碾碎成粉）
半茶匙烟熏红灯笼椒粉
1汤匙初榨橄榄油
盐和现磨黑胡椒碎
2茶匙黑芝麻（可用白芝麻代替）
1汤匙石榴籽（用于点缀）
少许香菜叶（切碎，用于点缀，可选）

制作蒜酱

2瓣大蒜（选取个头较大的，去掉外皮
留下蒜瓣）
120毫升橄榄油
1汤匙白葡萄酒
半茶匙百里香叶（切碎）
半茶匙迷迭香叶（切碎）

1. 将烤箱预热至170℃。制作蒜泥：将所有蒜瓣放在一个小烤盘中，加入橄榄油、白葡萄酒、百里香和迷迭香，用盖子或铝箔纸覆盖烤盘。放入烤箱烘烤40分钟直至蒜瓣变软。取出后快速倒入搅拌机或食品处理器搅拌成酱。

2. 制作鹰嘴豆泥：将1茶匙蒜酱和剩下的食材（除了芝麻）全部放入搅拌机或食品处理器中，大致搅拌成粗制酱。加入芝麻，再根据个人口味放入更多盐（或柠檬汁）调味。如果比较干，可倒入少许水稀释。如果希望口感更顺滑一些，可使用手摇式搅拌器进行搅拌工序，并将芝麻与其他食材一同加入。将鹰嘴豆泥盛在碗中，用少许石榴籽和香菜叶点缀。

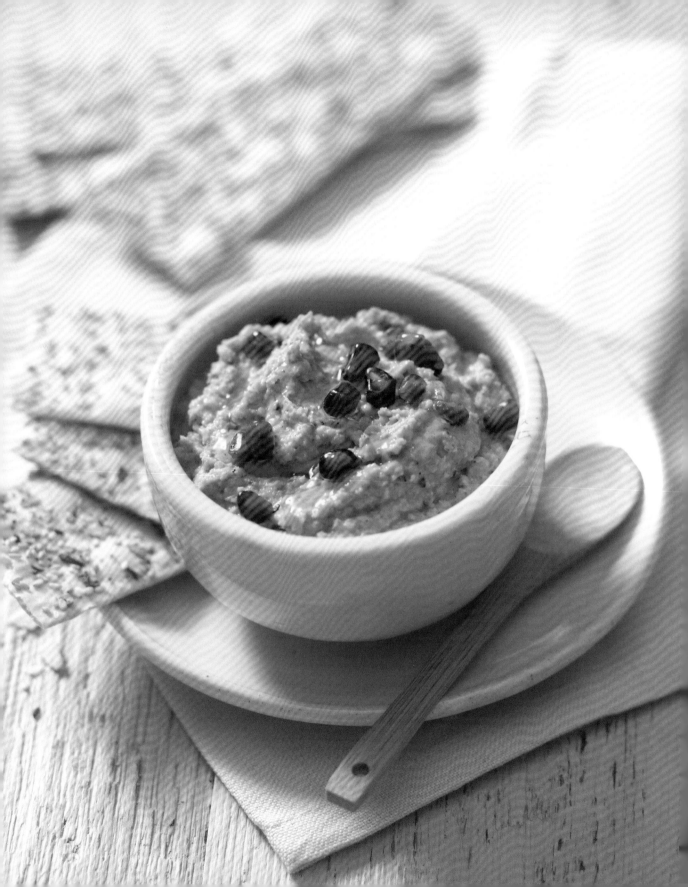

甜椒茄子酱

 排毒　　　 缓解痛经　　　促进消化　　　降低血压

　　这款传统的蘸酱在欧洲东南部十分流行。主要食材为甜椒和茄子，其中茄子有助于促进血液循环、缓解痛经并维持体内水平衡；而红甜椒则具有排毒、降血压及保护心脏的功效。欧洲传统烹制方式是将甜椒和茄子埋在烧烤灰中焖熟。

制作500克

6个红甜椒（选取个头较大的，去蒂）

2个茄子（选取个头较大的，去蒂，若茄子较粗则纵向剖为两半）

120毫升橄榄油

1根红辣椒（去籽并切碎）

1个柠檬取汁

2~3个蒜瓣（剁碎）

盐和现磨黑胡椒碎

2汤匙香菜叶（切碎，用于点缀）

1. 若没有烧烤炉，可使用烤箱烹制。将烤箱预热至230℃，将甜椒和茄子放在烤盘中，放入烤箱烤25~30分钟，直至其表皮起泡并开始变黑。

2. 将甜椒和茄子从烤箱取出，转移到陶瓷碗中。覆盖上保鲜膜，静置一段时间使其汁液析出（同时其表皮也更容易剥掉）。待甜椒和茄子手感不烫时去掉外皮和籽（甜椒去籽、茄子去皮）。将碗中析出的汁液另外保存起来，并将去皮的茄子放在滤器中过滤掉茄子中的多余水分。

3. 用搅拌机或食品处理器将甜椒和茄子快速搅拌成柔滑的酱（根据个人口味也可制成粗制酱）。

4. 取一个大厚底炖锅，放入2~4汤匙橄榄油和之前保留的汁液，中火加热。油热后放入辣椒、甜椒和茄子酱，转小火煨30分钟直至酱汁浓稠。烹煮过程中可根据情况加入少许橄榄油（每次1茶匙）以防止粘锅。待酱汁浓稠后，加入柠檬汁、大蒜、盐和黑胡椒调味后关火。如果需要立即食用，可直接倒入碗中用香菜叶碎点缀即可。甜椒茄子酱可与黑麦面包（p328）搭配作为日常小吃，也可直接作为开胃菜食用。

5. 保存方法：装入经高温消毒的玻璃罐内。倒入1汤匙橄榄油隔绝空气，拧上盖子并贴好标签注明日期。待酱冷却后放入冰箱保存，需在1周内食用完。

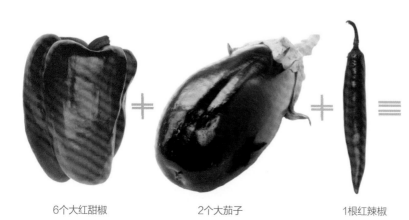

6个大红甜椒　　　2个大茄子　　　1根红辣椒

促进代谢

甜椒和茄子能促进血液循环、缓解痛经和手脚冰凉的症状。

风味茄子酱

 排毒　　　　　　　缓解痛经　　　　　　利尿

　　茄子含有的丰富膳食纤维有助于排出血液中的毒素。同时，茄子能缓解女性月经期间和经前的各种不适症状。另外，富含脂肪酸的玫瑰茴香籽油（p333）使这道美味成为腹绞痛和易水肿人群的理想选择。根据个人口味，这款酱可以与甜椒茄子酱配合在一起作为开胃菜的一部分。

作为开胃菜蘸酱：4~6人份

3~4个茄子（选取个头较大的茄子，总质量大约1千克）
1个洋葱（中等大小，切碎）
4个蒜瓣（压碎）
半茶匙辣椒碎
1汤匙橄榄油，或玫瑰茴香籽油（p333）
115克酸奶油
2汤匙香菜叶（切碎，用于点缀）

1. 将烤箱预热至180℃。用叉子在茄子表面各处扎出小孔置于烤盘上，将茄子放入烤箱烤1小时直至肉质柔软且表皮起泡。从烤箱取出茄子放在陶瓷碗中，覆盖上保鲜膜，静置使其汁液析出（同时其表皮也更容易剥掉）。待手感不烫时剥去茄子外皮并大致切成小块。使用滤器过滤掉茄子中多余的水分，同时准备好其他食材。进行下一步骤前，将每块茄子再轻柔地压一压以去掉残留的水分（茄子中水含量高会导致酱太稀）。

2. 在炒锅中加入3汤匙水，煮开后加入洋葱碎和蒜，用中火炒3~4分钟直至洋葱半透明并变软，根据实际情况可再加少许水。放入辣椒碎及橄榄油（或玫瑰茴香籽油），混合均匀后倒入搅拌机或食品处理器（如果有手摇式搅拌器，可将烹制好的食材倒入大碗中用手摇式搅拌器搅拌）。再加入茄子和酸奶油混合均匀或搅拌成口感顺滑的茄子酱。

3. 将步骤2倒入碗中，用切碎的香菜叶点缀。这款蘸酱很适合作为开胃菜。可与法式面包、蔬菜沙拉搭配作为午餐，也可与梅尔巴（melba）吐司搭配作为前菜。

核桃冬南瓜块

 提升幸福感   缓解背部疼痛   维护消化系统健康   保持水平衡

　　略带涩味的核桃和具有奶油口感的冬南瓜食用后能提升幸福感、强健骨骼和肌肉，并有助于维护消化道和泌尿系统健康。下面这款小食搭配日本酱油食用能丰富口感，可直接放在蔬菜沙拉中作为一顿4人份的轻食享用。

8~10人份（大约30块）

60克核桃仁（一个核桃分出两个核桃仁）

1个冬南瓜（中等大小，去皮去籽）

2个蒜瓣（切碎）

2汤匙橄榄油

2汤匙日本酱油

1. 数清一共有几个核桃仁，将冬南瓜切为和核桃仁数量相同的小方块，并确保每块的表面能放置一个核桃仁。取一个碗，放入冬南瓜块、核桃仁、蒜末、橄榄油、日本酱油及1汤匙清水，混合均匀后腌1~2小时。

2. 烤箱预热至180℃。将腌好的冬南瓜和核桃仁放在烤盘中，保证每块食材分开摆放。覆盖铝箔，放入烤箱烤20~30分钟。

3. 将冬南瓜块摆放在盘中，每块上方放置一个核桃仁。可与其他饮品搭配作为零食享用。

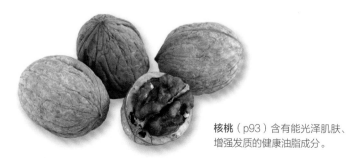

核桃（p93）含有能光泽肌肤、增强发质的健康油脂成分。

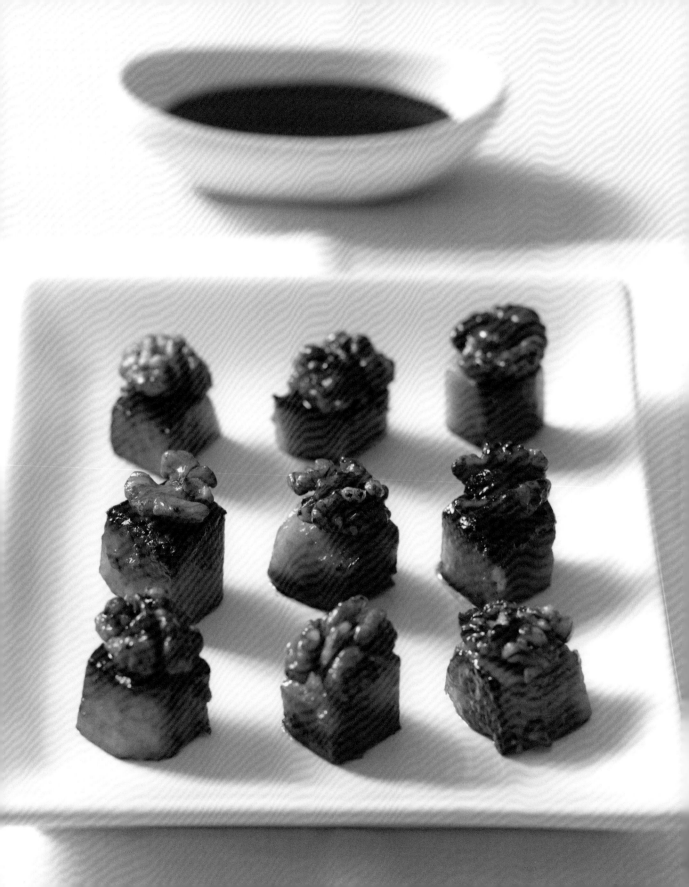

板栗蘑菇卷

 维护膝盖和腰部健康　　 提升幸福感　　 促进消化系统健康

　　这款小食是宴会点心的理想选择，同时也能代替香肠卷供素食者享用。板栗和榛子在传统养生中被认为可以滋补身体，包括强健肌肉和关节。这款小食中的小葱、牛至和欧芹则能为人体补充能量、促进消化系统健康。

制作24个

1汤匙橄榄油（再多准备一些用于润滑器皿）

5根小葱（切碎）

50克榛子（烤熟并切碎）

110克板栗（煮熟、去皮并切碎）

175克白蘑菇（切小块）

盐和现磨黑胡椒碎

1汤匙欧芹叶碎

半茶匙干牛至

350克酥皮

1个鸡蛋（打散）

1. 将烤箱预热至200℃。取中等大小的炖锅加入橄榄油慢慢加热，放入小葱以中火加热至半透明并变软。继续加入榛子、板栗和少许清水混合均匀。

2. 另取一个锅，直接放入蘑菇干炒，持续翻炒以确保蘑菇不被炒焦或粘锅。这个步骤能去除蘑菇中多余的水分并激发其香气。待蘑菇析出的所有水分都蒸发后，将其倒在小葱和坚果锅中。用盐和黑胡椒调味，撒入欧芹、牛至并搅拌均匀。

3. 将酥皮铺至大约5毫米厚，切成3个长条，每个大约7.5厘米宽。将混合好的馅料舀在每条酥皮的中间，四周抹上蛋液后小心卷成香肠的形状，并将酥皮边缘密封好。用锋利的小刀将酥皮卷斜切为8块，分散摆放在抹过橄榄油的烤盘中。放入烤箱烤10分钟或待其色泽金黄即可。可趁热食用，也可作为冷餐。

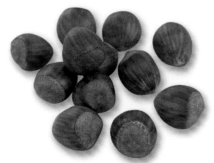

榛子（p93）是生物素和B族维生素的优质来源，有助于强健结缔组织，从而维护人体肌肉骨骼系统健康。

羽衣甘蓝薄脆片

 促进消化系统健康　　 降低胆固醇　　 排毒

　　干燥后的羽衣甘蓝仍能保留鲜艳的色彩。其具有促进人体排毒、降低血液中"不健康"（LDL）胆固醇的功效。同时，羽衣甘蓝中丰富的纤维素还能促进消化、维护肠道系统健康。在叶子上淋少许柠檬汁能提高叶片中植物营养素的浓度。

制作100克

500克羽衣甘蓝（去掉茎部，并将叶子撕成适合入口的大小）
1个柠檬取汁
1汤匙初榨橄榄油
1/4茶匙盐
半茶匙蒜粉

1. 将羽衣甘蓝放在大碗中，拌入柠檬汁后静置30分钟。加入橄榄油、盐和蒜粉混合均匀。

2. 如果家中有食物脱水机，可调至40℃。将脱水片用烘焙纸覆盖后摆放羽衣甘蓝叶，注意叶片不要互相叠压。脱水6~8小时，期间注意给叶片翻面。干燥后保存在密闭的罐子中，并于2天内食用完毕。

3. 如果没有食物脱水机，可将烤箱预热至其最低烘焙温度50℃或者更低。将叶片平铺在大烤盘中并保证不互相重叠。如果叶片一次放不下，可分批烘烤。使用烤箱加热1~2小时或直到叶片干脆即可。烘焙期间需将烤盘前后、上下移动，并可根据实际情况将叶片翻面以确保完全烤干。

小胡瓜薄脆片

 利尿　　　　 维护消化系统健康　　 预防血管损伤

　　小胡瓜和西葫芦相同，具有清热提神的功效，并有着温和的利尿作用。这款薄脆片首先用性质温和、有益心脏健康的香辛料腌制，再脱水干燥为健康美味的小零食。小诀窍是将食材切得越薄越好，从而能加快食材的干燥速度并保证口感酥脆。各类小胡瓜均可制作薄脆片，但口感柔和的黄皮小胡瓜是最佳选择。

制作450克
3个柠檬取汁
3个小胡瓜（中等大小，切成薄片）

制作调味粉
1茶匙香菜籽
1茶匙孜然粒
1/4茶匙姜黄粉
1/4茶匙辣椒粉
1/4茶匙姜粉
1/4茶匙蒜粉
半茶匙喜马拉雅山粉红盐，或海盐

1. 为了增强香料的香气，将香菜籽和孜然粒放入炒锅，以中火干炒出香。用杵和臼捣成粉，与其他调味粉和盐混合均匀。

2. 在大碗中倒入柠檬汁，加入半茶匙调味粉调制成较稀的料水（可根据需要再加入一些柠檬汁）。放入小胡瓜片混合均匀，腌制1小时。

3. 在食物脱水机的干燥片或烤盘上覆盖烘焙纸，摆放小胡瓜片。如果使用脱水机，调至40℃干燥10~12小时，期间注意翻面。

4. 如果使用烤箱，则将烤箱预热至其最低烘焙温度50℃或者更低。烘焙1~2小时或直至小胡瓜片干燥松脆即可，期间注意翻面。保存在密闭的罐子中，并于1周内食用完毕。

什锦蔬菜芽

 增强皮肤健康　　 促进代谢　　🗲 补充能量　　📚 维护消化系统健康

　　这款健康的小食香味浓郁，含有丰富的酶及多种营养成分：各种芽类富含的氨基酸有助于皮肤和细胞再生、为身体补充能量并促进消化，同时也能预防衰老。这款小食需提前准备，因为其中使用的三种类型食材的发芽时间均不相同。

6人份
1汤匙紫苜蓿种子
半汤匙芹菜籽
1汤匙三叶草种子
半汤匙萝卜种子
4汤匙四季豆或普伊扁豆
4汤匙绿豆
2汤匙小米
2汤匙小麦粒
2汤匙藜麦
4汤匙葵花籽

制作调味汁
2汤匙柠檬百里香叶（切碎）
3汤匙烤芝麻
2汤匙橙汁
1汤匙日本酱油
1茶匙蜂蜜

1. 给蔬菜种子、豆类和谷物发芽时，需将其分开放在1~1.2升的广口罐中，用棉布或纱布封住罐口并用橡皮筋固定。换水时无需取掉棉布或纱布，直接倒掉废水加入温水，再用相同的方式倒掉即可。

2. 在装有紫苜蓿种子、芹菜籽、三叶草种子和萝卜种子的罐中倒入温水至半满，置于室温下5小时（避免阳光直射），期间换一次水。倒掉多余水，保持种子直立8~12小时，之后6天内每天换两次水保持湿润。在第7天时，换水后将罐子移至阳光下照射12小时以提高芽中叶绿素的含量。发芽后的体积是最初种子的8倍。

3. 在装有四季豆（普伊扁豆）和绿豆的罐中倒入温水至半满，置于室温下（避免阳光直射）浸泡一整夜后，倒掉多余水，之后3天内每天换两次水保持湿润。豆类芽的体积会比最初增大2~3倍。

4. 在装有小米、小麦粒和藜麦的罐中倒入温水至半满，置于室温下（避免阳光直射）浸泡一整夜。倒掉多余水，之后2天内每天换两次水，或待其长出的小"尾巴"不超过谷粒本身的大小即可。

5. 在装有葵花籽的罐中倒入温水至半满，置于室温下（避免阳光直射）浸泡一整夜。倒掉多余水，之后每6小时换一次水。葵花籽有着细腻的外皮，在其发芽时会自动脱落，而外皮很容易变质并导致葵花籽芽腐烂。因此给葵花籽芽换水时，需将罐口纱布取下，倒入水后尽量把水面漂浮的葵花籽外皮清除干净。葵花籽发芽后静置18小时或直到葵花籽长出5毫米~1厘米的小"尾巴"并且质地脆嫩。

6. 将所有调料混合均匀后倒入小壶。所有芽清洗后沥干水分，依据3种不同类型分别放在独立的碗中：紫苜蓿芽、芹菜芽、三叶草芽和萝卜芽放在第一个碗中；四季豆芽（普伊扁豆芽）和绿豆芽放在第二个碗中；葵花籽芽、小米芽、小麦芽和藜麦芽放在第三个碗中。在每个碗里倒入1/3调味汁，搅拌均匀后即可享用。可自由选择自己喜欢的搭配。

番茄薄脆饼干

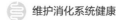

软化血管　　美容养颜、增强发质　　维护消化系统健康

　　这款薄脆饼干能完美替代其他咸味饼干，且富含多种健康营养成分。亚麻籽和番茄有助于促进血液循环、软化血管，同时具有美容养颜、增强头发光泽、柔韧指甲的功效。食用时充分咀嚼能使人体更好地吸收亚麻籽中丰富的健康脂类成分。

制作50块饼干

250克完整亚麻籽
1茶匙干牛至
50克亚麻籽碎
65克番茄干（日晒干燥，未油浸）
300克番茄
盐和现磨黑胡椒碎

1. 称50克完整亚麻籽放入搅拌机或食品处理器，加入牛至搅拌均匀后倒入碗中。番茄干用食品处理器分割成碎块也倒入碗中。加入剩下的完整亚麻籽和亚麻籽碎，混合均匀待用。

2. 将新鲜番茄放入食品处理器搅拌成番茄酱。全部倒在之前的碗中与所有食材混合，用木勺搅拌均匀。

3. 根据个人口味加入适量调味品，静置2~3小时使亚麻籽吸收部分酱汁。当混合物膨胀并柔软干燥时，分为三等份。

4. 将分好的饼干原料薄薄地平铺（厚度为2~4毫米）在三张烘焙纸或脱水硅胶片上。用锋利的小刀在表面切小三角形、正方形或长方形，以决定饼干的大小和形状。

5. 如果家中有食物脱水机，调至45℃干燥6~7小时，期间适当翻面。或者将烤箱预热至其最低烘焙温度50℃或者更低。在薄脆饼干表面再覆盖一层烘焙纸，烘烤2小时后取掉烘焙纸，将饼干翻面，再次烘烤约1小时（或者更长时间）。取出后冷却静置6~7小时，期间可多次翻面使饼干更快干燥。

6. 完全冷却后，沿着之前刻划的切线将饼干分成小块。存放在密闭的容器中，可保存1~2周。

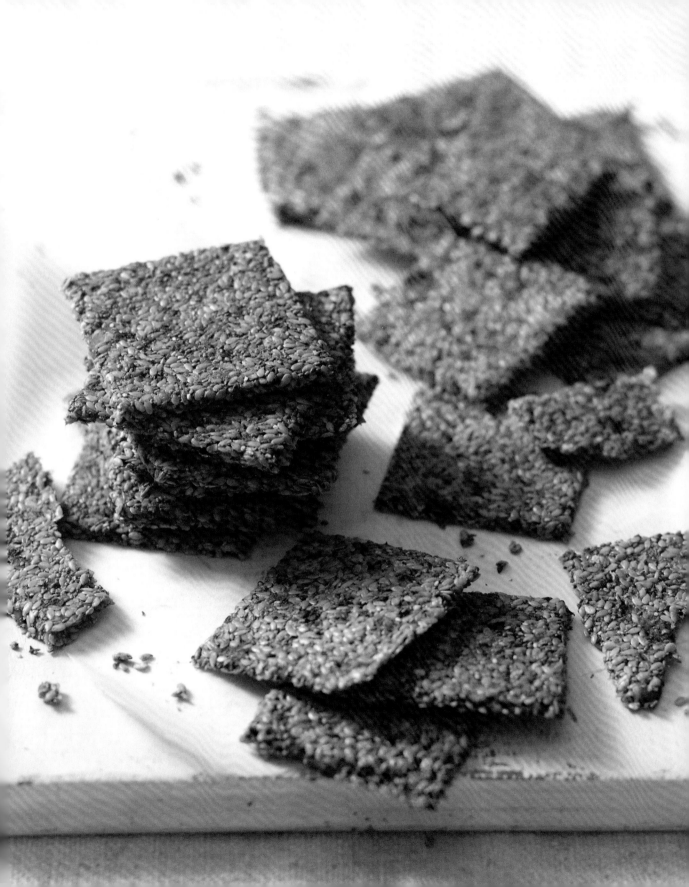

香辣薄脆饼干

 促进肠蠕动　　　　提升幸福感

　　种子中富含能合成能量的蛋白质和维护消化系统健康的纤维素。这款小食中美味的番茄、香辛料和各种香草为亚麻籽、奇亚籽、黑芝麻和白芝麻（也可用香松，即furikake，日本的一种拌饭调味料）增添了更多芳香。将这些种子以低温干燥或烘焙的方式制成"未添加"薄脆饼干能使其保留更多有益营养物质。

制作50块饼干

200克完整亚麻籽

50克亚麻籽碎

50克完整奇亚籽

20克香松（或黑芝麻和白芝麻）

45克番茄干（日光晒干，未油浸）或番茄酱

盐和现磨黑胡椒碎

辣椒碎（用于调味）

1茶匙意大利调味粉（由罗勒、百里香和蒜粉组成）或类似的混合香草

300克番茄

1. 将所有种子和香松放入碗中混合均匀。番茄干（如果使用的话）用食品处理器或搅拌机处理成碎块。将番茄碎或番茄酱与种子混合，用盐、黑胡椒、辣椒碎和混合干香草调味。搅拌均匀后可根据个人口味适量增加某些香辛料或香草调味。

2. 将新鲜番茄放入搅拌机或食品处理器搅拌成番茄酱。全部倒在之前的碗中与所有食材混合，用木勺搅拌均匀。

3. 将所有原料分成三等份，薄薄地平铺（厚度为2~4毫米）在三张烘焙纸或脱水硅胶片上。用锋利的小刀在表面切小三角形、正方形或长方形，以决定饼干的大小和形状。

4. 如果家中有食物脱水机，调至45℃干燥6~7小时，期间适当翻面。如果没有食物脱水机，可将烤箱预热至其最低烘焙温度50℃或者更低。若使用烘焙纸，则需在薄脆饼干表面再覆盖一层烘焙纸。将饼干原料摆放在烘焙纸或脱水硅胶片上，放入烤盘烘烤2小时。取出烤盘，将饼干小心翻面并去掉所有烘焙纸或硅胶片，再次放入烤箱烘烤约1小时（或者更长时间）。取出后静置冷却。

5. 完全冷却后，沿着之前刻划切线将饼干分成小块。存放在密闭的容器中，可保存2周以上。

小贴士：不要选择用油浸的方法保存的番茄干。购买类似水果干的番茄干是最佳选择，其干燥的质感能为这款小食带来绝妙的口感。

SOUPS
汤

　　所有食材（甚至**最简单**的原料）都能转化为易消化、有助于促进食欲、**维护身体健康**、**排毒**和**增强体能**的汤品。享用这些令人满足的汤品来振奋精神或稳定情绪吧。

菠菜绿豆汤

 降低血压　　　✴ 增强人体排毒系统　　　🍽 缓解便秘

如果你正在经受高血压、头疼或便秘的困扰，或者想寻找一款为身体排毒的汤剂，那么可以尝试这款汤品。绿豆中丰富的纤维素和钾元素均有助于降低血压。同时，绿豆与富含铁元素的菠菜相同，都具有良好的排毒和抑制炎症的功效。制作这款汤品需提前将绿豆用清水浸泡一整夜，或者在三天前将绿豆发芽。

4人份

200克绿豆

5根小葱（切碎）

2厘米新鲜生姜（切碎）

2个蒜瓣（切碎）

半茶匙姜黄粉

半茶匙香菜籽（磨碎成粉）

1汤匙橄榄油

1升蔬菜清汤或清水（或在本书 p323～325的蔬菜清汤中选择）

100克嫩菠菜叶

1个小青柠取汁

盐和现磨黑胡椒碎

2汤匙切碎的香菜叶（用于点缀）

1. 将绿豆提前用清水浸泡一夜，或在三天前将绿豆发芽（方法见本书p204）。

2. 在中等大小的锅内倒入浅浅一层水，以中火煮开后转小火。加入小葱、姜末、蒜末、姜黄粉和香菜籽碎，偶尔翻搅并根据实际需要可再加入少量清水。同时清洗绿豆并沥干水分。

3. 当小葱变得柔软时，加入橄榄油、绿豆和少量水。倒入蔬菜清汤并将火调大一些炖煮。若使用绿豆芽，则需文火煮20～25分钟或煮至绿豆芽柔软。绿豆则需煮30～40分钟或者待绿豆煮烂即可。再放入嫩菠菜叶和青柠汁并搅拌均匀。

4. 煮好后可直接享用，也可用手摇式搅拌机、食品处理器或搅拌机将其搅拌至口感顺滑。食用前根据个人口味加入适量盐和黑胡椒（烹煮时加入盐会导致绿豆变硬，不易煮烂）。最后分别倒入4个碗中用香菜碎点缀即可。

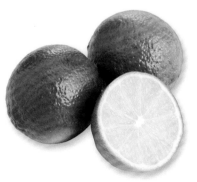

青柠（p40）含有丰富的维生素K，有助于提升肝脏的凝血功能。

提神番茄汤

 降低血压　　 滋补并给肝脏排毒　　 缓解呼吸道堵塞及充血　　⟲ 振奋精神

　　番茄水分的含量超过90%且含有丰富的抗氧化成分，具有肝脏排毒、净化血液、舒缓保湿的功效。同时，番茄对于改善高血压及其引发的红眼病和头痛都有良好效果。这款汤品使用的新鲜罗勒汁能促进消化、缓解呼吸道堵塞及充血、清热化痰，并具有振奋情绪的作用。

4人份

8个成熟番茄（选取体形较大的）
2汤匙罗勒
8根芹菜秆
1个红辣椒（去籽并切碎）
2个蒜瓣（大致切碎）
2汤匙初榨橄榄油
盐和现磨黑胡椒碎

1. 用锋利的小刀在每个番茄顶部划出浅浅的十字纹路，将番茄放在盛有开水的碗中。待水稍凉一些后倒掉，将番茄去皮切成4份，去掉中间的番茄籽部分。将果肉切成丁放入搅拌机或食品处理器打碎。

2. 将罗勒的叶子和茎分开，叶子留下作为最后点缀使用，茎秆部分和芹菜秆一起用榨汁机榨汁。将得到的汁液倒入放有番茄丁的搅拌机内，再加入辣椒碎和蒜末。

3. 将全部食材搅拌均匀至口感顺滑，加入橄榄油和调味料继续搅拌一次。将汤分别倒入4个碗中并用罗勒叶点缀即可享用。如果罗勒叶片较大，可直接用手撕碎；若叶片较小，则可直接整片放入汤中。

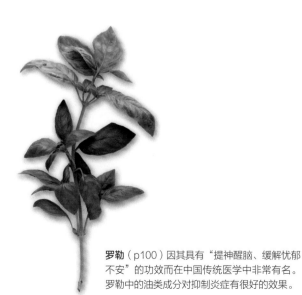

罗勒（p100）因其具有"提神醒脑、缓解忧郁不安"的功效而在中国传统医学中非常有名。罗勒中的油类成分对抑制炎症有很好的效果。

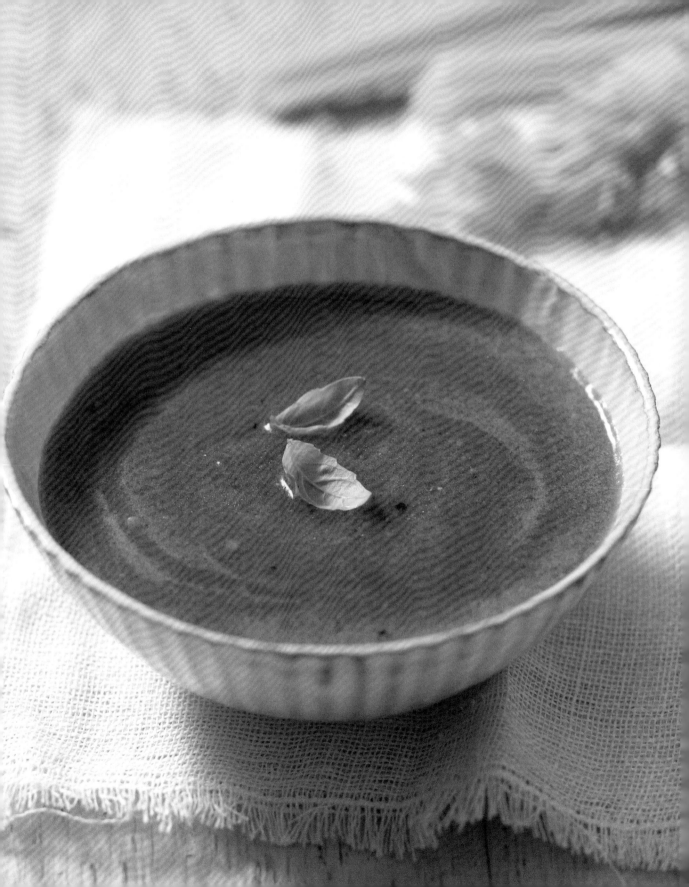

姜黄扁豆汤

 缓解关节炎症   ⚖ 降胆固醇   平衡血糖   维护消化系统健康

    这款汤所用的食材含有抗炎症物质，有助于缓解风湿和其他关节疾病导致的关节肿胀和疼痛。扁豆能降低"不健康"（LDL）胆固醇含量并稳定血糖，而姜黄则具有促进消化的作用。

4人份

250克普伊扁豆
2汤匙芝麻油
4根香蕉红葱（切碎）
盐
新鲜生姜和姜黄各3厘米（去皮并切片）
1根辣椒（去籽切成小丁）
2茶匙孜然粒（磨碎）
半茶匙香菜籽（磨碎）
半茶匙姜黄粉
2个蒜瓣（压碎）
750毫升蔬菜清汤
4汤匙切碎的香菜叶

1. 尽管普伊扁豆无需提前浸泡也可直接烹饪，但为了使其更易于人体消化吸收，在烹制前最好将其浸泡至少2小时，清洗干净后待用。

2. 取一个大厚底锅，加入芝麻油和3汤匙清水，中火煮沸后放入香蕉红葱和少许盐煮至食材变软。加入新鲜生姜和新鲜姜黄，之后陆续放入辣椒丁、孜然、香菜籽、姜黄粉和蒜。

3. 放入普伊扁豆搅拌至汤汁包裹住每个扁豆，继续煮1～2分钟使扁豆充分入味。倒入蔬菜清汤煮沸后转小火煨大约20分钟即可。食用时点缀上香菜碎，可与甘薯香菜饼（p327）搭配享用。

西洋菜扁豆汤

 维护消化系统健康   净化呼吸系统   促进血红细胞合成   增强夜视能力

    辛辣且略带甜涩味道的西洋菜（又称豆瓣菜）具有优秀的促消化作用，其最佳食用方法是直接生食或加在汤中。同时，西洋菜还具有清肺润燥的功效，适用于缓解咽喉不适和肺部感染。经常饮用这款汤品有助于补充铁元素、提高夜视能力、维护肾功能健康以及改善肤质、美容养颜。

4人份

1根韭葱（切碎）
2个小胡瓜（切丁）
1瓣蒜
盐和现磨黑胡椒碎
150克西洋菜
每3汤匙亚麻籽搭配1茶匙香菜籽（用咖啡研磨机或搅拌机磨成粉）
2汤匙初榨橄榄油
4汤匙希腊酸奶（可选）

1. 在中等大小的锅内倒入水覆盖住锅底。放入韭葱碎和小胡瓜丁，小火煮5～10分钟，期间注意搅拌，并适当再加一些水以防食材粘锅底。

2. 当蔬菜变得柔软时，加入蒜瓣和盐。转移到搅拌机或食品处理器中，倒入450毫升热水（注意不是沸水），快速搅拌。

3. 打开搅拌机或食品处理器，加入西洋菜、1汤匙亚麻籽和香菜籽的混合粉及初榨橄榄油，继续搅拌至汤汁柔滑。调味后分别倒入4个碗中，每碗舀一勺酸奶（可选），并撒上剩下的亚麻籽及香菜籽混合粉，即可享用。

胡萝卜椰子汤

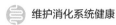 维护消化系统健康　　 美容养颜、增强发质　　 缓解风湿性疼痛　　增强免疫系统

　　这款汤品中胡萝卜和椰子的搭配有助于增强消化系统、缓解炎症、预防衰老和退行性疾病。胡萝卜还是缓解痤疮和风湿的传统食品，同时椰子具有改善肤色和头发光泽、增强免疫系统的功效。

4人份

1汤匙椰子油
3根小葱（切碎）
250克胡萝卜（切碎）
2瓣蒜（压碎）
900毫升椰子水
半个青柠取汁和果皮
盐和现磨黑胡椒碎
4茶匙椰奶
少许香菜叶（切碎，用于点缀）

1. 在锅中加入椰子油以中火加热，放入小葱翻炒出香。加入3汤匙清水和胡萝卜煮2～3分钟。再放入蒜继续煮15分钟以上或煮至胡萝卜变软。期间根据需求可适量再加入一些清水。

2. 将锅中食材全部倒入搅拌机或食品处理器，加入450毫升椰子水开始搅拌。将搅拌好的汤汁倒回进锅内，根据个人对于浓稠的喜好可再倒入一些椰子水进行稀释。小火加热（无需煮沸），再放入青柠汁和果皮，并用盐和黑胡椒调味。关火后分别倒入4个碗中，每碗舀一茶匙椰奶并用香菜叶碎点缀。

滋补甜菜汤

 降低血压　　 维护消化系统健康　　 补充铁元素、缓解疲劳　　 增强免疫系统

　　这款甜菜汤具有平衡血压、促进循环及缓解便秘的功效。富含多种抗氧化成分的甜菜根是欧洲许多地区的人们在病愈恢复期经常食用的传统滋补食品。甜菜根有助于缓解疲劳、促进消化并增强免疫力。同时，这款汤中的柠檬百里香具有抗菌功效，能有效抑制感染。

4～6人份

3汤匙橄榄油
1个洋葱（中等大小，切碎）
盐和现磨黑胡椒碎
1根韭葱（中等大小，切成小段段）
3个甜菜根（中等大小，去皮并磨碎）
1根大胡萝卜（磨碎）
2瓣蒜（压碎）
1升热蔬菜清汤
2～3茶匙切碎的柠檬百里香叶
2汤匙原味酸奶

1. 将橄榄油放入大锅以中火加热，加入洋葱和少许盐炒至洋葱半透明。放入韭葱继续炒至柔软，再加入其他所有蔬菜和蒜继续炒2～3分钟。

2. 在锅中倒入蔬菜清汤，炖大约20分钟或直到所有蔬菜软烂。在关火前5分钟放入柠檬百里香。调味后分别倒入4个碗中，每碗旋转淋入少许原味酸奶即可享用。

风味野蒜汤

 增强免疫系统   排毒   降低血压

这款汤中的甘薯、小麦草及野生大蒜均含有抑制炎症和排毒的物质,因此非常适合感冒及免疫力低下的人群食用。野生大蒜仅在每年春天可采摘,因此若想在其他季节烹制这款汤品,可用菠菜和野生芝麻菜混合代替。

4人份

1汤匙葵花籽油

4根小葱(中等大小,切碎)

1个甘薯(中等大小约400克,去皮并切成小方块)

700毫升蔬菜清汤

1汤匙小麦草汁,或1茶匙小麦草粉(可选)

4汤匙鲜奶油或天然酸奶(用于点缀,可选)

200克嫩野蒜叶

盐和现磨黑胡椒碎

1. 在中等大小的锅中放入葵花籽油,小火加热后放入小葱和少许清水,继续加热至小葱变软时放入甘薯炒5分钟。倒入热蔬菜清汤,以大火煮开后转小火炖大约15分钟直至甘薯肉质柔软。

2. 炖甘薯的同时,在小碗中放入小麦草汁(或小麦草粉)和鲜奶油(或酸奶)混合均匀。

3. 关火,将锅中的全部食材倒入搅拌机或食品处理器中搅拌至口感柔滑。再加入嫩野蒜叶继续搅拌。调味后分别倒入4个碗中,每碗旋转淋上一茶匙鲜奶油(或酸奶)混合酱即可。

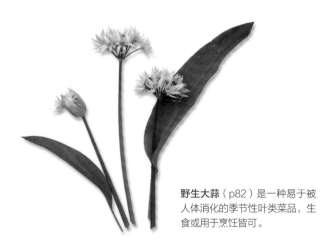

野生大蒜(p82)是一种易于被人体消化的季节性叶类菜品,生食或用于烹饪皆可。

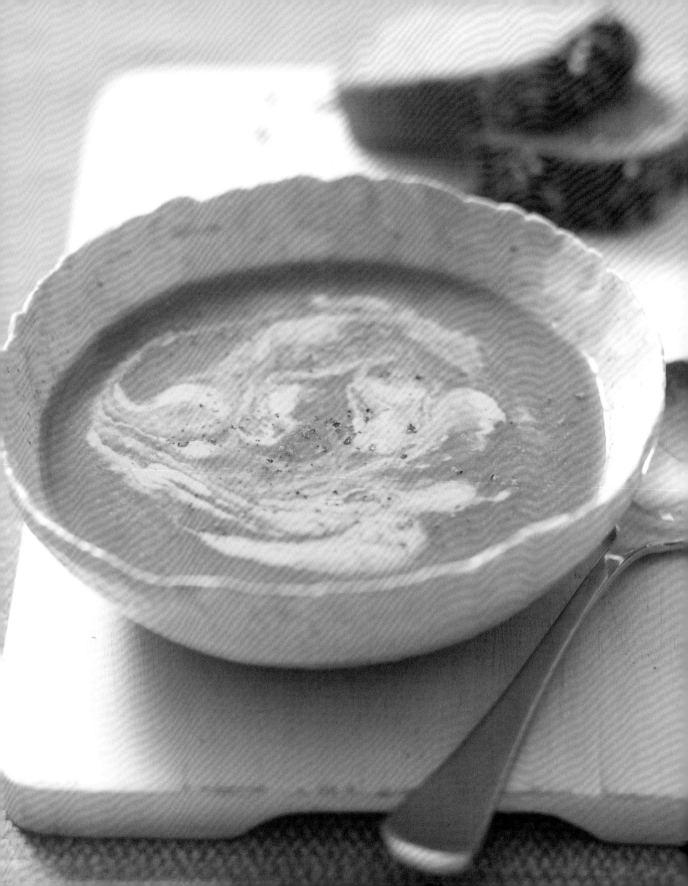

甘薯根芹汤

 提升幸福感　　　 补充能量　　　⊙ 促进循环　　　⊙ 维护肾功能健康

　　这款有益健康的汤品采用了块根类蔬菜和香辛料，具有舒缓及温补作用。这些食品能为人体补充能量、增强循环系统、促进消化及肠蠕动。同时还具有维护肾脏健康和增加尿量的作用。其中的姜黄则有益肌肉和关节健康、缓解各种炎症。

6人份

1汤匙酥油或澄清黄油
1个洋葱（切碎）
1个蒜瓣（切碎）
1茶匙香菜籽（磨碎）
半茶匙姜黄粉或现磨姜黄根
半茶匙辣椒碎
2个甘薯（总重250克，去皮切丁）
1个根芹（总重400克，去皮切丁）
1.2升蔬菜清汤
盐和现磨黑胡椒碎
6汤匙天然酸奶
2汤匙南瓜油
少许香菜叶（用于点缀）

1. 取一个带锅盖的厚底大锅，放入酥油和少许水以中火加热，酥油熔化后放入洋葱炒至其变软。继续加入大蒜、香菜籽、姜黄粉和辣椒碎翻炒均匀，放入甘薯丁和根芹丁。盖上锅盖，转小火焖5分钟，注意确保所有食材不要变色。倒入蔬菜清汤以大火煮沸后转小火，再次盖上锅盖，继续炖30分钟或直至所有蔬菜口感柔软。

2. 关火后使汤自然冷却，用盐和黑胡椒调味，并用一个手摇式电动搅拌机将汤汁搅打浓稠。也可将汤汁分批用食品处理器或搅拌机搅拌至口感顺滑。

3. 将汤分为6碗，每碗旋转淋入酸奶并滴入少许南瓜油，最后放上香菜叶点缀即可。

养生鹌鹑汤

 补充铁元素、缓解疲劳　　 促进循环　　 增强代谢　　 增强免疫系统

　　这款适合在寒冷天气饮用的汤是午餐汤品的最佳选择。鹌鹑肉、香菇、枸杞以及黄芪都是有名的传统滋补食品，有助于为人体补充能量和促进循环。同时，它们还具有维护肺、脾和肾脏健康，抑制感染，降低出汗率和消除水肿的作用。

4～6人份

2只鹌鹑

10克黄芪根或黄芪粉

6根小葱（去根去叶尖，保留葱皮）

3个蒜瓣（保留蒜皮）

1根胡萝卜（选取个头较大的，切片）

10颗黑胡椒粒

15克枸杞（洗净）

200克香菇（切片）

一大块裙带菜或紫菜（切成小片）

1汤匙大麦味噌酱

50克荞麦面条

一大枝平叶欧芹（切碎）

1. 将鹌鹑放入带盖的大炖锅或砂锅，加入黄芪根、小葱、大蒜、胡萝卜和黑胡椒粒，倒入水至没过所有食材并加热。煮沸后将火关小，用锅盖半盖住锅口，文火炖1.5小时。

2. 关火后取出鹌鹑，静置使其自然冷却。锅内剩余食材用筛子过滤，去掉黄芪根和胡萝卜片，保留汤汁和锅内其他食材。测量汤量并倒回锅中。

3. 待鹌鹑降温后，小心地将骨头和肉分开，并用两个叉子把鹌鹑肉撕碎，也放回锅中。将煮熟的蒜瓣和小葱从外皮中挤出直接放入汤里。

4. 如果需要煮1升汤，则再加入适量清水以调整汤量。置于火上煮开后加入枸杞，转小火继续炖。

5. 陆续加入香菇、裙带菜和大麦味噌酱，炖10分钟后放入荞麦面条煮5～7分钟。

6. 倒入碗中，点缀上一些欧芹叶。食用时可与黑麦面包搭配享用。

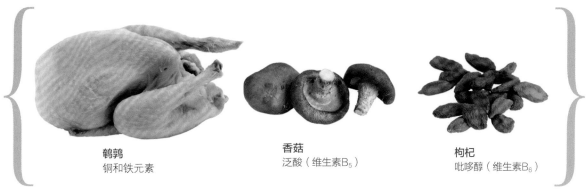

鹌鹑
铜和铁元素

香菇
泛酸（维生素B_5）

枸杞
吡哆醇（维生素B_6）

补充能量

这三种营养丰富的食材有助于提高人体代谢能力，从而生成更多能量。

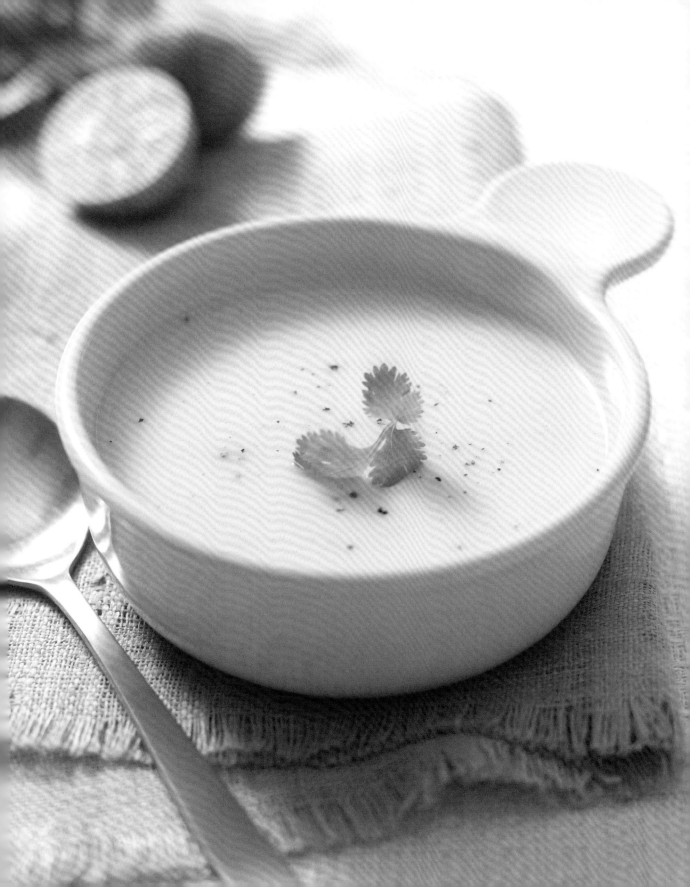

椰香南瓜汤

 维护消化系统健康　　 维护肺功能健康　　 增强免疫系统　　 提升幸福感

　　南瓜中的纤维素有益胃部和消化道系统健康，且不含过敏原，是过敏体质或食物过敏人群的优秀选择。同时，南瓜还含有丰富的β-胡萝卜素，有助于维护肺、胰腺和脾功能健康。南瓜与大蒜、洋葱和香辛料搭配，能有效帮助增强人体免疫力。柠檬草和椰奶则能帮助振奋情绪，提升幸福感。

6人份

2汤匙橄榄油

3个洋葱（选取个头较小的，切碎）

1千克冬南瓜（又称胡桃南瓜，去籽并切成小块）

1.5升蔬菜清汤

4片卡菲尔（Kaffir）酸橙叶

1根柠檬草茎（剖开茎秆）

2瓣蒜

200毫升椰奶

1个青柠取汁和果皮

盐和现磨黑胡椒碎

1小枝香菜叶（用于点缀）

1个青柠（切成6等份，在每份果肉中间划一刀）

1. 在大锅中倒入橄榄油加热，放入洋葱以小火炒2~3分钟直至洋葱半透明。加入冬南瓜转中火，注意搅拌以防南瓜粘锅。加热至南瓜边缘变柔软时放入蔬菜清汤、卡菲尔酸橙叶、柠檬草和大蒜，煮沸后转小火炖大约30分钟或直至南瓜完全煮熟但仍保持形状。

2. 取出卡菲尔酸橙叶和柠檬草。向锅内倒入椰奶煮沸后关火，加入青柠皮并用盐和黑胡椒调味。将锅内所有食材倒入搅拌机或食品处理器，通电搅拌至汤汁浓稠柔滑即可。放入适量新鲜青柠汁调味，倒在碗中并用新鲜香菜叶点缀。上桌前在每个碗边缘插一块新鲜青柠，以方便客人根据个人口味添加青柠汁。

小贴士：烹制时注意保留南瓜皮（尤其是嫩南瓜的表皮）以获取更多对人体有益的纤维素。南瓜皮经过烹煮和搅拌机处理后会变得口感柔滑。

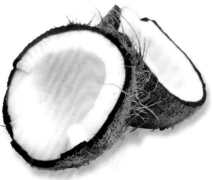

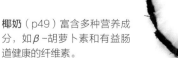

椰奶（p49）富含多种营养成分，如β-胡萝卜素和有益肠道健康的纤维素。

橙皮红豆蔬菜汤

 保持体内水平衡　　 维护消化系统健康　　 补充能量

　　橘子皮（或橙皮）被认为能够促进消化，并能与有益消化系统健康、排毒消水肿及尤其适合女性经期食用的红小豆完美搭配。它们均可为人体补充能量。这是一款无需搅拌机且汤汁浓稠的汤品，我们只需考虑烹制时蔬菜丁的大小。

4～6人份

1个橙子或橘子
115克红小豆
2汤匙橄榄油
4根小葱（切碎）
1根韭葱（中等粗细，大致切碎）
2根胡萝卜（切碎）
2瓣蒜（压碎）
2根芹菜秆（切碎）
4个番茄（中等大小，去皮并切碎）
1茶匙番茄酱
750～900毫升鸡汤或蔬菜清汤
2片月桂叶
2个小胡瓜（切碎）
2汤匙切碎的欧芹
盐和现磨黑胡椒碎
2汤匙切碎的罗勒叶（用于点缀）

1. 用削皮器将橙子或橘子的果皮剥下放在烤盘中，放入烤箱低温（110℃）烘焙1小时或烤至果皮干燥即可。用杵和臼将干燥后的果皮捣成粉（或使用完整干果皮，烹饪完成后取出）。

2. 若使用干红小豆，烹制前需依据包装袋上的说明浸泡红小豆。浸泡好后排掉水分，将红小豆转移到锅中，倒入清水没过豆子。加热煮开后继续煮15分钟并倒去锅内的水。如果使用红小豆罐头，则仅需将豆子洗净沥干备用。

3. 煮豆子的同时另取一个大锅，倒入橄榄油加热，放入小葱以小火炒至柔软。加入韭葱、胡萝卜和大蒜翻炒2～3分钟。放入芹菜炒至变软后加入番茄和番茄酱，继续加热5～10分钟直至所有食材口感柔软。放入红豆翻炒均匀。

4. 倒入高汤（鸡汤或蔬菜清汤均可），放入月桂叶和干橙皮，煮开后立刻转小火炖30分钟。加入小胡瓜和欧芹再煮10分钟，将锅内的月桂叶和橙皮去掉，并用盐和黑胡椒调味。盛在小碗中点缀一些切碎的罗勒叶，食用时可搭配黑麦面包。

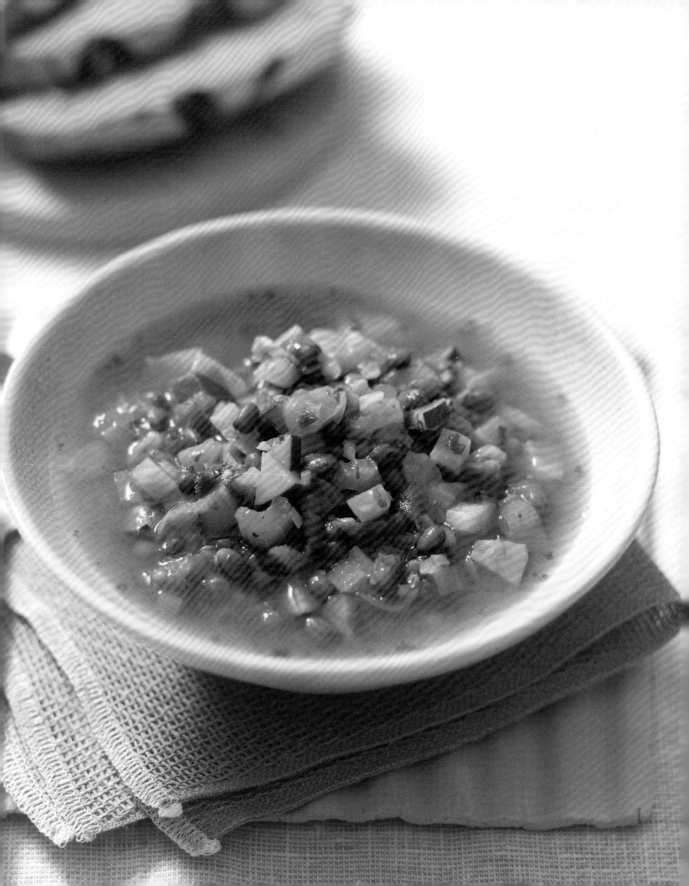

LIGHT MEALS AND SALADS

轻食与沙拉

"轻"并不意味着餐食无足轻重。享用一餐融合了各种**新鲜食材**、具有**药用价值**的香草，以及风味浓郁的香辛料的**轻食**，能为人体**持续供给能量**、满足身体各项需求。

牛油果羽衣甘蓝沙拉

 抗癌　　　　　 排毒　　　　　预防感冒和流感　　　　促进体内循环

　　羽衣甘蓝富含具有抗氧化、抗炎症以及抗癌作用的营养成分。同时丰富的硫化物使羽衣甘蓝成为排出体内毒素并降低血液中"不健康"（LDL）胆固醇的理想食品。将羽衣甘蓝叶拌入料汁后静置30分钟以使其口感柔软且无需进一步烹调；若羽衣甘蓝叶片比较粗大，则需先将叶片煮5分钟。

2人份

500克羽衣甘蓝（去除茎秆）
1个柠檬取汁
2茶匙香菜籽
1/4个柠檬（选取较小的柠檬，保留果皮）
2个牛油果（去皮去核）
2汤匙橄榄油
盐和现磨黑胡椒碎
1个红辣椒（去籽并切碎）
4瓣蒜（切碎）

1. 将羽衣甘蓝叶放入大碗中，洒上柠檬汁。用手涂抹使每片叶子都覆盖上柠檬汁。静置30分钟使叶片口感柔软。

2. 将香菜籽和1/4个鲜柠檬放入搅拌机或食品处理器大致打碎。放入牛油果、橄榄油、盐和黑胡椒，继续通电搅拌成浓稠的酱汁。

3. 将酱汁倒入放有羽衣甘蓝叶的大碗。加入切碎的红辣椒和蒜末并搅拌，使每片叶子都均匀覆盖上酱汁。静置15分钟使羽衣甘蓝充分入味即可。

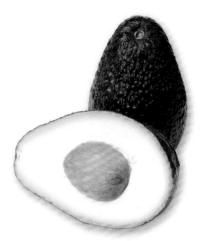

牛油果（p50）含有有益人体健康的单不饱和脂肪酸，有助于降低血压、增强关节灵活度。

鹌鹑蛋菊苣沙拉

 补充能量　　　　滋补并净化肝脏　　　　促进体内循环

鹌鹑蛋被东方人认为是"动物界的人参"，其口感微甜并富含多种营养元素。它是一种非常优秀的营养补充品，有助于增强人体循环系统、强健骨骼及肌肉。这款沙拉将鹌鹑蛋和菊苣进行了完美搭配。口感微涩的菊苣具有保护并温和净化肝脏的作用。

4人份

12个鹌鹑蛋
盐和现磨黑胡椒碎
150克什锦生菜叶
1个牛油果（中等大小，去皮并切片）
2个菊苣（中等大小，掰开叶片）
200克樱桃番茄（又称圣女果，对半切开）
一大把香菜叶（大致切碎）

制作料汁

60克菲达奶酪
4汤匙初榨橄榄油
1瓣蒜（选取个头较大的，压碎）
2汤匙柠檬汁
1茶匙腌青胡椒粒（保留少许腌料汁）
2汤匙大致切碎的欧芹叶

1. 制作料汁：将菲达奶酪切成小方块，放入小碗或带有螺旋盖的玻璃罐中。倒入橄榄油、柠檬汁和蒜。加入带少许腌料汁的青胡椒粒和碎欧芹叶，全部搅拌均匀后静置3～4小时使料汁自然增香。

2. 将鹌鹑蛋放入锅中，倒入水没过鹌鹑蛋，加少许盐煮沸。水沸腾后继续煮3分钟，接着用凉水冲洗以避免蛋黄过熟变色。剥去蛋壳。

3. 将什锦生菜、牛油果片、菊苣叶和樱桃番茄分别摆放在盘子里。将鹌鹑蛋对半切开，分散摆放。用勺子将料汁舀在沙拉上，点缀一些切碎的香菜叶，并用盐和黑胡椒调味即可。

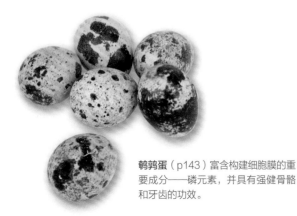

鹌鹑蛋（p143）富含构建细胞膜的重要成分——磷元素，并具有强健骨骼和牙齿的功效。

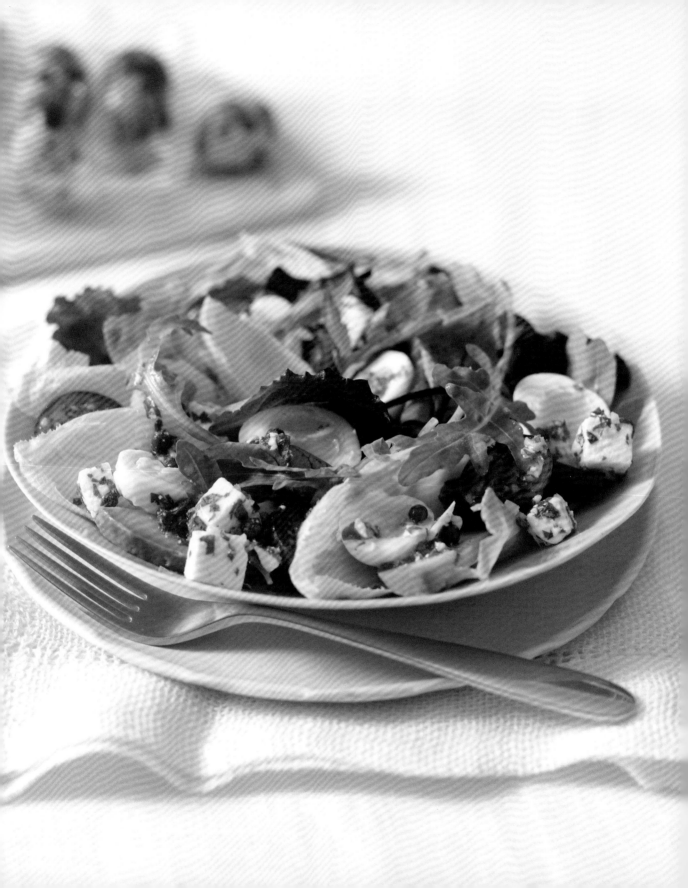

什锦豆沙拉

 维持体内水平衡　　维护心脏和血管健康　　排毒　　控制体温稳定

　　红小豆和绿豆均有利尿功效，并有助于消除水肿（特别是腿部及腹部水肿）。另外，它们还具有维护心血管系统健康、排出体内毒素的作用。绿豆还被认为能够降低身体内部温度。同时，它们也非常适于头痛人群食用。

4人份

150克干红小豆

150克干绿豆

6瓣蒜（保留表皮）

1个柠檬（对半切开）

2片月桂叶

200克樱桃番茄（对半切开）

少许盐

制作料汁

2瓣蒜（去皮）

半个柠檬取汁

半个青柠取汁

5汤匙初榨橄榄油

少许罗勒叶（大致撕碎）

少许平叶欧芹（切碎）

少许薄荷叶（切碎）

1. 根据包装袋上的说明浸泡红小豆和绿豆，沥干水分并用凉水洗净，放在大锅中。加入蒜、柠檬和月桂叶。倒入清水至没过豆子，加热煮沸后转小火煮大约1小时或煮至豆子熟透。

2. 煮豆子的同时预热烤箱至180℃。将对半切好的樱桃番茄摆放在抹过油的烤盘中，撒少许盐，烤15～20分钟。

3. 制作料汁：用杵和臼将蒜与柠檬汁、青柠汁一同捣成泥，缓慢加入初榨橄榄油和香草，搅拌均匀。料汁需提前调制好，待豆子煮熟后趁热尽快使用。

4. 倒掉煮豆子的水，去除柠檬、蒜和月桂叶（根据个人喜好可保留蒜瓣，并将其压成泥拌入料汁中）。将热豆子倒在调好的料汁中，加入樱桃番茄搅拌均匀。静置放凉，即为一道美味的夏季轻食沙拉。

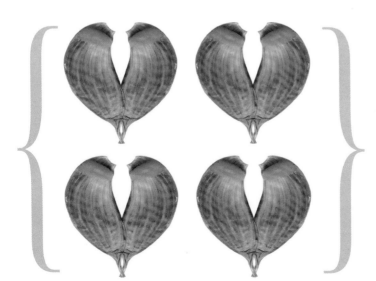

维护心脏健康

蒜的使用为这款沙拉增添了丰富的大蒜素，有助于降低胆固醇、维护心脏健康。

鲱鱼海藻蔬菜沙拉

利尿　　　排毒　　　促进体内循环　　　缓解压力

　　这款沙拉含有能帮助增强体质的海藻和多脂鱼类。海藻具有排毒利尿、维护血管健康并缓解压力的功效。鲱鱼中的ω-3脂肪酸和维生素D则对人体心血管系统有益。若未能买到什锦海藻，可用紫菜和红皮藻代替。

4人份

1包干燥什锦海藻（约25克）
100毫升干白葡萄酒
2个青柠取汁
1茶匙香菜籽（磨碎）
1汤匙白葡萄酒醋
半茶匙盐
2片卡菲尔酸橙叶
4片新鲜鲱鱼片（每片约100克）
1根黄瓜（切成薄片）
100克红三叶草芽
1根胡萝卜（去皮切丝）
4块柠檬（用于点缀）

制作料汁

1汤匙日本酱油
1茶匙蜂蜜
2茶匙米醋
2汤匙切碎的莳萝叶（可多准备一些用于点缀）

1. 将什锦海藻放在漏勺中用流动的水清洗干净，放在碗里。倒入清水至没过海藻。静置泡发至少15分钟或待海藻变软，倒去碗中的水。

2. 取中等大小的锅，放入白葡萄酒、青柠汁、香菜籽、白葡萄酒醋、盐和卡菲尔酸橙叶，再倒入100毫升清水缓慢加热。煮沸后转小火继续煮2~3分钟。将火调至最低，放入鲱鱼片煮10~12分钟或煮至鲱鱼熟透（鱼肉不透明即为煮熟）。根据个人喜好可保留锅内汤汁：加入一汤匙葛根粉（亚洲非常流行的一种天然增稠剂）、中筋面粉或玉米淀粉使汤汁更加浓稠，并趁热倒在沙拉上。

3. 煮鱼的同时，将所有制作料汁的材料放入小碗或小罐混合均匀。将泡发好的海藻、黄瓜片、红三叶草芽和胡萝卜丝放入大碗，倒入料汁并搅拌均匀。

4. 将沙拉放在四个盘子中，每盘沙拉上方放一片鲱鱼片。最后用少许莳萝叶和鲜柠檬块点缀即可。

甜菜甘薯沙拉

 抑制炎症　　　　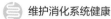 维持体内水平衡　　　　● 保护眼部健康　　　　维护消化系统健康

　　这款沙拉是瑞士甜菜的另一种食用方式。瑞士甜菜富含纤维素、维生素K和多种抗氧化类胡萝卜素，其略带苦涩的味道经烹饪后会完全消失，并能与甘薯完美搭配。这款沙拉具有缓解炎症和排毒的作用，同时有益于维护口鼻、皮肤、肺部和眼部健康，并能促进消化，也可作为一款非常美味的配菜。

4人份

1汤匙橄榄油（可多准备少许最后使用）

2根小葱（去皮并切碎）

1茶匙香菜籽（磨碎）

1个辣椒（去籽并切碎）

2个蒜瓣（剁碎）

2个甘薯（选取个头较大的，去皮并切成小方块）

250克瑞士甜菜（将叶和茎分开，茎秆切碎，叶片部分切成小片）

盐和现磨黑胡椒碎

1. 取中等大小带盖的锅，加入橄榄油和一汤匙清水加热。放入小葱和香菜籽，小火翻炒至小葱变软。

2. 往锅内放入辣椒和蒜，1分钟后倒入甘薯块，转中火加热5分钟，可根据实际需要加少许水以防粘锅。再放入切碎的瑞士甜菜秆，盖上锅盖煮10分钟。

3. 待甘薯基本熟透时，加入甜菜叶继续盖上锅盖煮，加热约3分钟直到甜菜叶断生即可。用盐和黑胡椒调味，并撒上少许橄榄油。

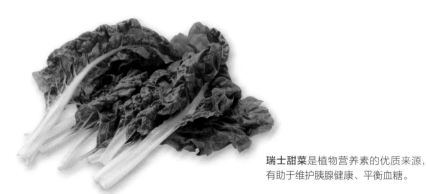

瑞士甜菜是植物营养素的优质来源，有助于维护胰腺健康、平衡血糖。

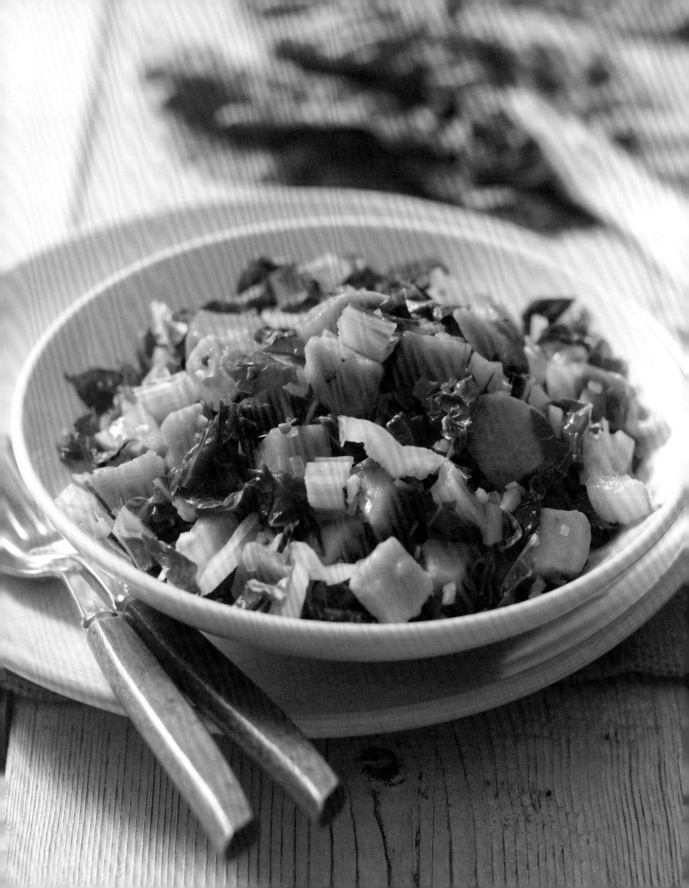

菠菜奶酪酥皮卷

改善贫血　　维护消化系统健康　　保护眼部健康　　缓解皮肤干痒

　　这款富含铁元素的菜肴有助于人体合成血红细胞并增强其为身体各组织供氧的能力，且有助于改善贫血。同时，这款菜肴还能促进消化、润肺通肠。菠菜因其能改善夜视能力和高血压而受到称颂，而奶酪则能滋润肌肤、缓解干痒。

4人份

500克里科塔（ricotta）奶酪

5个鸡蛋

少许盐

500克嫩菠菜叶（大致切碎）

100毫升鲜奶油

2汤匙橄榄油

1包生酥皮

较浓的酸奶或希腊酸奶

1. 预热烤箱至200℃。取一个大碗，放入里科塔奶酪、鸡蛋和盐搅拌均匀。加入菠菜叶和鲜奶油继续混合均匀。

2. 准备一个正方形的烤盘，内壁均匀涂抹少许橄榄油。烤盘内铺一大张烘焙纸，放上一片生酥皮，并将面皮较长的一边面向自己。在面皮上洒几滴橄榄油，并将之前调制好的菠菜奶油酱薄薄地涂抹在面皮上。将面皮从离自己近向离自己远的方向卷成一个整齐的卷，卷的时候可用底层铺的烘焙纸进行辅助。将面卷摆放在烤盘中央，若烤盘不够长，可将面卷尾部适当弯曲。

3. 以同样的步骤制作剩余的面卷。全部完成后在每个面卷表面滴少许橄榄油，放入烤箱烤30～40分钟或烤至面皮色泽金黄且内部馅料熟透即可。食用时可与口感浓稠的酸奶搭配享用。

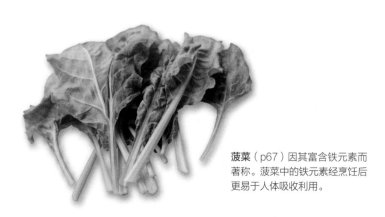

菠菜（p67）因其富含铁元素而著称。菠菜中的铁元素经烹饪后更易于人体吸收利用。

风味烤鳟鱼生菜包

 维护消化系统健康   排毒   降胆固醇

  这款菜肴不仅能增强消化系统，还能降低体重。另外，生菜性凉并具有排毒功效；杧果能够缓解晕车的不适症状；鳟鱼中的ω-3脂肪酸有益人体心血管健康。以新鲜迷迭香、茴香或莳萝叶为底进行烤制，能为鳟鱼提香并带来烟熏风味。

4人份

8片生菜叶（选取叶片较大的生菜品种，如罗马生菜、奶油生菜、宽叶莴苣或球生菜，也可以选用12片小宝石生菜的叶子）

2条鳟鱼（每条约350克，切成鱼片）

一小枝迷迭香

一小把茴香或莳萝叶

少量橄榄油

少许盐

2汤匙南瓜籽

制作馅料

1个杧果（选取体形较大的，去皮去核，切成小方块）

一颗香菜叶（切碎）

3汤匙洋葱苗（切碎）

250克樱桃番茄（对半切开）

1个辣椒（选取体形较小的，去籽并切碎）

1汤匙橄榄油

半汤匙柠檬汁

盐和现磨黑胡椒碎

1. 若使用的生菜叶较大，则需先去除较粗的叶脉部分以免在折叠时破坏叶面。

2. 预热烧烤炉至高温。用小刀在鳟鱼皮上沿对角划几刀以免鱼皮在烤制过程中卷曲。在烤盘底部铺上迷迭香、茴香或者莳萝的大叶片。把鳟鱼的鱼皮部分朝上摆在铺好香草的烤盘中，在鱼皮表面滴上橄榄油并涂抹均匀，再撒上少许盐。将烤盘放在高温烧烤炉中，烤4～5分钟或烤至鱼皮变脆且鱼肉熟透（可用叉子扎入鱼片测试，鱼肉成为片状即可）。将鳟鱼取出，静置冷却。

3. 制作馅料：将杧果粒、香菜籽、洋葱苗、樱桃番茄和辣椒放在碗中，混合均匀。加入橄榄油、柠檬汁、盐和黑胡椒，轻柔搅拌至均匀后待用。

4. 炒南瓜籽：将小平底锅中火加热，放入南瓜籽干炒2～3分钟，或炒至南瓜籽出香且颜色微微变深。炒制时需用木勺翻炒并经常摇晃平底锅以免南瓜籽受热不均。将冷却好的鳟鱼片切成正方形，在鳟鱼片上放少许馅料并小心地折叠起来。

5. 制作生菜包：将夹好馅料的鳟鱼片放在生菜叶正中间，撒上少许南瓜籽并将生菜叶边缘折叠起来以包裹住鳟鱼片，折叠时可用鸡尾酒搅拌棒进行辅助。若选用叶片较小的生菜（如小宝石生菜），则无需折叠，只需将叶片作为勺子，将鳟鱼片盛放在其弯曲的茎部，最后摆放在盘中即可享用。

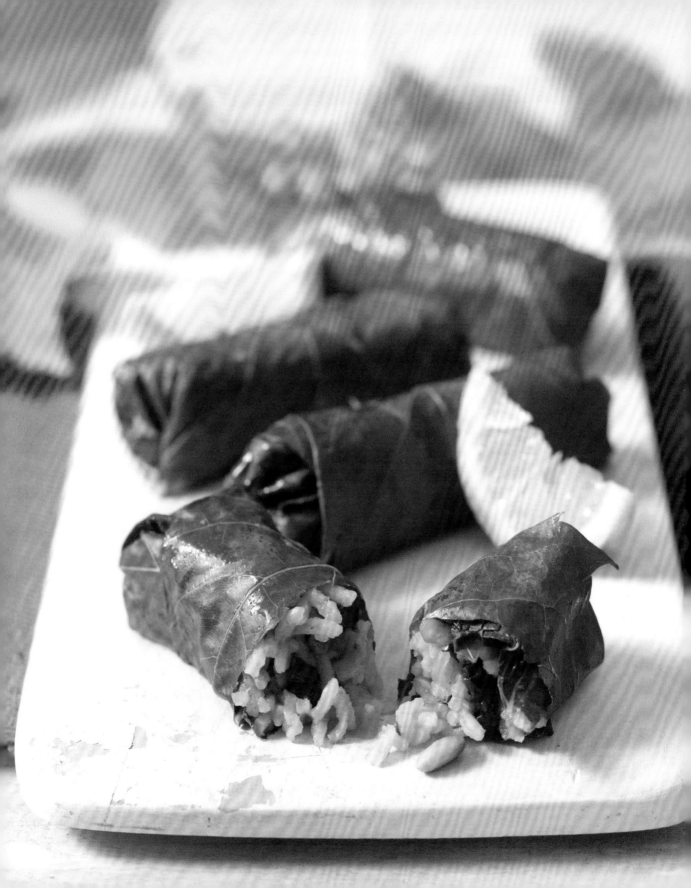

什锦炒饭葡萄卷

 维护消化系统健康　　 利尿

　　深绿色的葡萄叶含有纤维素以及多种维生素和矿物质，如维生素C和维生素K、叶酸及锰元素。这些营养素能消除水肿并有益人体泌尿系统健康。同时，葡萄叶与松子、杏仁和薄荷搭配食用还有助维护消化系统健康。葡萄叶口感微酸，加热后质感柔软类似菠菜。

4人份

30片葡萄叶，或瑞士甜菜叶（去掉叶秆）

150克大米或巴斯马蒂香米

4根小葱（切碎）

3汤匙橄榄油

2汤匙烘焙松子

2汤匙烘焙杏仁片

2汤匙葡萄干

2汤匙切碎的薄荷叶

1茶匙杜尔塞（dulce）辣椒（烟熏辣椒粉）

盐和现磨黑胡椒碎

700毫升蔬菜清汤或肉汤

1汤匙番茄酱

1汤匙柠檬汁

薄柠檬块（作为搭配）

1. 预热烤箱至180℃。将葡萄叶浸泡在一大锅沸腾的盐水中约30秒以使其褪色，捞出后用冷水快速清洗，沥干待用。大米根据其包装袋上的说明煮熟。

2. 制作馅料：另取一个锅倒入少许水，加热后放入小葱翻炒5分钟直至小葱变软。放入煮熟的大米、橄榄油、松子、杏仁片、葡萄干、薄荷以及烟熏辣椒粉搅拌翻炒，并用盐和黑胡椒调味。关火后静置冷却。

3. 取一些葡萄叶，叶脉一面朝上铺在料理台上。将一小团炒制好的馅料放在葡萄叶尾部，将叶片折叠3次包裹住馅料并卷成圆柱形。将每个饭卷叶片接口部位向下摆放在带盖的烤盘中。以同样的步骤制作其余饭卷，并将其小心靠在一起以避免烤制时叶片散开。

4. 将蔬菜清汤（或肉汤）倒入小锅加热，加入番茄酱和柠檬汁搅拌均匀并煮沸。将热汤小心地倒在每个葡萄卷上。另取一个小烤盘压在葡萄卷上将其固定，最后盖上盖子放入烤箱中烤1小时或烤至液体析出浸湿饭卷。取出后将葡萄卷摆放在盘子上，搭配一些薄柠檬块即可享用。

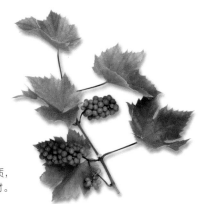

葡萄叶含有丰富的抗氧化物质，是缓解疼痛和炎症的传统药材。

田园蔬菜寿司

 含有天然镇静成分　　 规律肠蠕动　　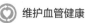 补充能量　　维护血管健康

　　略带坚果香气的糙米和红藜麦被认为具有镇静安神功效。糙米中丰富的纤维素有助于维护消化系统健康。紫菜与藜麦均富含蛋白质，能为人体持续供给能量并有益血管。这款美味又实用的菜肴既可以边走边吃，也可作为野餐小吃享用。

4～6人份

175克短粒糙米
175克红藜麦
1/4茶匙喜马拉雅山粉红盐或其他天然盐
1汤匙米醋
1汤匙味啉
1～2汤匙芝麻
6～8张寿司用烤紫菜片
1～2汤匙芝麻油

制作蘸料

1汤匙日本酱油
1个橙子取汁

制作馅料

1个牛油果（选择个头较大的，去核去皮并切成细条）
1根胡萝卜（去皮并切成细条）
2厘米新鲜生姜（去皮并切成细条）
1个辣椒（选取体形较小的，去籽并切成细条）
1个红甜椒（去籽并切成细条）
1根芹菜秆（切成细条）
1根韭葱（选取较细的且只用葱白部分，切成细条）

1. 将米和藜麦放在大锅内，倒入800毫升清水煮沸后转小火，盖上锅盖煮1小时或直至水全部被吸收。

2. 关火并在米饭中加入喜马拉雅山粉红盐、米醋和味啉，搅拌均匀后静置待用。

3. 煮饭的同时另取一个锅，将芝麻干炒至色泽金黄并静置待其冷却。将所有蘸料食材放在小碗中，混合均匀待用。

4. 如果家中没有寿司卷帘，可用稍大于紫菜片的烘焙纸（能使寿司在食用前多保存几小时）代替或直接用手操作。制作寿司：将烤紫菜片较光泽的一面朝下平铺在干净的料理台上；在紫菜片上铺薄薄一层米饭（大约5厘米厚），在米饭上撒少许芝麻和几滴芝麻油；每种蔬菜细条选取1～2根，小心地摆放在紫菜片一边，使其横置在米饭上；将紫菜片卷起覆盖所有食材并卷成圆柱状，用手指沾少量清水涂抹在紫菜片边缘封住整个紫菜卷。根据数量需要重复以上步骤直至卷完所有紫菜卷。

5. 享用时，取一把带锯齿的小刀，沾水后将紫菜卷切成能一口食用的寿司块。将寿司直立摆放在盘中，蘸料置于旁边即可。

不丹卷心菜包

 　　 增强免疫系统　　 保护肝脏功能

　　这款食品是不丹人的传统聚会小吃，样子类似中国的包子。其中的馅料可以是肉类也可是蔬菜。这款小食经常与辛辣的不丹传统辣椒酱（不丹辣椒配番茄，p195）搭配食用。卷心菜和热性的辣椒均具有促进消化、增强免疫系统、预防季节性流感及净化肝脏的功效。

制作24个

制作馅料

1/4个卷心菜（中等大小，切碎）
3个洋葱（选择个头较大的，切碎）
3根胡萝卜（切碎）
1汤匙切碎的川芎叶或芹菜叶
1汤匙切碎的欧芹叶或香菜叶
橄榄油（用于煎炒）
200克奶油奶酪（手工制作的开菲尔奶酪最佳，p332）
2瓣蒜（切成碎末或使用蒜粉）
1汤匙酱油
1/4茶匙盐

制作面团

500克全麦面粉
2个鸡蛋（打散）
2茶匙发酵粉
1茶匙盐

1. 制作馅料：在热锅中倒入少许橄榄油，放入所有切碎的蔬菜、川芎叶（或芹菜叶）和欧芹叶（或香菜叶），以中火炒5～6分钟。再加入奶油奶酪(或开菲尔奶酪)、大蒜、酱油和盐翻炒均匀，静置待用。

2. 制作面团：将面粉放在大碗中，加入鸡蛋液混合均匀。边搅拌边倒入150毫升清水、发酵粉和盐，搅拌均匀成团。将面团放置在撒过面粉的料理台上。均匀且轻柔地揉至面团柔软，用湿润的棉布将面团盖上静置5～10分钟。这样可使蒸制后的面皮膨胀且口感柔软。

3. 将面团揉成圆柱形并切成24等份，每份面团擀成薄圆饼（直径9～10厘米）。在面饼中央放1汤匙炒好的馅料。用手指将面饼边缘聚集起来并捏好（动作类似包包子）。重复以上步骤直至包完所有的面饼。

4. 将菜包放在涂抹过橄榄油的蒸笼上，上锅蒸12～14分钟。若家中没有蒸笼，可将其放在耐热滤器上，锅内水保持大约5厘米高，使包子底部接触不到水。盖上锅盖；水煮沸后蒸12～14分钟。食用时可搭配不丹传统辣椒酱（不丹辣椒配番茄，p195）。

罗勒羊肚菌蛋饼

 增强免疫系统　　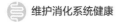 维护消化系统健康　　 缓解风湿疼痛　　⊙ 维护心脏和血管健康

这是一款康复期病人的理想餐食。与其他蘑菇相同，羊肚菌（*Morchella esculenta*）富含人体合成蛋白质必需的氨基酸。同时，香菇和褐菇有助于促进消化并抑制炎症。但羊肚菌海绵状的菌盖往往带有泥土和沙砾，需用流动的清水彻底清洗干净。

4人份

制作烤番茄

半汤匙酥油（或澄清黄油，用于润滑器皿）
200克成熟的樱桃番茄
盐和现磨黑胡椒碎
1汤匙切碎的新鲜罗勒叶（用于点缀）

制作蛋饼

25克干羊肚菌（在开水中浸泡5分钟泡发。或选用75克新鲜羊肚菌，洗净并切碎）
100克香菇（切片）
100克褐菇（切片）
2汤匙酥油
盐和现磨黑胡椒碎
2汤匙切碎的小香葱
8个鸡蛋（打散）
3汤匙鲜奶油

1. 将烤箱预热至180℃。制作烤番茄：在烤盘内壁涂抹酥油，放入樱桃番茄，撒上盐和黑胡椒调味；放入烤箱烤8~10分钟或烤至番茄熟透。

2. 烤番茄的同时，取一个较大的薄平底锅中火加热，放入所有菌类干炒1~2分钟出香并释放出一些水分。加入1汤匙酥油，待其熔化后继续翻炒3~5分钟。放入少许盐和黑胡椒调味。加入一半切碎的小香葱与蘑菇一起翻炒出香味（另一半保留用于最后点缀）。关火并静置待用。

3. 取中等大小的碗，倒入蛋液和鲜奶油。搅拌均匀并放入少许盐和黑胡椒调味。将剩下的1汤匙酥油在平底锅中熔化，倒入混合蛋液。以小火加热2~3分钟至底部蛋液凝固时，放入炒好的蘑菇并盖上锅盖继续加热3~5分钟，直至蛋饼熟透。

4. 食用时，在蛋饼上撒上剩余的小香葱并分为4盘。每盘摆放一些烤番茄并撒上罗勒点缀，趁热享用。

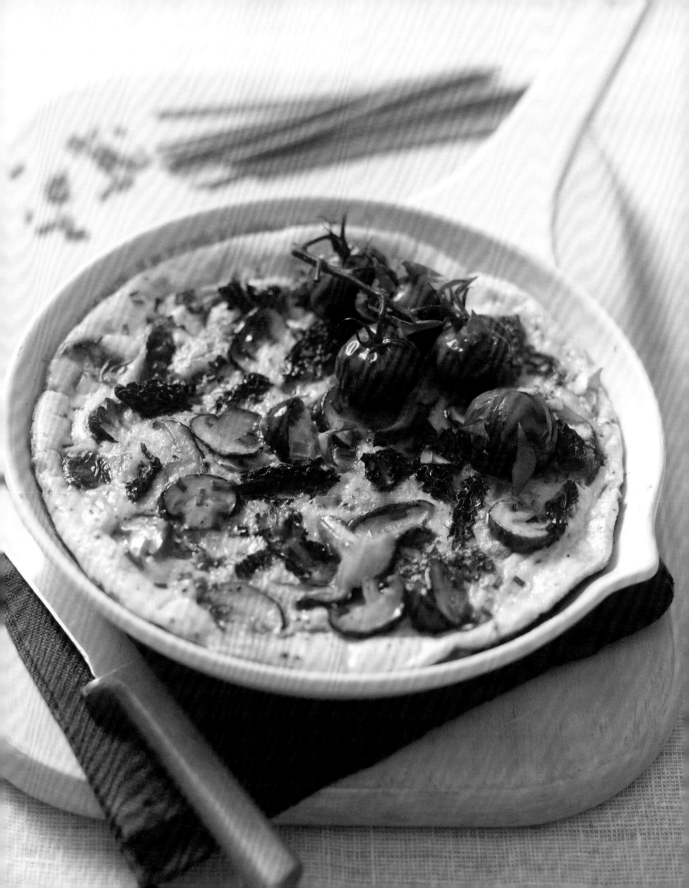

奶酪荨麻荞麦饼

 促进血红细胞合成　　 缓解干咳　　⊛ 排毒　　🖐 光泽肌肤

　　荨麻与荞麦搭配食用具有补血、促进血红细胞合成以及平衡人体代谢的功效。这款薄煎饼是贫血、干咳及体质虚弱人群的理想食品。同时还适于为身体排毒，或在疾病康复期食用。选取春季的嫩荨麻叶最佳，虽然其叶片小，但药用效果最好。采集时注意戴上手套。

4人份

制作薄煎饼
125～150克荞麦粉
少许盐
1个鸡蛋
60毫升牛奶
1汤匙橄榄油
1茶匙黄油（多准备一些用于润滑器皿）

制作馅料
100克嫩荨麻叶（切碎）
100克菲达奶酪
3个鸡蛋
100克里科塔奶酪
2汤匙鲜奶油
少许盐

1. 将荞麦粉和少许盐放入碗中混合均匀。面粉中间挖一个小凹陷，将鸡蛋打在凹陷中并倒入牛奶。用木勺缓慢搅拌鸡蛋和牛奶使其与荞麦粉逐渐混合。准备100～150毫升清水，一点点加入面粉中搅拌成面糊且内部无结块。可根据实际情况调整水的用量，或增加少许荞麦粉。若时间充裕，可将面糊放入冰箱冷却30分钟使其中的谷物颗粒膨胀，从而使面糊更加柔滑。

2. 将烤箱预热至180℃。取一个碗放入荨麻叶和菲达奶酪搅拌，再加入鸡蛋、里科塔奶酪、鲜奶油和少许盐，全部搅拌均匀后待用。

3. 制作薄煎饼：取一个中等大小的平底锅放入橄榄油和黄油。加热至温度足够烹饪后舀入一勺面糊，摇晃平底锅使面糊均匀地覆盖在锅底形成一个薄煎饼。加热2～3分钟或煎至面饼色泽金黄即可翻面煎另一面。重复以上步骤烹制出8个薄煎饼。

4. 在薄煎饼中间放一些馅料卷起，将所有煎饼全卷好后摆放在抹过油的烤盘中。在煎饼上撒少许馅料，放入预热好的烤箱。烤20～25分钟至食材熟透并且外表金黄即可。烤制时馅料可能会从薄煎饼中流出，无需担心，其并不会影响菜肴的口感和美观。这款美味需趁热食用，并可与沙拉搭配。

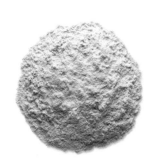

荞麦粉（p113）富含天然抗氧化成分，有助于维护心脏健康。

洋蓟藜麦芽佐甜辣酱

🟠 利尿　　　💗 降低胆固醇　　　✳️ 维护肝脏功能　　　✋ 光泽肌肤

　　洋蓟不仅是一种美味的食材，同时还是一种具有治疗功效的草药。洋蓟中促进消化的微苦成分有助于增强泌尿系统和肝脏健康。洋蓟还具有代谢脂肪、降低血液中"不健康"（LDL）胆固醇的功效。这款菜肴搭配的甜辣酱则有助于排出体内毒素，从而改善皮肤状态、光泽肌肤。

4人份

4~8个洋蓟
2汤匙柠檬汁
半茶匙盐
1瓣蒜（切碎）
2汤匙干白葡萄酒
2汤匙橄榄油
350克藜麦（洗净浸泡直至发芽，p204）
盐和现磨黑胡椒碎
3汤匙烘焙松子（可选）
3汤匙新鲜石榴籽（可选）

制作料汁

4汤匙烘焙芝麻油
150毫升玛萨拉（Marsala）酒
2汤匙照烧酱
3汤匙新鲜橙汁
2瓣蒜（剁碎）
1个辣椒（中辣，去籽并切碎）
2汤匙切碎的平叶欧芹叶
2汤匙切碎的柠檬百里香叶

1. 处理洋蓟花蕾：去除花蕾外部粗糙的苞片，露出颜色较浅、口感柔嫩的内部苞片，切去每片苞片的叶尖。如果洋蓟带有茎秆部分，则需用锋利的小刀削去外皮。将每个洋蓟纵向切成两半，用小勺刮去毛刺。将处理好的洋蓟泡在加入柠檬汁的清水中以避免变色。

2. 在大锅中倒入清水，煮沸后转小火。放入盐、大蒜、葡萄酒、橄榄油和洋蓟煮20分钟。将洋蓟取出并沥干。

3. 另取一个大锅，倒入芝麻油和2汤匙清水煮沸。放入洋蓟煮2~3分钟，待其颜色微微变棕后，捞出备用。

4. 制作料汁：在平底锅内放入玛萨拉酒、照烧酱、橙汁、蒜和辣椒加热。混合均匀后放入欧芹叶和柠檬百里香叶并关火。

5. 摆盘：将藜麦芽分别放在4个盘中并用盐和黑胡椒调味。舀一勺料汁旋转淋在藜麦芽上，将1~2块烹制好的洋蓟摆放在藜麦芽上。再舀一些料汁淋在洋蓟上，撒上松子（可选）和石榴籽（可选）即可享用。

小贴士： 请提前1~3天发藜麦芽，发芽时间的长短取决于个人对藜麦芽大小的喜好。发芽时，藜麦每8~12小时需要换一次水。

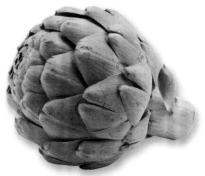

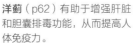

洋蓟（p62）有助于增强肝脏和胆囊排毒功能，从而提高人体免疫力。

橙皮野生稻米沙拉

 抑制自由基损伤　　 维护消化系统健康　　 维护心脏和血管健康

　　黑色的野生稻在古代曾作为贡品仅为中国皇帝种植。这是一种带有坚果香气、有嚼劲且富含蛋白质和多种抗氧化成分的谷物。在传统中国医学中，米被认为是一种口感微甜的中性食品，经常食用能缓解多种胃部及消化道疾病症状，包括腹泻、消化不良和便秘。同时，米中的纤维素具有保护心脏的功效。

4人份

115克黑色野生稻米

240毫升蔬菜清汤或鸡汤

少许盐

2片卡菲尔酸橙叶

1茶匙橙皮

1茶匙柠檬皮

30克番茄干（日晒干燥，切碎）

1个红甜椒（选取体形较大的，去籽并切丁）

2汤匙切碎的香菜叶

制作料汁

2汤匙罗勒油

1汤匙黑莓醋

少许盐

1. 将野生稻用凉水洗净沥干，放在中等大小的锅内。加入肉汤（或蔬菜清汤）、盐、卡菲尔酸橙叶、橙皮和柠檬皮。煮沸后盖上锅盖，转小火煮25～30分钟，或煮至米饭熟透且水分全部吸收。

2. 煮饭的同时调制料汁：将所有制作料汁的食材放入小碗或带螺旋盖的小罐中。加入1汤匙清水，混合均匀。当米饭煮熟后趁热将料汁倒在米饭上，再放入番茄干搅拌均匀，静置待米饭冷却。

3. 米饭冷却后，拌入切碎的甜椒并用香菜叶点缀，即可享用。

意大利面佐新鲜香菜酱

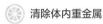 清除体内重金属　　 预防神经退行性疾病　　 维护消化系统健康　　 维护心脏和血管健康

　　这款菜肴包含具有排毒功效的新鲜香菜，能结合并帮助排出体内的重金属。人体内重金属含量过高会导致多种疾病，如关节炎、抑郁症、记忆力减退、肌肉酸痛和身体虚弱。香菜籽有助于促进消化，松子、腰果和扁桃仁则有益心脏健康。

4人份

1大把有机香菜叶
6汤匙橄榄油
1瓣蒜
1/4茶匙香菜碎
2汤匙去皮扁桃仁
2汤匙松子
2汤匙腰果
2汤匙柠檬汁
225克新鲜意大利面［如斯佩尔特
（Spelt）小麦意面］
100克橄榄油浸番茄干（沥干并切碎）
现磨黑胡椒粉
帕尔玛（Parmesan）奶酪（磨碎，
用于点缀）
少许切碎的香菜叶（用于点缀）

1. 将香菜叶和橄榄油放入搅拌机或食品处理器，搅拌至口感顺滑。加入大蒜、香菜碎、扁桃仁、腰果、松子和柠檬汁继续搅拌成酱。可根据个人喜好调整酱汁的浓稠度及味道：少许橄榄油和（或）柠檬汁以3∶1的比例加在酱汁中。

2. 依据包装袋上的说明将意大利面煮熟。沥干水分后趁热快速拌入调制好的香菜酱汁，放入番茄干并混合均匀。用黑胡椒调味，再撒上磨碎的帕尔玛奶酪和香菜叶即可享用。

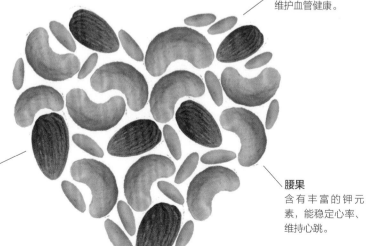

松子
其维生素K的含量高于其他坚果，有助于维护血管健康。

扁桃仁
富含单不饱和脂肪酸，这种健康的脂类成分有助于预防心脏疾病。

腰果
含有丰富的钾元素，能稳定心率、维持心跳。

预防心脏疾病

这三种富含抗氧化成分的坚果有助于维护血管健康、增强血管壁弹性及降低血压。

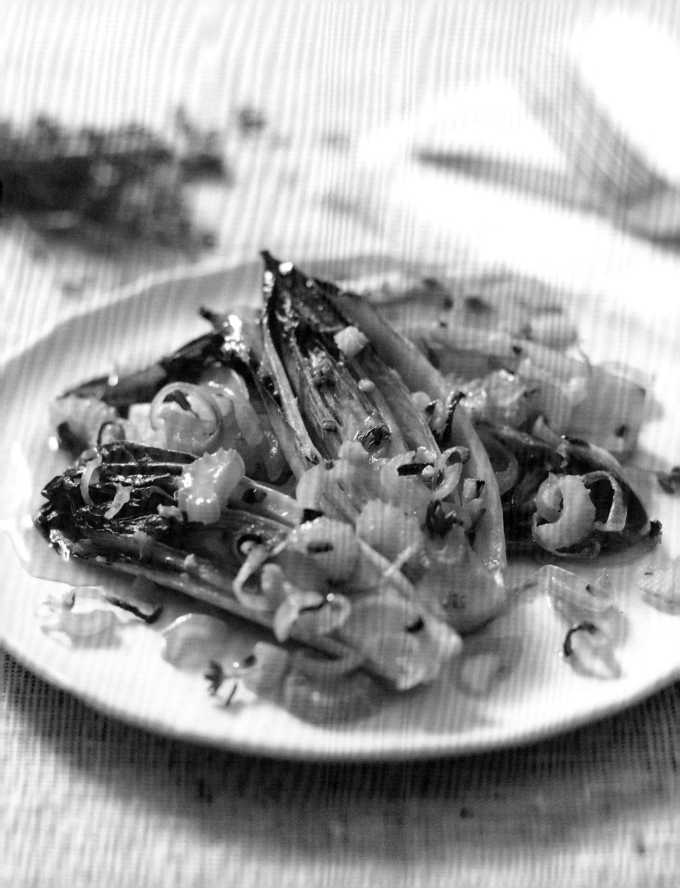

红菊苣芹菜沙拉

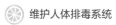 维护人体排毒系统　　 促进消化道健康　　 维持体内水平衡　　 镇静安神

　　这是一款非常有益身体的排毒餐食。略带苦涩味道的菊苣能促进消化、增强胆囊和肝脏功能，并帮助净化泌尿系统。芹菜则有助于维持体内水平衡。这两种富含纤维素的食材均具有镇静安神、缓解压力的功效。这款菜肴也是一道餐桌上的完美配菜。

4人份

1汤匙橄榄油
2根较长的小葱（或香蕉，切碎）
2瓣蒜（剁碎）
1个辣椒（选取体形较小的，去籽并切碎）
1大把芹菜（把茎秆外层带纤维的部分和内侧嫩茎分开，将较嫩的内侧茎秆切碎）
8个红菊苣（对半切开）
1茶匙切碎的柠檬百里香叶
盐和白胡椒

1. 将烤箱预热至180℃。取中等大小的锅，放入橄榄油和1汤匙清水，中火加热。加入小葱煮至软烂后放入蒜、辣椒和切碎的芹菜嫩茎（或芹菜芯），加热2~3分钟。

2. 同时，将芹菜叶和茎秆外层部分放入榨汁机，将榨好的汁倒入锅中。

3. 将红菊苣摆放在带盖的耐热陶瓷容器中。将煮好的小葱和芹菜全部倒在菊苣上。盖上盖子，放入烤箱烤20分钟。

4. 将菊苣转移到盘子中。将剩下的小葱、芹菜及汤汁倒入小锅，煮沸后加入柠檬百里香，继续煮3分钟以浓缩汤汁。用盐和白胡椒调味后，倒在盘中的菊苣上即可。

红菊苣（p73）是白色菊苣的一个分支，其含有丰富的挥发性油类成分，有益消化系统健康。

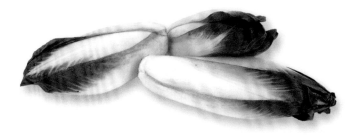

MAIN MEALS
正餐

无论将正餐放在一天中的任何时间段，我们都必须确保正餐是维持身体全天**健康**的重头戏。**新鲜**食材不仅充满芳香、色泽鲜亮、口感美妙，最关键的是它们具有最重要的**治愈力**。

西蓝花藜麦芽配什锦蔬菜

 易消化、不含麸质　　 平衡血糖　　◎ 维护血管健康　　◉ 保护眼部健康

　　种子和谷粒的芽不仅是漂亮的菜品点缀，还是高纤维且不含麸质的优秀食材。它们具有易消化及稳定血糖的功效，富含多种维生素、矿物质、氨基酸及有益消化的酶（提高人体对食物营养的吸收率）。胡椒、小胡瓜和青枇果则含有丰富的抗氧化成分，有助于维护心血管系统及眼部健康。

4人份

2汤匙西蓝花籽

400克藜麦

1个红甜椒（选取体形较大的，去籽并切丁）

1个黄甜椒（选取体形较大的，去籽并切丁）

1个茴香根（切丁）

1个黄色小胡瓜（切丁）

1个青枇果（未成熟枇果，选择个头较小的，去皮去核并切丁）

1瓣蒜（剁碎）

1个青柠取汁

3汤匙初榨橄榄油

盐和现磨黑胡椒碎

1. 西蓝花籽发芽：将西蓝花籽放在一个大玻璃罐中，倒入足量温水至没过种子，用棉布和皮筋封住罐口，静置一整夜。第二天早晨倒去罐中的水（无需揭去瓶口的棉布），重新加入清水冲洗种子，并倒掉所有水。将罐子倒立后倾斜45度角放置，以继续排出罐中多余的水分。置于室温下并避免阳光直射，每天早晨及晚上重复清洗步骤。持续3~5天西蓝花籽即可发芽，发芽后将其转移至带盖的玻璃罐中，放入冰箱可保存1~2天。

2. 藜麦发芽：将藜麦放在一个大玻璃罐中，倒入足量温水至没过藜麦，用棉布和皮筋封住罐口，静置2小时。倒去罐中的水（无需揭去瓶口的棉布），重新加入清水冲洗藜麦，并倒掉所有水。将罐子倒立后倾斜45度角放置，以继续排出罐中多余的水分。避免阳光直射，第二天再清洗一次，这时可以发现部分藜麦已经开始发芽。当大部分藜麦都发芽后即可用于烹饪。

3. 烹制：将西蓝花芽、藜麦芽、甜椒、茴香根、小胡瓜和青枇果全部放在大碗内，搅拌均匀。

4. 另取一个小碗，放入蒜末、青柠汁、橄榄油和少许盐。混合均匀后倒在大碗中的蔬菜上，搅拌均匀后撒少许黑胡椒即可。食用前可根据个人口味适当调整某些调料的用量。

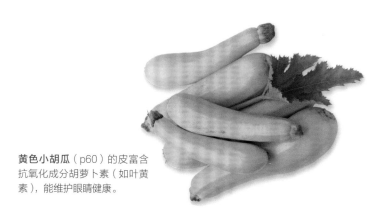

黄色小胡瓜（p60）的皮富含抗氧化成分胡萝卜素（如叶黄素），能维护眼睛健康。

风味蔬菜面

⊙ 利尿　　　✋ 光泽肌肤　　　▤ 缓解便秘　　　⚖ 清除细胞毒素

　　相对于煮熟的蔬菜来说，直接生食可为人体补充更多的酶、维生素以及其他必需营养元素。同时，生蔬菜还具有净化体内毒素的功效。制作时使用蔬菜处理工具不仅能将蔬菜分割为可爱的、类似意大利面的形状，还能改变蔬菜的口感（根类蔬菜会更加清脆爽口）。

4人份
1把松子
2汤匙香松（或黑芝麻及白芝麻各1汤匙）
2根胡萝卜（去皮）
1个甜菜根（中等大小，去皮）
绿色小胡瓜和黄色小胡瓜各1个（去柄）
3个萝卜（选取体形较小的）
1大颗新鲜香菜叶（去掉粗秆，切碎）

制作料汁
3根芹菜秆取汁（汁液大约4汤匙）
1汤匙大麻籽油
2汤匙南瓜籽油
1汤匙新鲜柠檬汁
2茶匙芝麻酱
盐和现磨黑胡椒碎

1. 制作料汁：将所有调制料汁的材料放入食品处理器或搅拌机中，搅拌均匀待用。

2. 焙松子和香松（或芝麻）：取一个小平底锅加热，放入松子和香松（或芝麻），中火干炒直至色泽金黄。

3. 用蔬菜处理小工具将胡萝卜、甜菜根、小胡瓜和萝卜刮成类似意大利面的长条。若家中没有这类小工具，也可用蔬菜削皮器代替。

4. 将所有蔬菜条（除了甜菜根，其必须最后单独放，以避免将整道菜品染成粉色）放在碗中，拌入切碎的香菜叶。分装在4个盘子中，放入甜菜根条，并淋上料汁。每盘撒少许松子和香松（或芝麻）即可享用。

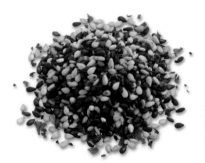

香松是一种日本的拌饭佐料，其中含有芝麻、各种海藻及其他香料。撒少许在沙拉、米饭和面条中不仅能增加食物的香气，还能增添多种营养。

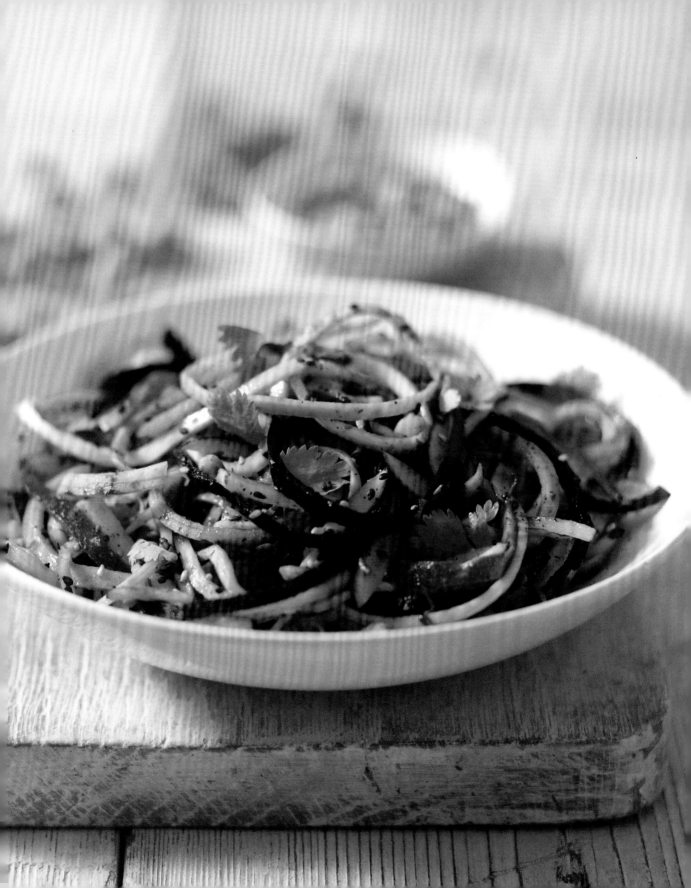

绿豆芽炒紫西蓝花

 维护肝脏功能健康　　　 促进肠蠕动　　　 利尿

　　这款菜肴含有有益肝脏健康的多种营养成分，有助于排出体内毒素、净化血管壁、促进肠蠕动及利尿。同时，菊苣和洋蓟均被认为是能维护肝脏健康的优秀食材。中国传统医学认为，酸味食物及绿叶蔬菜均有帮助净化并强健肝脏的功效。

4人份

4汤匙蔬菜清汤

1汤匙日本酱油

1汤匙橄榄油

2厘米新鲜生姜（去皮并切丝）

1个辣椒（选取体形较小的，去籽并切丝）

2根胡萝卜（中等大小，去皮并切丝）

400克紫色西蓝花（修剪并根据花蕾切成小块）

250克绿豆芽

1个青杧果（选取个头较小的，去皮去核并切丝）

4个洋蓟（选取花蕾较大的，处理好待用）

1汤匙黑芝麻

制作料汁

1个青柠取汁和皮

2汤匙南瓜籽油

1茶匙整粒芥末籽酱

1茶匙蜂蜜

1. 制作料汁：取一个小壶，倒入青柠汁和皮、南瓜籽油、芥末籽酱和蜂蜜，混合均匀待用。

2. 将蔬菜清汤倒入炒锅以小火加热，加入日本酱油、橄榄油、生姜和辣椒搅拌。再放入胡萝卜和西蓝花继续搅拌。最后放入绿豆芽和青杧果，至少煮1分钟。

3. 将菊苣叶分别放在4个盘子中摆放成花环的形状。舀少许菜放置在花环的正中间，淋上料汁并撒上黑芝麻即可。食用时可与米饭搭配。

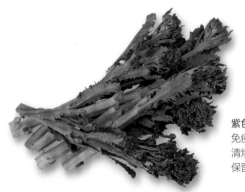

紫色西蓝花（p51）富含能增强免疫力的多种抗氧化成分，简单清炒（如同本菜的烹制方法）能保留其全部有益功效。

烤金枪鱼排佐刺山柑

 维护消化系统健康　　 保护心脏和血管健康

　　金枪鱼具有收敛的功效，亚洲地区常用金枪鱼来帮助缓解消化道不适。刺山柑能提升金枪鱼的药用功效。如果你正在寻找一款红肉的替代品，那么金枪鱼是一个健康选择。与中国酱油相比，日本酱油更适合搭配金枪鱼，从而提升金枪鱼的香味和口感。

4人份

3汤匙橄榄油

2汤匙日本酱油

1汤匙刺山柑（洗净）

4汤匙玛萨拉酒或甜雪利酒

1汤匙整粒芥末籽酱

2瓣蒜（压碎）

4片薄柠檬片

4块金枪鱼排

1. 在陶瓷烤盆中放入橄榄油、日本酱油、刺山柑、芥末籽酱、蒜和柠檬片。混合均匀后放入金枪鱼排并用腌料覆盖鱼排。用盖子或铝箔盖住盆口，放入冰箱冷却并腌制1小时。

2. 将烤箱预热至180℃。将盖好盖子或铝箔的烤盆放入烤箱烤15~25分钟。当烤至10分钟时，将鱼排小心地翻面。较薄的鱼排烤制所需时间更短。可用锋利的小刀切下一小片鱼排看其是否熟透，鱼排中间部位应为浅粉红色。可搭配蒸米饭及沙拉，或者蒸蔬菜一同享用。

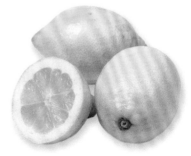

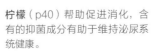

柠檬（p40）帮助促进消化，含有的抑菌成分有助于维持泌尿系统健康。

葡萄酒烤海鲈鱼配菠菜

 改善贫血　　　　◉ 维护眼部健康　　　　维护消化系统健康　　　 利尿

　　这款菜肴包含了肉质紧实的多脂鱼类和富含铁元素的菠菜，有助于降血压及预防继发性头痛和眩晕。杧果中的多种抗氧化成分具有维护视力的作用。同时，配料中含有促进消化、增强血液循环及消除水肿作用的热性食材辣椒、大蒜和生姜，能与菜品中的凉性食材——菠菜完美搭配。

4人份

4条海鲈鱼（每条约250克）
少许盐
15克新鲜生姜（切碎）
2个辣椒（选取个头较小的，去籽并切碎）
4瓣蒜（切碎）
1个柠檬（对半切开，一半切成薄片，另一半取汁）
2满茶匙整粒芥末籽酱
6汤匙橄榄油
8汤匙白葡萄酒
200克菠菜叶

制作酱汁

1个杧果（中等大小，去皮去核，大致切碎）
2茶匙青柠汁
1汤匙橄榄油

1. 如果时间充裕，烹制前可先将海鲈鱼浸泡在盛有盐水（1升水加入1汤匙盐）的大碗中半个小时以彻底清洁。烤箱预热至180℃。用厨房用纸将鱼身上的水分擦干净，把鱼放在陶瓷烤盆中。在鱼身表面撒上盐和黑胡椒，鱼腹内部填入生姜、蒜和辣椒，并将柠檬片覆盖在每条鱼身上。在小壶中放入芥末籽酱、柠檬汁、橄榄油和葡萄酒（或8汤匙清水），混合均匀后浇在每条鱼上。用铝箔覆盖烤盆，放入烤箱烤25～35分钟，或烤至鱼肉易被叉子按纹理撕成小片。

2. 烤鱼的同时调制酱汁：将杧果肉、青柠汁和橄榄油放入搅拌机或食品处理器中，搅拌至口感顺滑待用。

3. 将一大锅水煮沸，放入菠菜叶煮大约30秒或煮至菠菜叶变软。倒去开水并用凉水快速冲洗菠菜，待菠菜冷却后沥干。将烤好的海鲈鱼分别放在4个盘子中。将菠菜分为四份，环绕摆放在每条鱼身周围，再将少许杧果酱汁淋在鱼身上。其余的酱汁盛在小碗中作为蘸酱摆在盘子旁边。

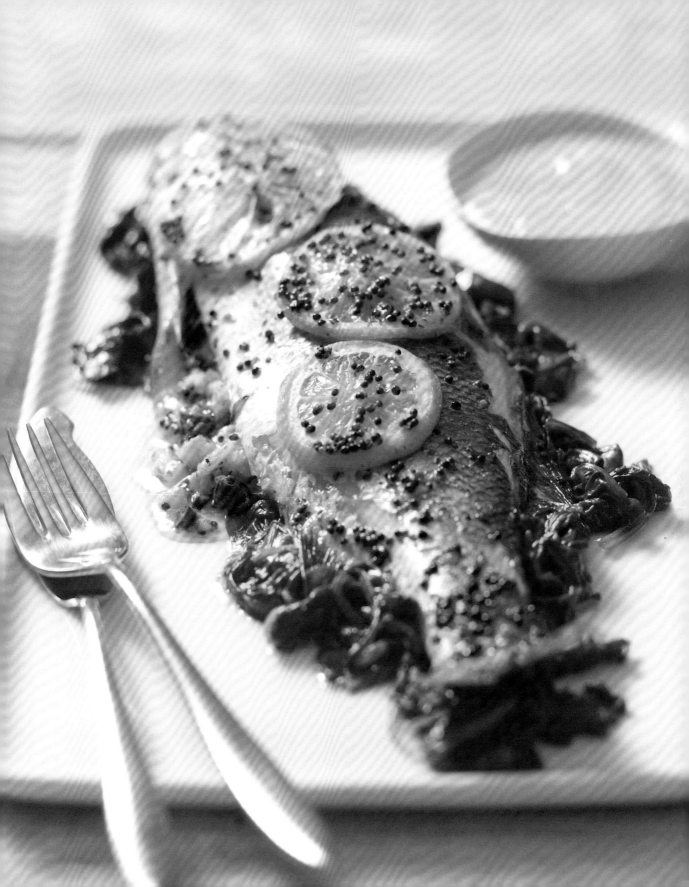

什锦蔬菜酿甜椒

 增强免疫系统　　 促进循环

这款用料丰富的素菜具有与肉菜相媲美的令人满足的香味及口感。甜椒富含多种抗氧化成分和抑制感染的物质，具有增强体内循环及合成血红细胞等多种功效。同时，这款菜肴集合了蘑菇、蒜和黑胡椒，有助于提高人体对季节性流感的抵抗力。

6人份

60克松子

100克褐菇（切丁）

1个黄色小胡瓜（切丁）

1个茄子（选取体形较小的，切丁）

5根小葱（切丁）

3瓣蒜（剁碎）

1个红辣椒（可选，根据个人吃辣程度调整用量）

85克糙米或大米（洗净）

2汤匙藜麦

1汤匙橄榄油

1大棵平叶欧芹（切碎）

2茶匙烟熏红灯笼椒粉

盐和现磨黑胡椒碎

8个甜椒（颜色相同或不同均可）

1汤匙切碎的平叶欧芹叶（用于点缀）

1. 将烤箱预热至190℃。用平底锅将松子干炒至色泽微黄。将所有蔬菜丁放入大碗，加入松子、大米、藜麦、橄榄油和欧芹，撒上烟熏红灯笼椒粉，并用盐和黑胡椒进行调味。全部混合均匀后待用。

2. 用锋利的小刀小心地去除每个甜椒中的籽和芯，操作时注意保持甜椒完整。将混合好的蔬菜填在甜椒中，保证每个甜椒均塞满蔬菜（在加热过程中，填入的蔬菜会有一定程度的收缩）。

3. 将甜椒直立放在较深的烤盘或陶瓷盆中。往烤盘中倒入热水至没过甜椒的三分之一。放入烤箱烤大约50分钟，烤制过程中当甜椒顶部表皮开始变为浅棕色时，用盖子或铝箔覆盖住烤盘口。可观察或品尝藜麦和大米以判断填料是否熟透，如果感觉较干，可向甜椒内部洒少量水。烤好后用切碎的欧芹叶点缀，可用热甘薯泥作为配菜一同享用。

南瓜盅烤利马豆

 排毒　　　 降胆固醇　　　 平衡血糖

　　这款菜肴中的秋葵、甜椒、蘑菇和香辛料协同作用，有助于维护体内循环系统健康并排出毒素。同时，摄入豆类（如利马豆）是日常降低胆固醇和维持血糖平衡的好方法。将豆类放在南瓜中烹制，能为身体提供更多的营养并提升口感。当将其摆放在餐桌上时，会令你的客人惊呼出声。

4人份

2汤匙橄榄油（额外准备一些用于润滑器皿）

8根小葱（切碎）

1茶匙香菜籽（用杵和臼捣碎）

1个红辣椒或绿辣椒（去籽并切碎）

1个红甜椒（去籽并切丁）

1个黄甜椒（去籽并切丁）

3瓣蒜（切碎）

1茶匙烟熏红灯笼椒粉（平平的1茶匙即可）

400克有机利马豆罐头（洗净）

盐和现磨黑胡椒碎

150克香菇（切片）

100克秋葵（选取较小的完整秋葵，去茎）

1片月桂叶（新鲜或干燥均可）

1个大南瓜或2个中等南瓜（或冬南瓜，可选）

少许香菜叶（大致切碎，用于点缀）

1. 将烤箱预热至180℃。取一个中锅放入橄榄油和1勺清水以小火慢慢加热。放入小葱炒至半透明且开始变黄时，加入香菜籽和辣椒翻炒。再放入甜椒丁、蒜和烟熏红灯笼椒粉继续翻炒。加入利马豆翻炒均匀，并使所有豆子均覆盖上炒料。用盐和黑胡椒调味后放入香菇、秋葵及月桂叶。

2. 若不想使用南瓜，可直接将豆子倒入带盖的浅烤盆中。加入少量水，盖上盖子并放入烤箱烤45~50分钟。烤好后撒上香菜叶点缀即可食用。

3. 制作南瓜盅：将南瓜顶部切下不要丢弃。挖出南瓜中间柔软的芯和籽，保留南瓜肉。注意保留的南瓜壁越厚，需要烤制的时间就越长。

4. 将南瓜内壁涂抹上橄榄油，撒入少许盐并放入炒好的豆子填料。加入少许清水，南瓜自身在加热过程中也会析出一些水分。盖上南瓜"盖"，将南瓜放在烤盘中，放入烤箱烤1小时或烤至南瓜熟透。

5. 打开南瓜"盖"，挑出并扔掉月桂叶。在豆子上撒少许新鲜香菜叶即可呈上餐桌。食用时，可用勺子深入南瓜壁舀起内部的填料。这样不仅能吃到豆子，同时还能享用美味的南瓜。

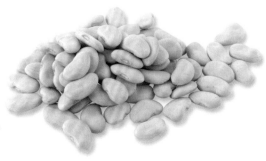

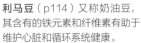
利马豆（p114）又称奶油豆，其含有的铁元素和纤维素有助于维护心脏和循环系统健康。

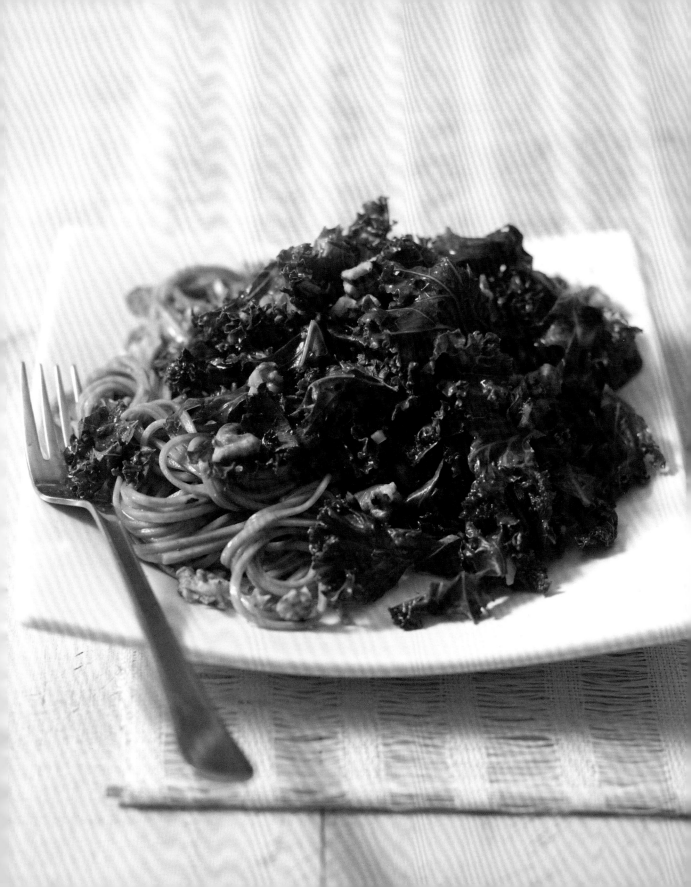

羽衣甘蓝荞麦面

 降低胆固醇　　　 抗癌　　　 抑制炎症

　　这款羽衣甘蓝荞麦面有益心脏健康。羽衣甘蓝是顶级叶菜类蔬菜，含有丰富的抗氧化成分、ω-3脂肪酸和天然抗炎物质，能够降低与雌激素分泌相关的癌症的发病率。任何种类的羽衣甘蓝都可用于烹制这款简单易学的快手菜。

4人份

400克荞麦面条
2汤匙核桃油（额外多准备一些）
1个红辣椒（去籽并切丁）
2瓣蒜（压碎）
2汤匙日本酱油
600克新鲜羽衣甘蓝（去茎秆并切成条）
2汤匙新鲜橙汁
4汤匙烘焙核桃碎（用于点缀）

1. 根据包装袋上的说明将荞麦面煮熟。根据个人喜好，可在煮面前在水中加入少许核桃油和盐。

2. 煮面的同时，取一个带盖的大厚底锅，以中火加热，放入核桃油和2汤匙清水。油热后加入辣椒和蒜翻炒，倒入日本酱油。接着放入羽衣甘蓝翻炒直至每片叶子均覆盖上炒料。

3. 在锅内倒入橙汁，盖上锅盖焖2~3分钟或直至羽衣甘蓝断生即可关火。加热时注意偶尔翻炒以防粘锅，并可根据实际需要加入少量清水。将荞麦面摆放在热盘子中，将炒好的羽衣甘蓝覆盖在面条上，并撒一些核桃碎、滴几滴核桃油进行点缀，即可享用。

暖身蔬菜锅

 提升幸福感　　　　⊛ 排毒　　　　🗐 抑制炎症　　　　≣ 维护消化系统健康

　　这款菜肴将各种蔬菜和香辛料混合在一起小火慢煮，能够温暖身体、补充能量并振奋情绪。甘薯具有排毒和抑制炎症的功效，卷心菜和大蒜则有助于促进消化并预防寄生虫。烹制这道暖身锅的要点是需将每种蔬菜小心地分层摆放，从而分盘时每份都含有所有蔬菜种类。

4~6人份

150克小葱（切为4段）

1汤匙酥油（或澄清黄油）

200毫升蔬菜清汤

100毫升干白葡萄酒

600~800克白卷心菜（去除最外层的叶子，切成8份）

1个甘薯（中等大小，约200克，去皮并切成6份）

2个胡萝卜（选取体形较小的，去皮并切片）

6瓣蒜（剁碎）

2个辣椒（选取体形较小的，去籽并切碎）

4根芹菜嫩茎及叶子（去除茎外部的纤维，将嫩茎和叶子切碎）

250克李形番茄（选取体形较小的）

6片月桂叶

1茶匙香菜碎

1茶匙现磨胡椒粉

2茶匙烟熏红灯笼椒粉

1汤匙橄榄油

盐

少许切碎的香菜叶（用于点缀）

1. 取一个带盖的厚底炖锅，放入一半小葱、一半酥油、一点蔬菜清汤和葡萄酒混合均匀。取一些卷心菜、甘薯及胡萝卜，一半蒜、1个辣椒、一半芹菜碎和番茄，3片月桂叶及适量调味料，在锅里铺为一层。重复以上步骤，将剩余的酥油、蔬菜和调料在锅内再铺一层。

2. 将所有食材码放整齐后，在上方洒少许橄榄油。将剩余的蔬菜清汤和葡萄酒混合均匀后用盐调味，往炖锅中倒入2/3。盖上锅盖，以文火慢炖1小时，偶尔加入一些调好的蔬菜汤。炖至最后15分钟时揭开锅盖，使多余的汤汁蒸发。关火并将月桂叶挑出丢弃（若方便寻找）。食用时可撒少许香菜叶点缀。

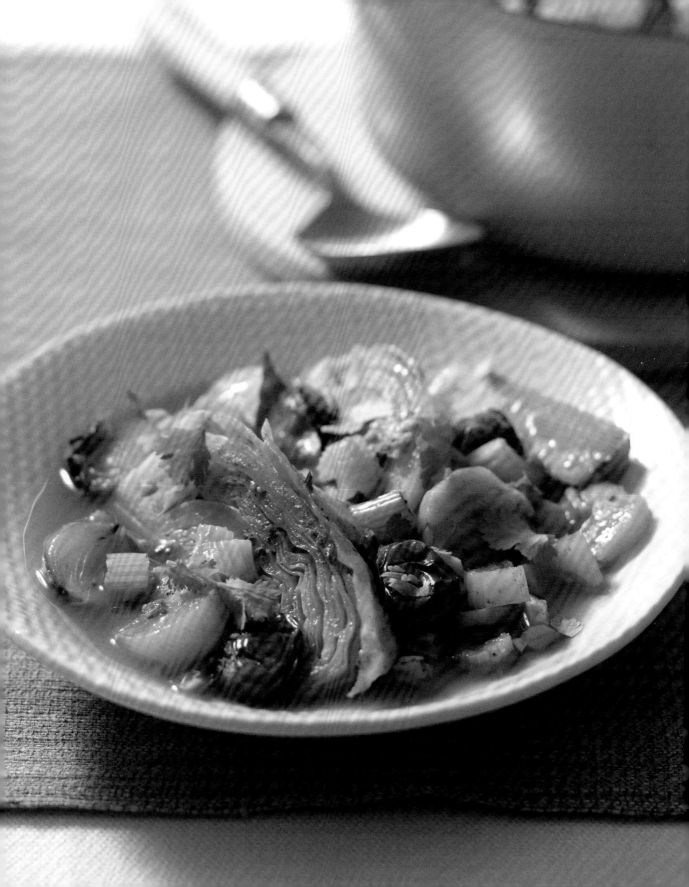

香菇豆腐炒面

 抑制炎症   排毒   降低血压

　　黄豆在传统医学养生中常用于辅助缓解肺部和肠道炎症。其含有的植物性雌激素有助于维护心脏健康和降低血压。小剂量摄入未发酵的黄豆能滋补身体、缓解宿醉，但长期大量食用未发酵的黄豆则会降低人体对食物中某些矿物质的吸收率。

6人份

300克有机卤水豆腐（切成可一口食用的小方块）
4汤匙葵花籽油
少许盐
6人份面条（约300克，或用鸡蛋和米饭代替）
300克新鲜香菇（对半切开，或每个切成4份）
1根胡萝卜（切丝）
250克绿豆芽（洗净并沥干）
250克荷兰豆（对半切开）
100克玉米笋（对半切开）
1～2汤匙日本酱油
1汤匙黑芝麻
少许香菜叶（切碎，用于点缀）

制作料汁

3瓣蒜（压碎）
3厘米新鲜生姜（磨碎）
1个辣椒（选取个头较小的，去籽并切碎）
3汤匙味啉
2汤匙烤芝麻籽油
3汤匙照烧酱
3根小葱（选取较细的，切片）

1. 将豆腐摆放在平底盆中，将所有制作料汁的食材混合均匀后倒在豆腐块上，确保每块豆腐都覆盖上料汁。盖上盖子将豆腐放入冰箱腌制一整夜，其间可将豆腐块翻面以使其更好地入味。

2. 将豆腐块捞出并沥干水分，盆内剩余的料汁不要丢弃。

3. 取一个炒锅，放入2汤匙葵花籽油和2汤匙清水，以中火加热。沸腾后放入豆腐块，炒至豆腐块每面呈现浅棕色。翻炒时注意动作要轻，以避免将豆腐炒碎。炒好后将豆腐倒在温热的盘中待用。

4. 炒豆腐的同时煮一大锅水，撒入少许盐，依照面条包装袋上的说明将其煮熟。煮好后捞出用凉水冲洗，以避免面条过熟。

5. 刮去炒锅底部残留的豆腐渣，加入1汤匙葵花籽油和1汤匙清水。放入香菇翻炒2～3分钟，也倒在温热的盘中。继续往炒锅内放入胡萝卜、绿豆芽、荷兰豆、玉米笋和日本酱油，继续翻炒，炒熟后转移至热盘里。

6. 将炒锅擦干净，放入剩余的葵花籽油加热。倒入腌豆腐时保留的料水，待沸腾后放入煮熟的面条翻炒，并将之前炒好的所有蔬菜再次倒入炒锅中一起翻炒。最后放入豆腐小心翻炒至所有食材混合均匀。撒入黑芝麻并分到6个碗中，每碗用少许切碎的香菜叶点缀，即可享用。

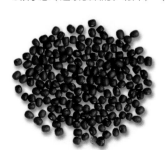

绿豆（p115）绿豆芽脆嫩多汁，在亚洲菜肴中非常流行。同时，绿豆因其优秀的排毒功效而著称。

清炒时蔬

 促进肠道有益菌群生长　 抑制炎症　　　 降低血压　　　 平衡血糖

　　春季摄入大量鲜嫩的绿色蔬菜是净化体内囤积了一冬天毒素的好方法。芦笋具有的抑菌功效能清洁消化系统。同时，其还能抑制炎症、降低血压及调节血糖平衡。嫩薄荷叶和小香葱则能提升精力，为身体带来活力。

4人份

2汤匙橄榄油
350克芦笋（切成5厘米的小段）
250克荷兰豆（修剪去柄）
150克野蒜叶（切碎）
200克菠菜嫩叶
1汤匙覆盆子醋
2汤匙切碎的薄荷叶
2汤匙切碎的小香葱

1. 在炒锅内放入橄榄油和少许水，大火加热。放入芦笋和荷兰豆翻炒3分钟，再加入野蒜叶和菠菜，炒至叶子变软收缩。

2. 关火后加入覆盆子醋、薄荷叶及小香葱。混合均匀后趁热食用，可搭配蒸米饭或藜麦一同享用。

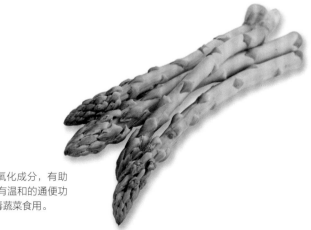

芦笋（p77）富含多种抗氧化成分，有助于抑制自由基损害，并具有温和的通便功效，特别适合作为春季排毒蔬菜食用。

枸杞烩斑鸠胸肉

 补充能量   提升幸福感及身体活力   补充经期流失的铁元素 补气养肾

　　斑鸠肉质柔软、脂肪含量少且富含营养。在东方传统食疗保健中，斑鸠被认为具有良好的补气养肾功效，并且因其能促进血液循环及补充能量而常用于改善男女生育力。同时，斑鸠肉还有助于补充身体大量失血后的铁元素流失，如产后或经期血量过大。另外，这款菜品中添加的枸杞还有利于促进人体新陈代谢。

4人份

4只完整斑鸠
25克干香菇
2根胡萝卜（中等大小，纵向对半切开）
1个洋葱（中等大小，去皮并切成4份）
1个红辣椒（中等大小，保持完整）
4瓣蒜（保留外皮）
半茶匙黑胡椒粒
少许盐
4茶匙玉米淀粉
20克枸杞
少量橄榄油
香菜叶（切碎，用于点缀）

1. 将每只斑鸠的胸肉完整分割下来留作他用。将去除胸肉的斑鸠放在大砂锅中，加入香菇、胡萝卜、洋葱、辣椒、蒜、黑胡椒粒和盐，并倒入清水至没过斑鸠。加热煮沸后转小火炖1.5小时，撇去汤汁表层的浮沫和杂质。炖煮时需随时注意锅中水量，根据需要可适当加入一些清水。炖煮接近尾声时，汤汁量应不少于500毫升。

2. 过滤肉汤并保留汤中的香菇、蒜瓣和少许黑胡椒，其余食材可丢弃（包括斑鸠肉、骨头和皮）。将香菇切丝、蒜瓣去除外皮，放置待用。

3. 留下约4汤匙肉汤倒在杯子中，把剩余肉汤倒回砂锅，以中火加热。将杯子里的肉汤加入玉米淀粉混合均匀后，再倒回砂锅轻轻搅拌，使肉汤变得更加浓稠。放入枸杞、香菇丝和蒜瓣煮10~20分钟，直至汤汁浓度类似浓奶油。根据个人口味可适量放入调料进行调味。

4. 在煎锅中倒入少量橄榄油以中火加热。放入之前保留的斑鸠胸肉，每面煎2分钟直至斑鸠肉刚好熟透。将其转移至砂锅中继续炖2~3分钟。

5. 将斑鸠胸肉摆放在热盘子上，舀一勺汤汁浇在肉上并用香菜叶点缀。食用时可将砂锅内剩余的汤汁盛在盆中一起呈上餐桌，并搭配蒸米饭享用。

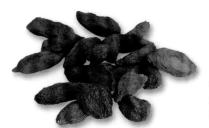

枸杞（p36）富含吡哆醇（维生素B_6），有助于促进人体新陈代谢。

生姜烤鸡

 预防感冒和流感　　 维护消化系统健康　　 为人体细胞供氧　　 产后恢复

　　这款菜肴中的新鲜生姜是预防和缓解普通感冒症状的重要食材。将其与具有提高人体免疫力功效的食材（如青柠、蒜和蜂蜜）搭配，能增强生姜的天然温补作用。如果想帮助预防季节性感冒或病后恢复，那么这款菜品是理想的选择。

4人份

1只有机散养鸡（大约1.5千克，切成8块）
1汤匙酥油（或澄清黄油）
1千克马铃薯（去皮并切薄片）
1/2～1茶匙盐
1汤匙烟熏红灯笼椒粉
半茶匙现磨黑胡椒粉

制作腌料

4汤匙日本酱油
1汤匙切碎的新鲜生姜（满满一汤匙）
3～5瓣蒜（压碎）
1～2个青柠取汁和皮
3汤匙蜂蜜

1. 制作腌料：将日本酱油、生姜、蒜、青柠和蜂蜜放在干净的带盖塑料容器中混合均匀。放入鸡块腌制8～12小时，或放入冰箱腌一整夜。

2. 将烤箱预热至220℃。在大烤盆内壁抹上酥油，将马铃薯片在盆里码放薄薄一层并撒上盐、红灯笼椒粉和黑胡椒。将鸡块摆放在马铃薯上，倒入腌肉剩下的料汁，并用少许盐和黑胡椒调味。放入烤箱烤45～50分钟或烤至马铃薯熟透，且用小刀扎入鸡肉中可析出肉汁即可。可搭配沙拉食用。

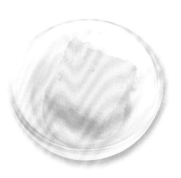

酥油（p120）是月桂酸的优质来源。月桂酸是一种健康的脂类成分，具有抗菌和抑制真菌的作用。

蔬菜藜麦饭配酸菜

 补充能量　　　 促进细胞组织生长和修复　　　易消化、不含麸质　　　 增强免疫力

　　富含蛋白质和纤维素的藜麦含有人体所需的全部氨基酸，能为身体补充能量、促进健康细胞组织的生长和修复。同时，藜麦不含麸质，非常适合对麸质过敏的人群食用。酸菜则有益于维护肠道健康、增强免疫力。这款菜品中的各种彩色新鲜蔬菜也提高了菜肴的营养价值。

4人份

5根小葱或红洋葱（均选择体形较小的，切片）

1个辣椒（中辣品种，切碎）

1个红色罗马甜椒（或其他红甜椒，纵向对半切开，去籽切成1厘米的小条）

3个黄色小胡瓜（中等大小，切片，厚度约为5毫米）

100克香菇（去柄并切片）

2个蒜瓣（压碎）

海盐和现磨黑胡椒碎

2汤匙橄榄油

300克藜麦

1小枝欧芹（切碎，用于点缀）

少许初榨橄榄油

6汤匙酸菜（可选，作为配菜）

1. 在中等大小的锅内倒入足量水覆盖锅底，以小火煮沸。加入小葱，盖上锅盖煮至小葱变软，根据实际情况可再加入一些清水。放入辣椒慢煮，再放入甜椒煮软后加入小胡瓜。等待一段时间，放入香菇和蒜，并用少许盐调味，滴入几滴橄榄油。搅拌均匀后盖上锅盖，关掉火将锅留在灶台上保温。

2. 依据包装袋上的说明将藜麦煮熟待用。

3. 食用时，取一个盘子，将一个较大的烹饪用圆形模具放置在盘子中。在模具内填入藜麦，制成约2.5厘米厚的藜麦层。再将煮好的蔬菜舀在藜麦层上方形成一个蔬菜层，撒上少许欧芹碎。去掉模具，重复以上步骤，用藜麦、蔬菜和欧芹碎再制作三个相同的摆盘。最后撒上黑胡椒、滴少许初榨橄榄油，并用酸菜环绕藜麦底部摆放成圆环。

4. 如果家中没有圆形的模具，可用圆顶形的小碗代替。在小碗内壁抹上橄榄油，底部填入蔬菜至碗身一半，再填入藜麦。将盘子盖在碗上并迅速翻转盘子和碗，小心地移走小碗。撒上欧芹碎和调料，滴几滴初榨橄榄油，摆放好酸菜，即可享用。

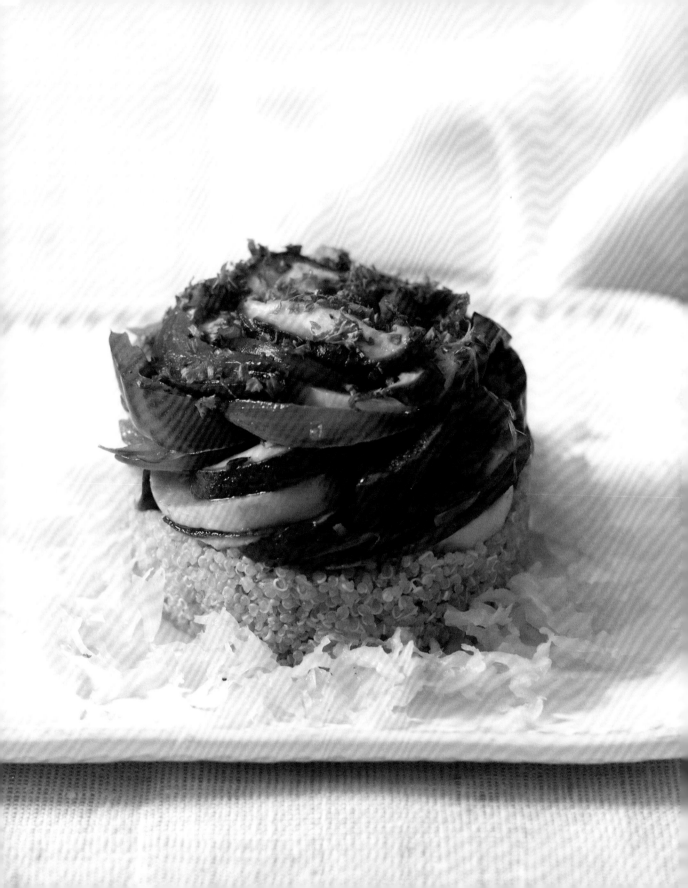

肉末酸菜卷

 维护消化系统健康　　 舒缓镇静

　　发酵后的卷心菜又称酸菜，其含有丰富的维生素C以及乳酸菌，有助于清除消化道内的有害菌和毒素，缓解消化不良及胀气。同时，酸菜中的营养物质具有辅助预防癌症和退行性疾病的功效。

4人份

盐和现磨黑胡椒碎
2汤匙葡萄酒醋
6颗黑胡椒粒
16片完整的酸菜叶（或大卷心菜叶，去除茎秆和叶脉）
1汤匙橄榄油
2个洋葱（中等大小，切丁）
3瓣蒜（压碎）
500克肉末（猪肉、牛肉或两者的混合）
125克大米或糙米（洗净）
2茶匙烟熏红灯笼椒粉
2汤匙切碎的平叶欧芹叶
300克酸菜
200克烟熏肋条肉或烟熏培根（切碎）

制作酱汁

1汤匙橄榄油
3茶匙中筋面粉
少许盐
少量黑胡椒粒
20克番茄酱
1个辣椒（选取较小的、去籽并切碎）
115克鲜奶油

1. 可用新鲜卷心菜代替酸菜：准备一大锅清水，烧开后放入少许盐、葡萄酒醋和黑胡椒粒。再放入卷心菜叶焯2～3分钟（每次放入两片叶子）。焯水时需随时关注，一旦叶片开始变软收缩需刻捞出。将叶片放在厨房用纸上吸干水分待用。

2. 炒制馅料：在煎锅中放入橄榄油加热，放入洋葱和蒜炒至洋葱半透明且柔软。加入肉末继续炒10～15分钟直至肉呈现浅棕色，放入大米、烟熏红灯笼椒粉和欧芹，继续翻炒2～3分钟后关火。静置使其自然冷却至温度不烫手。

3. 取一小团馅料放置在卷心菜或酸菜叶中间。将叶片边缘折起覆盖住馅料并滚成一个封闭的菜卷。重复折叠步骤，将其余的叶片全部制作成菜卷。

4. 准备一个带盖的大锅，将酸菜铺在锅底，并在酸菜上摆放菜卷。摆放时注意将菜卷封口处朝下。小心地将热水倒入锅中至水高没过菜卷1/2。根据实际需要，也可将菜卷放在一个小耐热盘中。盖上锅盖，小火加热2小时或直至食材全部熟透。加热过程中随时关注水量，确保水分没有蒸发。当烹制结束时，锅中的水量应当没有变化。

5. 煮菜卷的同时制作酱汁。取一个小锅加热橄榄油，放入面粉炒至颜色微棕。加入盐、黑胡椒粒、番茄酱、辣椒和鲜奶油，并倒入适量水调整酱汁稠度使其类似奶油。当酸菜卷烹制好时，分别摆放在4个盘子中。在每个菜卷上浇上一些热酱汁即可食用。

小贴士： 可以尝试自己腌制酸菜，方法参见p330。

什锦菜卷

 补充能量　　　 有助于形成肌肉　　　 增强身体活力　　　舒缓镇静

　　这款菜肴具有良好的舒缓镇静效果，也含有丰富的健康营养成分，能为身体补充能量，非常适合男士食用。同时，藜麦含有蛋白质和多种人体必需的氨基酸，有助于形成肌肉。核桃则具有提高男性生育力、维护心脏健康的功效。这款菜肴是素食主义者和需要吃素人群的理想选择。

4人份

300克藜麦
60克核桃（大致切碎）
50克番茄干（切碎）
2瓣蒜（切碎）
1个红洋葱（中等大小，切碎）
4根小葱（选择较细的，切碎）
6汤匙切碎的欧芹
100克不添加糖分的蔓越莓（新鲜或干燥均可）
2茶匙西班牙甜椒碎
半茶匙香菜碎
2茶匙意大利香草调味料（平平的2茶匙）
喜马拉雅山粉红盐和现磨黑胡椒碎
1个皱叶甘蓝（选择个头较大的，叶片分开）
4片月桂叶
2茶匙中筋面粉、竹芋淀粉或葛根粉（一种亚洲流行的增稠剂）
天然稠酸奶

1. 制作馅料：将洗净的藜麦干炒后放在碗中，与核桃、番茄干、蒜、洋葱、小葱、欧芹和蔓越莓混合均匀。用西班牙甜椒碎、香菜碎和意大利香草调味料进行调味。再放入盐和黑胡椒，全部混合均匀后待用。

2. 选择10~12片柔软的皱叶甘蓝叶（中等大小），放入滚水中焯1~2分钟，当其开始收缩时立刻捞出。静置使其自然冷却，焯叶子的水留下备用。切去每片叶子靠近根部较粗的叶脉部分。

3. 舀一勺馅料放在叶片中间，将叶片边缘折起覆盖住馅料并滚成一个封闭的菜卷。重复折叠的步骤，将其余叶片全部制作成菜卷。

4. 准备一个中等大小带盖的锅，将菜卷紧密依靠摆放在锅底，并放入月桂叶。摆放时注意将菜卷封口处朝下。如果菜卷数量较多可分层摆放。

5. 将之前焯叶子的水倒在锅中，确保水没过锅底并刚好淹过菜卷。加热煮开后转小火，盖上锅盖煮30分钟。

6. 将面粉放在杯子里用水调匀，倒入锅中。继续煮15分钟或直至汤汁变稠、菜卷熟透即可。食用时，可在盘中舀入一勺稠酸奶搭配享用。

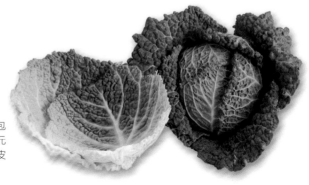

皱叶甘蓝（p52）又称皱叶包菜，是硫元素的良好来源。硫元素是维护骨骼、软骨、肌腱和皮肤健康的必需营养素。

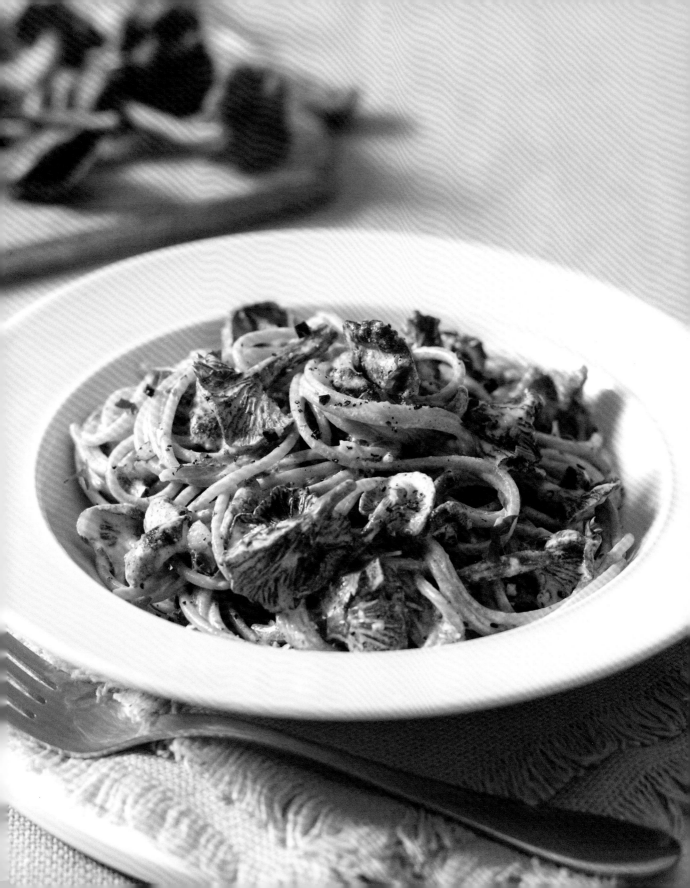

辣椒鸡油菌配意大利面

 增强免疫系统　　　 维护肌肤健康　　　◉ 保护眼部健康

　　与多数蘑菇相同，鸡油菌富含的多种氨基酸是合成人体蛋白质的必需营养成分。同时，其含有的维生素A还有益眼部健康。卡姆特（kamut）小麦则是一种古老的小麦品种，是现代小麦的近亲。尽管含有麸质，但研究发现卡姆特小麦更易被小麦过敏及小麦不耐受人群接受。

4人份

400克新鲜鸡油菌（切片）
4茶匙橄榄油
2~3瓣蒜（压碎）
1~2个辣椒（选取较小的，去籽并切碎）
5汤匙酸奶油
盐和现磨黑胡椒碎
500克意大利面（原料为卡姆特小麦）
1汤匙切碎的平叶欧芹叶（用于点缀）

1. 将新鲜鸡油菌放入中等大小的锅内以小火干炒，轻轻摇晃炒锅至鸡油菌汁液析出。转为大火将汁水蒸发并炒至鸡油菌变软较干。加入3茶匙橄榄油翻炒均匀，再放入蒜、辣椒和酸奶油以小火加热2~6分钟。用盐和黑胡椒调味后待用。

2. 炒鸡油菌的同时煮意大利面。根据包装袋上的说明将意大利面煮熟，但注意保持面的嚼劲。煮面前可在水中加入1茶匙橄榄油，不仅能防止面过熟，还能增加意大利面的香味。将面沥干水分并放在热盘子中，把炒好的鸡油菌舀在意大利面上。点缀一些欧芹叶并搅拌均匀，可搭配蔬菜沙拉一同食用。

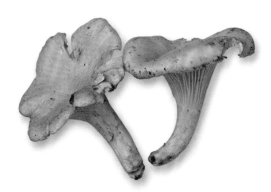

鸡油菌含有维生素D和维生素K，有助于维护心脏和骨骼健康。

日式烤鲑鱼佐新鲜莳萝

 补充能量　　 易消化　　 促进体内循环

　　简单的日式烤鲑鱼与新鲜莳萝是一款经典的菜品组合。鲑鱼被认为是身体虚弱及疾病康复期人群的理想食品，能为身体补充能量且易于消化。同时，鲑鱼还含有丰富的ω-3脂肪酸和硒元素，有助于维护心脏健康并帮助抵抗衰老。

4人份

4块鲑鱼（每块约300克）
4汤匙日本酱油
足量柠檬汁
4汤匙橄榄油
4瓣蒜（切碎）
4片薄柠檬片
2汤匙切碎的莳萝叶

1. 将烤箱预热至180℃。将鲑鱼块放在陶瓷烤盆中。取一个小碗，倒入日本酱油、柠檬汁、橄榄油和足量清水。混合均匀后放入切碎的蒜，全部搅拌均匀后浇在鲑鱼块上。

2. 在每块鲑鱼上放一片柠檬片并撒上莳萝叶。用铝箔盖住盆口，放入烤箱烤20～25分钟。用锋利的小刀小心地刺入鱼块中间检查是否烤熟（熟鱼肉是不透明的）。这款菜品可趁热享用，也可作为冷餐。

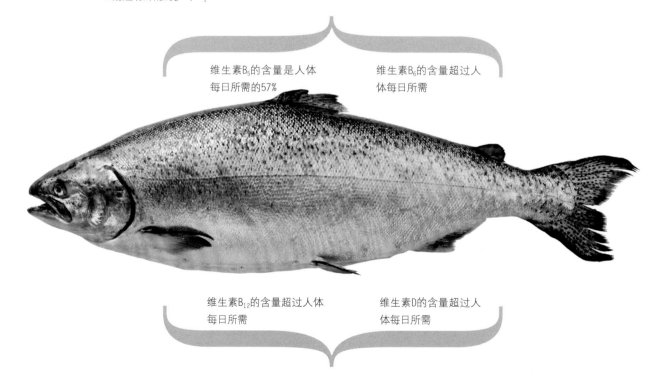

维生素B$_5$的含量是人体每日所需的57%

维生素B$_6$的含量超过人体每日所需

维生素B$_{12}$的含量超过人体每日所需

维生素D的含量超过人体每日所需

补充人体所需的维生素

鲑鱼含有丰富的维生素D及多种人体必需的关键B族维生素。

香煎鸭胸肉配杞果沙沙

 补充能量　　 利尿　　舒缓并调理消化道系统　　提高精子质量

　　在中国传统医学中，鸭肉被认为是一种起协同作用的食材（可与某些有共性的食材搭配以提升功效）。鸭肉能为身体提供能量、增强耐力。同时，鸭肉的利尿功效有助于消除水肿。鸭肉与酸杞果沙沙搭配则有助于维护消化系统健康、缓解恶心，同时还具有帮助提高男性精子数量和质量的功效。

4人份

3片卡菲尔酸橙叶
1茶匙澄清的蜂蜜
2个橙子取汁（保留1个橙子的果皮待用）
1汤匙日本酱油
1/4茶匙五香粉
4块鸭胸肉（不含鸭皮）
125克茉莉香米
4个新鲜无花果（可选，用于点缀）

制作杞果沙沙

2个杞果（中等大小，去皮去核并切丁）
3根洋葱苗（切碎）
1个绿甜椒（选取较小的，去籽并切碎）
1个红甜椒（选取较小的，去籽并切碎）
4汤匙切碎的香菜叶
3汤匙切碎的罗勒叶
1根黄瓜（选取较小的，去籽并切丁）
1个番茄（选取个头较大的，去籽并切丁）
1汤匙香醋
2汤匙初榨橄榄油
盐和现磨黑胡椒碎

1. 将卡菲尔酸橙叶放在大碗中，放入4汤匙开水至没过叶子，静置15分钟。倒入蜂蜜搅拌均匀，放入橙子汁和皮、日本酱油及五香粉。混合后放入鸭胸肉，确保每块鸭肉都浸泡在料水中，腌制30分钟。

2. 腌鸭肉的同时，取一个中等大小的锅，加水煮沸后放入茉莉香米。依据包装袋上的说明将米煮熟。

3. 准备一个厚底煎锅以大火加热，放入腌好的鸭胸肉煎至两面呈棕色。转小火，将过滤后的腌料汁倒入煎锅内，继续加热5~6分钟。烹制时需经常翻动鸭肉以避免肉质过老或粘锅。用锋利的小刀小心地刺入鸭肉中间，检查鸭肉是否煎好（中间的肉应为粉色，如果喜欢熟透的，可再多煎一会）。煎好后关火，将其放置一边待用。在每个无花果顶部横竖深切两下，将4个尖端打开呈现花瓣的效果。

4. 将鸭胸肉从锅中取出，放置在案板上斜切成薄片。将所有制作杞果沙沙的食材放入留有腌料汁的煎锅内，搅拌均匀并使其温热。摆盘时，取一个圆形烹饪模具放在盘子中央，将煮好的茉莉香米填入模具内至1/2高度，再填入温热的杞果沙沙并小心取出模具。将鸭胸片摆放在杞果沙沙上，并将一个无花果"花"放置在鸭肉上，即可享用。

红酒烩鹿肉配蔓越莓

 释放细胞能量　　　 提高性欲　　　维护生殖系统健康　　　抑制尿路感染

　　寒冷的季节里最适合享用这道温补的炖菜，而将其作为午餐则是为身体补充能量的最佳方法。这款炖菜含有丰富的铁元素，传统常用于帮助缓解疲劳、改善阳痿和不孕不育。具有抗菌收敛功效的蔓越莓通常被用于帮助抑制尿路、肾脏及膀胱感染。

6人份

1汤匙菜油

1千克鹿瘦肩肉（切成2.5厘米的小方块）

2汤匙中筋面粉（已拌入调味粉）

1茶匙香菜籽（磨成粗粒）

200克小葱（选取较细的，切为4段）

100克褐菇或棕色蘑菇（切片）

70克杏干（不含硫，大致切碎）

150克新鲜或冷冻蔓越莓

3片卡菲尔酸橙叶

1汤匙可可粗粒或黑巧克力（可选）

375毫升红葡萄酒

盐和现磨黑胡椒碎

1. 将烤箱预热至180℃。打开炉火，将菜油倒在带盖的陶瓷烤盆内加热。将鹿肉均匀沾上面粉，放入烤盆中以高火煎至颜色变棕，盛出待用。降低火温，陆续加入香菜籽、小葱和蘑菇炒至棕色，可根据实际需求加少许清水。

2. 在烤盆中放入杏干搅拌均匀，将鹿肉放回盆中。加入红酒、蔓越莓和卡菲尔酸橙叶翻炒均匀。盖上盖子，放入烤箱。

3. 烤1~1.5小时或直至肉质柔软、汤汁浓稠即可。挑出卡菲尔酸橙叶，并用盐和黑胡椒调味，搭配蒸米饭享用。

小贴士： 如果购买不到新鲜或冷冻蔓越莓，可用100克新鲜蓝莓配50克蔓越莓干代替。

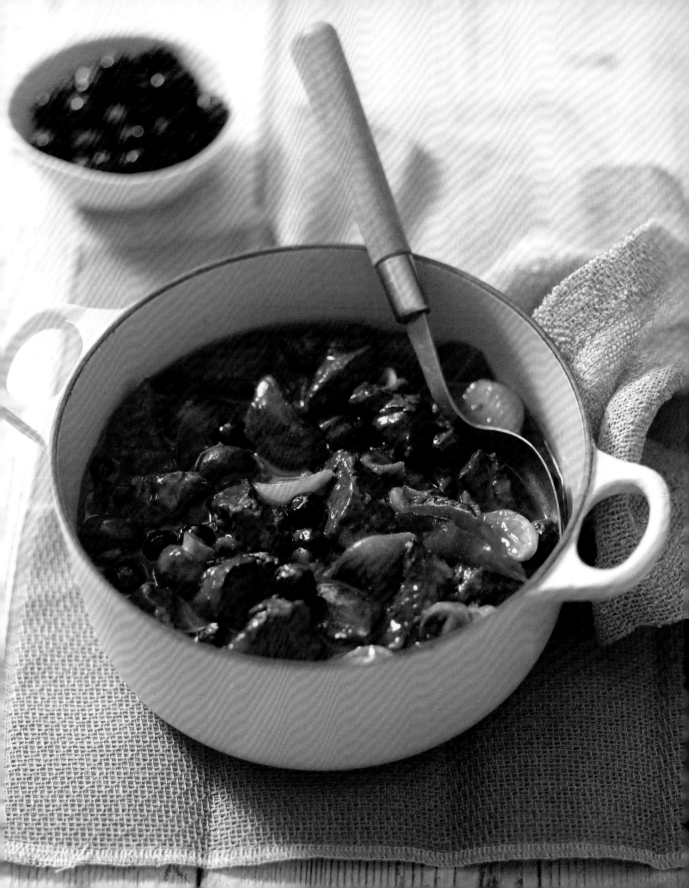

地中海风味蔬菜酱

 增强免疫系统　　促进体内循环　　排毒

　　这款美味的夏季菜品包含多种蔬菜，富含抗氧化成分及抗炎植物营养素，从而有助于从细胞水平全方面维护身体健康。为了提高菜肴的色泽及缩短烹饪时间，可将甜椒、茄子和番茄切成相同的大小。而小胡瓜很容易煮熟，且营养成分会随着加热而流失，所以最佳做法是将小胡瓜切为较大的块。

4人份

3汤匙橄榄油
4根小葱（切碎）
盐和现磨黑胡椒碎
少许牛至
2个红甜椒（去籽并切小块）
2个黄甜椒（去籽并切小块）
1个茄子（中等大小，切小块）
1个小胡瓜（中等大小，切块）
4个番茄（去皮或不去皮均可，切小块）
2瓣蒜（压碎）
4汤匙切碎的欧芹叶（可多准备一些用于点缀）

1. 取2汤匙橄榄油倒入厚底大锅，以中小火加热。放入小葱和少许盐炒至小葱半透明，加少量清水煮沸。转小火继续加热2~3分钟。放入牛至和甜椒，煮至甜椒变软。

2. 放入茄子和小胡瓜，煮至锅内汤汁减少后继续放入番茄。小火煮15分钟，其间注意搅拌以避免粘锅或糊底。

3. 加入蒜和少许橄榄油（约1汤匙，用于增香）继续煮5分钟。放入切碎的欧芹搅拌均匀，并用盐和黑胡椒调味。食用时可将蔬菜酱浇在糙米饭上，并撒少许欧芹叶进行点缀。

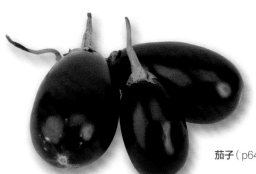

茄子（p64）有助于排出体内有害毒素。

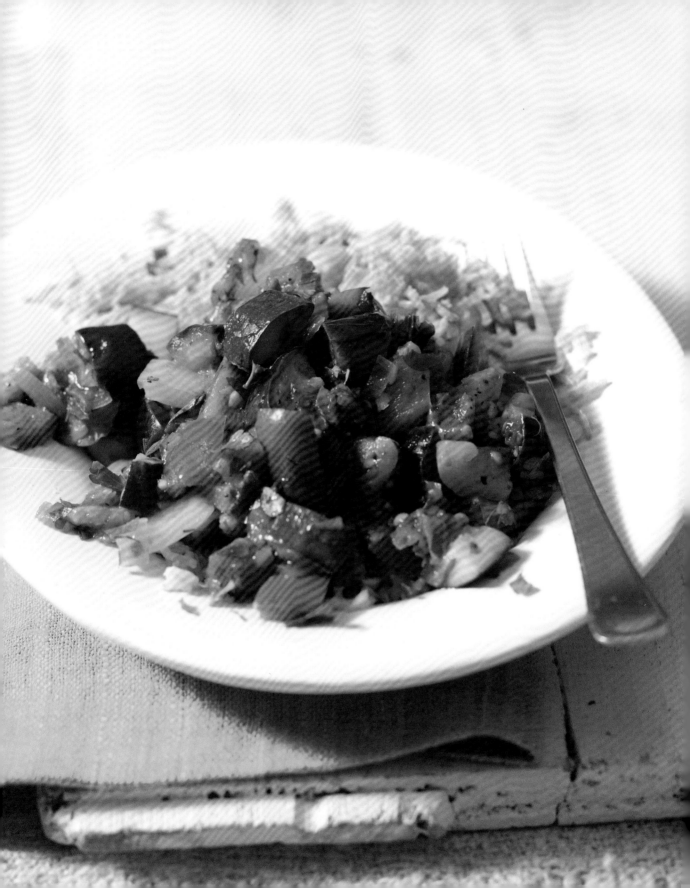

法式焗豆

 维护消化系统健康　　 平衡血糖　　 利尿

　　这道菜品具有促进消化、平衡血糖及排出体内多余水分的功效。新鲜豆类同时具有利尿作用。尽管各种新鲜豆类均可用于这款菜品，但柔软的金黄色法国四季豆是最佳选择。购买时注意挑选表皮无黏液、豆荚脆嫩多汁（用手掰时易折断）的新鲜法国四季豆。

4人份

2个番茄（选取体形较大的、去皮并切碎）

2个马铃薯（选取体形较大的、去皮并切丁）

2汤匙橄榄油

1个洋葱（切碎）

2根胡萝卜（切成薄圆片）

1个辣椒（可选，去籽并切碎）

800克柔软的黄色法国四季豆（去头去尾，切成3厘米的小段）

3瓣蒜（切碎）

盐和现磨黑胡椒碎

1汤匙切碎的莳萝叶（可多准备一些用于点缀）

1. 在番茄顶端用刀划十字口，放入开水烫20秒。冷却后去皮并切碎。

2. 锅中放入马铃薯，倒入凉水没过马铃薯。煮开后转小火将马铃薯煮熟。

3. 煮马铃薯的同时，取一个带盖的大锅，倒入橄榄油以中火加热。放入洋葱炒至变软且半透明，加入胡萝卜和辣椒（可选），继续翻炒2~3分钟。放入四季豆，大致翻炒几下转小火。盖上锅盖，焖1~2分钟待四季豆析出汁液。加入蒜和番茄继续翻炒2~3分钟。期间如果蔬菜出现粘锅情况，可加入1~2汤匙清水。

4. 炒至四季豆有嚼劲时（已熟，但口感脆嫩），加入煮熟的马铃薯和少许煮马铃薯的水。放入莳萝叶并用调味料调味，全部翻炒均匀后继续加热2~3分钟即可关火。分别倒入4个碗中，撒少许莳萝叶点缀。

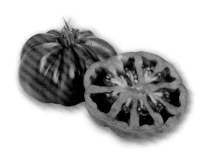

红色番茄（p65）能增强这款菜肴的排毒效果，它也是具有保护心脏功效的番茄红素的优质来源。

香烤鲭鱼配瑞士甜菜

维护心脏和血管健康　　抑制炎症　　平衡血糖　　强健骨骼

　　鲭鱼有益心血管健康。这款菜品将鲭鱼与具有抗炎抗氧化及排毒功效的瑞士甜菜完美搭配。另外，瑞士甜菜还有助于平衡血糖、抑制慢性氧化应激反应并强健骨骼。购买时可挑选茎秆较细的嫩甜菜以缩短烹饪时间。

4人份

4条鲭鱼（去骨并从鱼身中间纵向片成两半）

2根芹菜秆（切碎）

4瓣蒜（2个切末，2个压碎）

1个辣椒（去籽并切碎）

一束欧芹叶（大致切碎）

1个柠檬取汁

2汤匙橄榄油

500克瑞士甜菜（将茎和叶分开，叶子大致切几刀，茎秆切碎）

1汤匙黑莓醋（p334）（或半个柠檬取汁）

盐和现磨黑胡椒碎

制作料汁

1个柠檬取汁

2汤匙照烧酱

1茶匙磨碎的新鲜生姜

2汤匙橄榄油

1茶匙蜂蜜

盐和现磨黑胡椒碎

1. 用锋利的小刀在鱼皮上纵向划几刀，以避免其在烤制的过程中卷曲。将鲭鱼片放在浅碟中。

2. 在搅拌机或食品处理器中放入芹菜秆、蒜末、辣椒和柠檬汁，倒入100毫升清水，搅拌成酱。将酱料倒在鲭鱼片上涂抹均匀，腌制1小时。在鲭鱼腌制期间，可将所有制作料汁的食材混合均匀，调成料汁。

3. 将烧烤炉预热至高温。将腌好的鲭鱼片放在烤盘中，鱼皮一面向上。放入烤炉烤4~5分钟，或烤至鱼皮松脆、鱼肉熟透（熟透的鱼肉易被叉子分成小片）。

4. 烤鱼的同时取一个厚底大锅，放入橄榄油和4汤匙清水，以中火加热。放入蒜和瑞士甜菜（茎和叶），轻轻搅拌煮至叶片收缩。淋上黑莓醋关火，用盐和黑胡椒调味。可根据个人口味调整黑莓醋的用量。

5. 将鲭鱼分放在4个盘子中淋上料汁，和瑞士甜菜一起呈上餐桌。

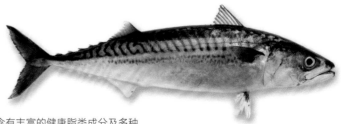

鲭鱼（p128）含有丰富的健康脂类成分及多种营养元素，有助于维护心血管及神经系统健康。

迷迭香烤沙丁鱼配番茄沙沙

促进循环　　**为细胞供氧**　　**强健骨骼与肌腱**　　**镇静安神**

　　口感咸中略带微甜的沙丁鱼有助于血红细胞的合成及促进血液循环，从而能提升血液供氧能力、强健骨骼和肌腱。这款菜品将沙丁鱼与多种香草搭配，例如能够帮助振奋精神、增强认知能力的罗勒，以及具有抑制炎症功效的迷迭香。

4人份

6~8大颗迷迭香
8条新鲜沙丁鱼
1~2汤匙橄榄油
盐和现磨黑胡椒碎
1~2个柠檬（切成4份）

制作番茄沙沙

8个番茄（去皮去籽并切碎）
1个红辣椒（去籽并切碎）
3根洋葱苗（切碎）
2汤匙切碎的罗勒叶
1瓣蒜（可选，切碎）
2汤匙覆盆子醋（或红葡萄酒醋）
4汤匙橄榄油
海盐和现磨黑胡椒碎

1. 制作番茄沙沙：将所有制作沙沙的食材混合均匀并调味。

2. 预热烧烤炉至中温。将迷迭香铺在烤盘底部，上方放置沙丁鱼。滴少许橄榄油并撒上海盐和黑胡椒调味。

3. 将沙丁鱼每面烤3~5分钟或直至鱼肉烤熟（不透明、紧实不松散）。

4. 将烤好的沙丁鱼和番茄沙沙分在4个盘子中。每个盘子里摆放1~2个柠檬块，可与蔬菜沙拉和煮马铃薯搭配享用。

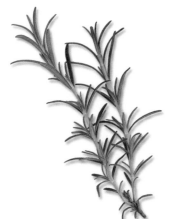

迷迭香（p101）富含冰片复合物，有益神经系统健康，具有镇定安神的功效。

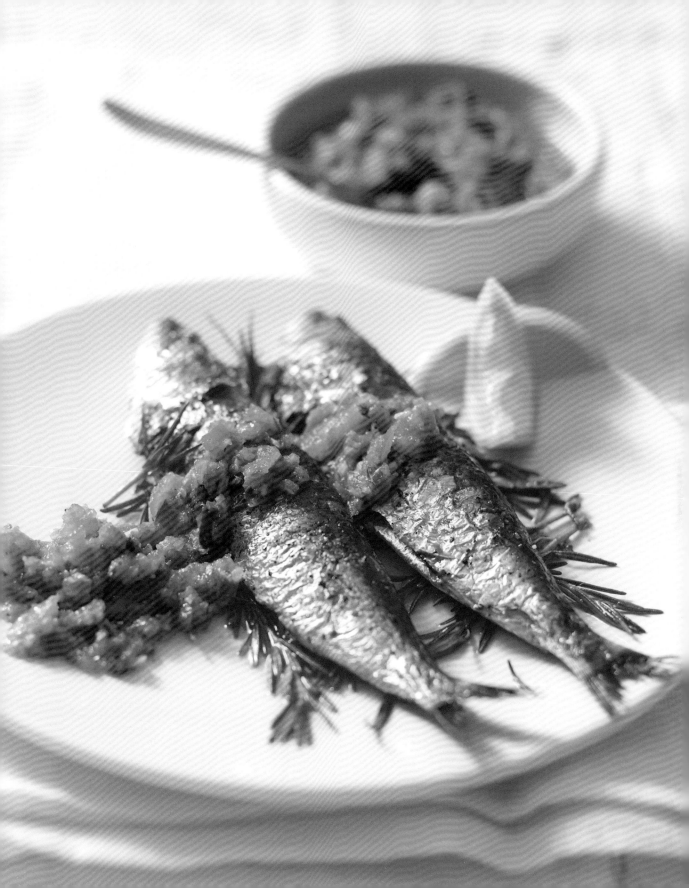

希腊蔬菜茄盒

 增强免疫系统   缓解便秘   促进循环

这款美味的菜肴富含营养，具有增强免疫力、缓解便秘及促进血液循环的功效。素食主义者可将食材中的奶油省略。将150～200克核桃用2汤匙日本酱油腌制，并在烤制的最后一步把腌好的核桃撒在茄盒上来代替奶油。

6人份

4个红甜椒（中等大小，对半切开并去籽）

2汤匙橄榄油（再多准备一些用于润滑器皿）

400克甘薯（去皮，沿纵向切成薄片）

1茶匙烟熏红灯笼椒粉

盐和现磨黑胡椒碎

2个茄子（中等大小，沿纵向切成薄片）

4瓣蒜（压碎）

4个黄色小胡瓜（中等大小，沿纵向切成薄片）

3汤匙切碎的欧芹叶

400克番茄

8根小葱（切碎）

4汤匙切碎的罗勒叶

1个鸡蛋（选取个头较大的，打散）

2汤匙酸奶油

200克自制开菲尔奶酪（p332）（或超市售卖的有机里科塔奶酪）

1. 将烤箱预热至200℃。把甜椒放在抹过油的烤盘中，放入烤箱烤20～25分钟，或烤至甜椒表皮起泡且颜色变黑。将甜椒从烤箱取出放在碗中，覆盖保鲜膜，静置使其冷却并析出汁液。当温度合适时，剥去甜椒的外皮。

2. 将烧烤炉预热至中高火，将甘薯两面烤至金黄色，取出放入碗中，均匀撒上烟熏红灯笼椒粉及调味料待用。

3. 将茄子两面烤熟取出放入碗中，将2个压碎的蒜瓣均匀涂抹在茄子上，静置入味。继续在烤炉中放入小胡瓜，待两面烤熟后放在另一个碗中，均匀加入欧芹叶待用。

4. 在番茄顶端用刀划十字口，放入开水烫20秒取出。手感温度合适时剥去番茄表皮，将果肉切碎。

5. 制作料汁：在锅中倒入2汤匙橄榄油以中火加热，放入小葱炒至半透明。加入番茄、未用完的蒜和4汤匙清水煮15分钟。放入盐和黑胡椒调味，最后放入罗勒叶搅拌均匀后关火。

6. 取一个方形烤盘，将调味后的甘薯片铺在烤盘底部。注意摆放时使用的甘薯片为偶数。在甘薯上薄薄地涂抹一层料汁，接着将带有欧芹叶碎的小胡瓜片放在甘薯片上。再刷一层料汁，继续在小胡瓜片上摆放红甜椒。重复以上涂抹料汁的步骤，最后铺上茄子片。将所有剩余的料汁倒在茄子片上，放入烤箱烤30～40分钟。

7. 烤制茄盒的同时，取一个碗放入打散的鸡蛋、酸奶油、开菲尔奶酪（或里科塔奶酪）和调味料，搅拌均匀制成奶油酱。将烤好的蔬菜茄盒从烤箱中取出，把奶油酱均匀倒在蔬菜上，再放回烤箱继续烤20分钟，或烤至茄盒边缘起泡且表面色泽金黄即可。食用时切为6块，与沙拉搭配享用。

砂锅羊肉配蔬菜

 缓解疲劳　　　　改善贫血　　　　维护肾脏功能健康

　　这款菜肴能滋补身体、缓解疲劳。羊肉是一种传统的补血补身食材，有助于维护肾功能、缓解腰疼和下肢麻木及其他肾虚症状。小火慢炖能提升这道菜品的温补功效。

6人份

4个番茄
1汤匙酥油（或澄清黄油）
1千克羊肩肉（去骨并切丁）
1汤匙中筋面粉（加少许盐调味）
8根小葱（切丁）
1个红辣椒（选取较小的，去籽并切条）
1茶匙香菜籽（磨碎）
1茶匙烟熏红灯笼椒粉
1个白色卷心菜（去除菜心并切成8份）
3片月桂叶
6瓣蒜（保留外皮）
3个马铃薯（中等大小，去皮并对半切成4份）
2根胡萝卜（中等大小，去皮并切丁）
1个茴香球茎（去除芯，可切成6份或保持完整）
半茶匙白胡椒粒

1. 将烤箱预热至160℃。用刀在番茄顶端划十字口，放入开水烫20秒取出。手感合适时剥去番茄表皮，将果肉切碎待用。

2. 将酥油放入耐火带盖砂锅，以大火加热。取少许羊肉裹上调味后的面粉放在锅中，炒至表面变棕后盛出。重复以上步骤将余下的羊肉炒好。把火关小，放入小葱炒2～3分钟直至小葱半透明，加入辣椒、香菜籽和烟熏红灯笼椒粉炒1～2分钟爆香。将羊肉倒回砂锅中，放入番茄翻炒均匀。

3. 把一半卷心菜叶放入砂锅覆盖住羊肉，并放入月桂叶，放入一半蒜、甘薯、胡萝卜和茴香。将剩余的卷心菜铺在上面，再摆放好其余蔬菜。最后放入剩下的月桂叶并撒上白胡椒粒。

4. 用水壶将300毫升热水倒入砂锅。盖上锅盖，放入烤箱烤1.5～2小时或直至羊肉柔软。取出砂锅，再焖10分钟即可享用。分盘时确保每人都盛到足量羊肉和蔬菜，并舀上适量汤汁。

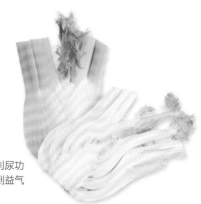

茴香（p79）具有温和的利尿功效，用于本款菜肴中可起到益气补肾的作用。

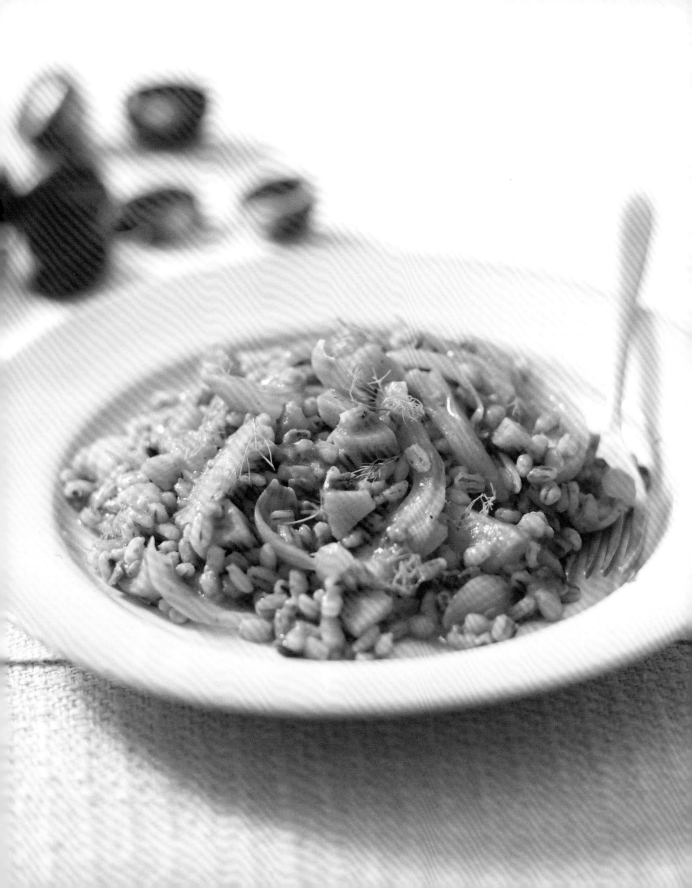

栗香大麦烩饭

 补充能量   促进循环   加快肠蠕动   强健下肢

　　大麦烩饭实际是将意大利调味饭中所使用的短粒大米用大麦取代。大麦是可溶性纤维素的优质来源，其与板栗搭配食用有助于维护消化及泌尿系统健康。可选择营养价值更高、能量更高的黑大麦（如果能购买到），黑大麦是一种未经脱壳工序的古老谷类品种。烹制这款菜肴前可先将大麦烘烤出香味。

4人份

250克珍珠大麦
20克干香菇
1茶匙海盐（或其他未经提炼的天然盐）
1汤匙酥油（或澄清黄油）
8根小葱（选取较细的，切碎）
1根胡萝卜（中等大小，切丁）
1个茴香球茎（去芯并切成薄片）
2瓣蒜（剁碎）
1/4茶匙现磨白胡椒碎
150克板栗泥
1大杯干白葡萄酒

制作蔬菜清汤

10克黄芪根（可选）
1根胡萝卜（选取个头较大的）
2根芹菜秆
6片薄新鲜生姜片
3片厚块根芹片
3根小葱（切成4段）
4瓣蒜（选取较小的，保留外皮）
1汤匙香菜籽
一小把欧芹叶

1. 烘焙大麦：将烤箱预热至180℃。将大麦在烤盘中铺薄薄一层，放入烤箱烤10~12分钟直至大麦呈现淡淡的金黄色。烘烤期间可偶尔取出烤盘翻搅，使大麦受热更均匀。

2. 制作蔬菜清汤：将所有制作蔬菜汤的食材放入大锅中，倒入3升清水至没过食材。以小火加热煮至汤汁剩下大约2升。用筛子将蔬菜汤过滤到另一个盆中，过滤出的蒜瓣剥去外皮捣成泥，重新放回蔬菜清汤中，其他蔬菜无需保留。

3. 在蔬菜清汤中加入干香菇和盐，放回炉火上煮开。降低温度继续加热15分钟，确保干香菇完全舒展开。

4. 将蔬菜清汤中的香菇捞出并切碎。取一个煎锅以中火加热并放入酥油，待酥油熔化后放入小葱炒2~3分钟。放入胡萝卜、香菇碎、茴香、蒜和白胡椒，翻炒10分钟直至所有蔬菜口感软烂。

5. 放入烘焙过的大麦，翻炒以确保所有麦粒都均匀覆盖上汤汁。往锅内放入一大勺热蔬菜清汤，持续翻炒直至汤汁完全吸收，再重复以上步骤加入蔬菜清汤。翻炒10分钟后放入板栗泥并搅拌均匀。加热25分钟后，倒入干白葡萄酒继续煮5~15分钟，待大麦煮熟但仍有嚼劲时即可关火。可与蔬菜沙拉搭配享用。

田园蔬菜卷佐蒜香腰果酱

 促进身体循环　　　　预防感冒及流感　　　　维护消化系统健康

　　这款菜品包含多种简单烹制的夏季新鲜蔬菜，其富含的营养有助于维护心脏和血管健康、提高免疫力及促进消化。酱汁中使用的大蒜和腰果能增强菜品降低胆固醇、抗病毒、预防感冒和流感等功效。

4人份

2汤匙腌橄榄（沥干并切碎）

2汤匙油浸番茄干（沥干并切碎）

1个红甜椒（对半切开并去籽）

1个黄甜椒（对半切开并去籽）

少许橄榄油

2个茄子（沿纵向切成薄片）

2个小胡瓜（切成薄片）

2个茴香球茎（选取个头较小的，修剪后对半切成4份）

2个油浸洋蓟（沥干并对半切成4份）

制作蒜香腰果酱

2个大蒜头（选取个头较大的）

4汤匙橄榄油

1小把迷迭香

60克腰果

少许盐

1汤匙切碎的欧芹叶

1瓣蒜（切碎）

1. 制作香蒜酱：将烤箱预热至180℃。在小烤盆中放入大蒜头、橄榄油和迷迭香，盖上盖子或用保鲜膜覆盖。放入烤箱烤30～40分钟或烤至蒜瓣变软并呈现棕色。取出冷却至手感合适时，将变软的蒜瓣从表皮中挤出，盛在小碗里待用。

2. 在搅拌机或食品处理器中放入腰果和60克香蒜酱，倒入120毫升清水搅拌成柔滑的膏状。再缓慢倒入120毫升清水（或更多）以调整酱汁的浓度至类似浓奶油并可流动状。放入盐调味并再次通电搅拌均匀。倒出后放入欧芹叶和蒜混合均匀，待用。

3. 将烤箱温度升高至190℃。取一个小碗，放入橄榄和番茄干混合均匀待用。烤盘里放入对半切开的甜椒，放进烤箱烤10～15分钟或烤至甜椒表皮起泡或呈现浅棕色。取出甜椒放在碗中，用保鲜膜封住碗口使其自然降温并析出汁液。当甜椒手感温度合适时，剥去表皮并把甜椒再次对半切开。

4. 在煎锅（或烧烤炉）内壁抹上橄榄油高温加热。放入少许茄子片，每面煎2～3分钟。重复以上步骤煎完所有茄子、小胡瓜和茴香球茎。

5. 制作蔬菜卷：把茄子片铺在料理板上，铺上1～2片煎过的小胡瓜片，再铺上1片红甜椒和1片黄甜椒。之后在蔬菜层一边放1块洋蓟和1块茴香球茎，小心地将茄子片卷起（可用鸡尾酒搅拌棒辅助）。重复以上步骤卷好所有的蔬菜卷。摆盘：将蔬菜卷放在盘子里，并用橄榄和番茄干环绕在蔬菜卷四周，最后在蔬菜卷上滴少许蒜香腰果酱即可。可根据个人口味搭配松子卡姆特（kamut）小麦沙拉一同享用。

风味糙米饭

 维护消化系统健康　　 提升幸福感　　 抑制真菌

　　这款添加了糙米和小米，以及多种蔬菜、坚果和香草的美味主食是聚会餐食的理想选择。性质温热的肉桂、豆蔻和香菜均有助于促进消化。同时，豆蔻还具有帮助振奋精神、提高情绪的功效。小米具有帮助利尿和抗真菌的作用，常用于抑制念珠菌。

4人份

115克混合坚果：核桃和榛子（对半切开）
150克长粒糙米
115克小米
1汤匙橄榄油
60克红色洋葱（切碎）
1根韭葱（中等粗细，切片）
20颗香菜籽（磨碎）
6个豆蔻荚（磨碎）
少许肉桂碎
1升蔬菜清汤或鸡汤
225克各色甜椒（对半切开并去籽）
2汤匙切碎的香菜叶
盐和现磨黑胡椒碎

制作料汁

1茶匙日本酱油
1个青柠取汁
2汤匙鸡汤

1. 将混合坚果在清水中浸泡30分钟。烤箱预热至180℃。

2. 用清水将坚果洗净并沥干2～3分钟。将其分散放在烤盘里，放入烤箱烤30分钟。烘烤期间每隔6～10分钟取出，摇晃烤盘或将坚果翻动，烤至坚果干燥且表面呈现浅棕色。烤好后及时将坚果取出并将烤箱温度升至190℃。

3. 烘焙坚果的同时，将糙米和小米用清水洗净并沥干。取一个中等大小的锅放入橄榄油以小火加热，加入洋葱、韭葱和各种香辛料翻炒2分钟。放入糙米和小米，再倒入蔬菜清汤（或鸡汤）煮30分钟，或煮至饭粒柔软且汤汁全部被吸收。注意在烹煮过程中避免搅拌糙米和小米，搅动会使谷物释放淀粉且改变口感。

4. 将煮好的糙米饭盛在碗中，挑去豆蔻荚（若方便寻找），静置自然冷却待用。

5. 在烤盘中放入各色甜椒，放入烤箱烤15～20分钟，或烤至甜椒表皮起泡或变为浅棕色。取出放在碗中，用保鲜膜封住碗口使其自然降温并析出汁液。当甜椒手感温度合适时，剥去表皮并将甜椒切丁。

6. 将制作料汁的所有食材混合均匀。将甜椒、坚果和香菜叶放入冷却好的糙米饭中搅拌均匀，淋上料汁并用盐和黑胡椒调味，即可享用。

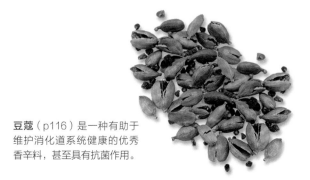

豆蔻（p116）是一种有助于维护消化道系统健康的优秀香辛料，甚至具有抗菌作用。

SWEET TREATS
甜品

日常生活中，每人都需要**一些小甜品**，无论是热品还是冷食。甜品中使用的新鲜水果、坚果及植物种子富含多种**抗氧化成分**、植物营养素、健康的油脂以及**美妙的芳香**，不仅有益身体健康，还能提升情绪、带来幸福感。

无花果杏仁蛋糕配香梨红酒汁

 维护肺功能健康　　 促进肠蠕动　　 提升幸福感　　⊟ 抑制炎症

　　这款令人印象深刻的海绵蛋糕添加了新鲜无花果，并以香脆的杏仁为底，从而有益肺和大肠健康（这两种器官功能密切相关）。梨和杏仁性凉，有助于清肺润燥、缓解干咳并具有美容养颜效果。无花果有助于缓解便秘、抑制炎症及促进肌肉形成。

8人份

制作蛋糕底
200克磨碎的杏仁
3汤匙细砂糖
50克汤匙黄油（熔化）
少许盐

制作蛋糕
175克黄油（软化，多准备一些用于润滑器皿）
175克细砂糖
4个鸡蛋（打散）
1个有机柠檬取皮（磨碎）
1茶匙香草精
150克中筋面粉
2茶匙发酵粉
4汤匙整粒去皮杏仁
8~10个无花果（对半切为4份）

制作酱汁
3个梨（肉质柔软，去皮去核并切碎）
50毫升红葡萄酒
1/4茶匙多香果粉
1汤匙枫糖浆
现磨黑胡椒粒

1. 将烤箱预热至180℃。第一步，制作杏仁蛋糕底：将所有制作蛋糕底的食材放在碗中混合均匀，倒在直径为23厘米的带锡盘蛋糕模具里并压实。放入烤箱烤10分钟或烤至口感香脆，取出蛋糕模具并放置在架子上使其自然冷却。将烤箱温度降低至150℃。

2. 制作蛋糕：取一个干净的碗，放入砂糖和熔化的黄油，不断搅打使其颜色变白并呈奶油状。加入鸡蛋、柠檬皮和香草精继续搅打，全部混合均匀后放入面粉和发酵粉，加少量水搅拌使面糊柔滑。最后放入整粒杏仁搅拌均匀。并在冷却后的蛋糕模具内壁涂抹适量黄油。

3. 将无花果摆放在模具中的杏仁底上，倒入面糊没过无花果。放入烤箱烤约60分钟，或烤至蛋糕表面金黄且与模具容易分离。从烤箱取出并移走模具，将蛋糕置于食品架上冷却。

4. 制作酱汁：取一个中等大小的锅，放入梨、红葡萄酒和多香果粉煮沸后转小火，盖上锅盖煮20分钟或直至梨肉柔软。全部倒入食品处理器或搅拌机，搅拌至酱汁顺滑。放入枫糖浆和少许黑胡椒粒继续通电搅拌。可根据个人口味调整枫糖浆的用量。

5. 蛋糕切片分放在盘子中，将酱汁环绕滴在蛋糕周围即可享用。

覆盆子杏仁蛋糕

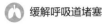

🫁 缓解呼吸道堵塞　　　✳️ 维护肝脏与肾脏健康　　　◗ 镇静安神　　　◉ 保护眼部健康

　　这是款质地紧密且不含麸质的蛋糕，用杏仁粉代替了普通蛋糕所使用的小麦粉。杏仁有助于清肺祛痰，舒缓及维护呼吸道系统健康。覆盆子则具有帮助护肝和镇静安神的功效。同时，覆盆子中富含的抗氧化成分能有效保护视力。在中国传统医学中，覆盆子也常被用于改善男性性功能及生育力低下。

6人份

250克黄油（多准备一些用于润滑器皿）
250克细砂糖
5个鸡蛋（分离蛋黄和蛋清）
250克杏仁粉
1茶匙香草精
200克覆盆子

1. 将烤箱预热至140℃。取一个直径25厘米的蛋糕模具，内壁涂抹黄油并在模具底部铺一张烘焙纸。确保烘焙纸大小与模具底部相同。

2. 将黄油和砂糖放入大碗搅打成奶油状。放入1个蛋黄搅拌均匀，加少量杏仁粉混合均匀。重复以上步骤直至加完所有蛋黄和杏仁粉。最后加入香草精搅拌均匀。

3. 另取一个干净的大碗，加入蛋白并用电动手持搅拌器进行打发。将打发好的蛋白用金属勺小心地加在杏仁面中，搅拌均匀，动作尽量轻柔。选取6~12个覆盆子放置一边作为最后点缀。把一半蛋糕糊倒入蛋糕模具中，放入一半覆盆子，再倒入剩余的面糊，并把另一半覆盆子摆放好。注意在制作蛋糕糊时，不要将覆盆子一起搅拌，否则在烘焙过程中覆盆子会破裂并将蛋糕染色。

4. 放入烤箱烤45分钟~1小时直至完全烤熟。可用一个干净的扦子插入蛋糕中间以测试蛋糕是否熟透。当把扦子从蛋糕中取出仍保持干净时，即为烤好并可将蛋糕从烤箱取出；若扦子取出后上面存留一些面糊，则说明蛋糕尚未烤好，需多烤一些时间并再次进行测试。

5. 烤好后将蛋糕模具取出置于食品架上自然冷却。温度冷却至合适时，取掉模具和底部的烘焙纸。食用前可在蛋糕上摆放一些之前保留的新鲜覆盆子作为点缀。

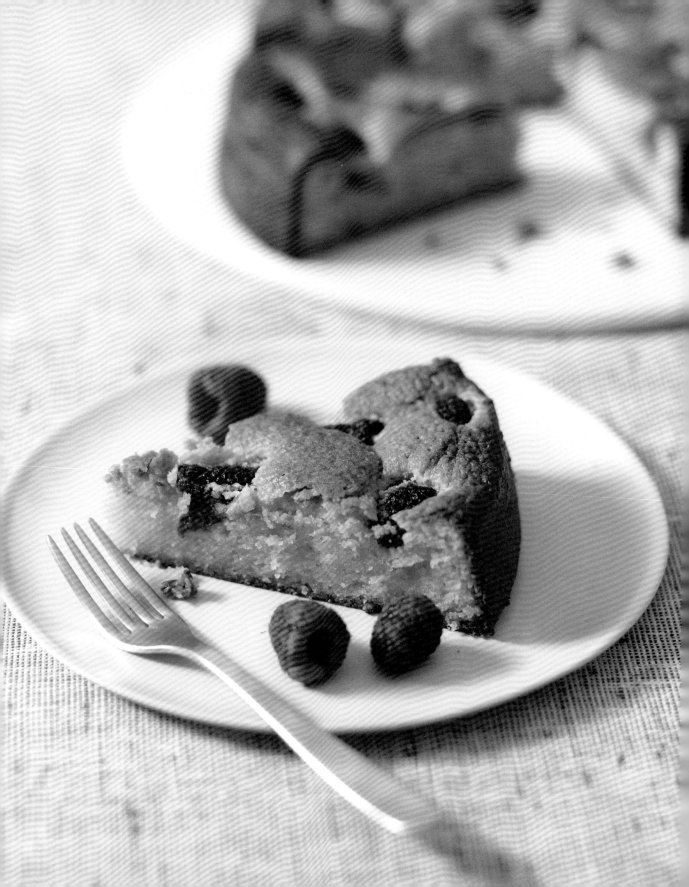

接骨木果黑莓酥碎饼

 预防感冒和流感　　 温和的利尿作用　　 维护心脏及血管健康

制作这款酥饼的最佳时机是接骨木果完全成熟且黑莓刚刚成熟时。这两种浆果的营养价值都非常高，它们能增强免疫力，尤其是能帮助预防感冒及流感。同时，它们还具有温和的利尿效果，并能维护心血管健康。如果烘焙这款甜品时接骨木果已经过季，可用蓝莓作为替代。

4～6人份

550克苹果（去皮去核并切片）
200克新鲜接骨木果
250克新鲜黑莓

制作上层酥脆碎

150克中筋面粉
100克有机黄油
200克杏仁粉
2汤匙糖蜜（或液体红糖）
50克核桃（切碎）
鲜奶油（作为搭配）

1. 将烤箱预热至180℃。制作上层酥脆碎：将面粉放在碗中，放入黄油。用手指抓揉使黄油与面粉混合均匀。放入杏仁粉和糖蜜继续搅拌成面包屑状。加入核桃碎混合均匀。

2. 取一个大锅，放入苹果和少量清水以小火煮10分钟。将苹果转移至较深的大烤盆中并放入新鲜浆果。将做好的酥脆碎倒入烤盆至完全覆盖住水果并微微压紧。放入烤箱烤35～40分钟，或烤至上方酥脆层色泽金黄。可直接趁热享用，或待其微热时放入鲜奶油搭配食用。

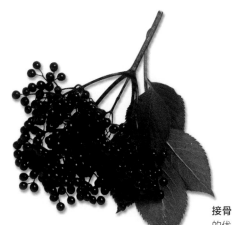

接骨木果（p35）是抗氧化成分花青素的优质来源，有助于抑制自由基损伤。

奶酪坚果条

○ 提升幸福感　　🍵 促进肠蠕动　　🐛 维护关节灵活

　　这款香味浓郁、令人满足的面包含有核桃、板栗、榛子以及斯佩尔特小麦芽，有助于促进消化和肠蠕动，同时具有帮助增强肌肉和灵活关节的功效。这款甜点非常适合作为聚会餐食，但需要提前准备，如斯佩尔特小麦粒需提前3~4天发芽。

6~8人份

250克斯佩尔特小麦粒
150克榛子
100克核桃仁
150克新鲜甜板栗（煮熟并去皮）
70克粗砂糖
1汤匙香草精
马斯卡彭（mascarpone）奶酪

1. 斯佩尔特小麦发芽：提前3~4天，取一个干净的玻璃罐，放入100克斯佩尔特小麦粒，用清水浸泡8~12小时。在罐口覆盖一块棉布或纱布，并用皮筋封好。换水时，倒去罐中的水（无需揭去瓶口的棉布），重新加入清水冲洗种子并倒掉所有水。将罐子置于室温下并避免阳光直射，每隔8~12分钟换一次水。经过2~3次换水程序后麦粒开始发芽，当大部分麦粒长出小须后等待8小时即可使用。

2. 将烤箱预热至180℃。烘焙榛子：将榛子铺在烤盘里，放入烤箱烤15分钟。烤制时注意偶尔翻动下烤盘，以避免榛子烤焦或烘烤过度而发苦。烤好后将榛子转移到碗中，用保鲜膜覆盖使其散热2~3分钟。取少许榛子放在厨房用纸上，轻轻擦去大部分坚果外皮。重复以上步骤去掉所有榛子外皮后，将榛子放入搅拌机或食品处理器中搅拌成粗粒。

3. 烘焙核桃仁：核桃仁浸泡在450毫升清水中，30分钟后取出沥干。将核桃仁铺在烤盘里，放入烤箱烤25~30分钟，直至核桃仁干燥并呈浅棕色，期间注意随时给核桃仁翻面。取出后静置使其自然冷却。

4. 将斯佩尔特小麦芽放入大量水中煮1小时20分钟，或煮至其口感变软，捞出静置冷却。

5. 取一个咖啡研磨器（或手摇研磨器、搅拌机），放入斯佩尔特小麦芽、核桃仁、板栗，研磨成粉放在碗中，加入粗砂糖、香草精和剩余的麦粒混合均匀。

6. 将之前混合好的食材用手捏成长条甜面包形状，摆放在盘中。若食材过干，可取少量放入搅拌机或食品处理器中搅拌成团，拿出后以其为基础与其他食材捏在一起。或者可将其放在碗中压紧，食用前再倒出。最后将磨好的榛子粗粒撒在坚果条上即可享用。食用时，可将坚果条切片，每片上舀一勺马斯卡彭奶酪作为搭配。

甜酒汁水果热沙拉

 排毒　　 振奋精神　　⬢ 缓解便秘　　♡ 降低血压

　　这款口感微妙的甜品是将新鲜水果与葡萄酒糖浆一起加热烹制而成的，从而形成一道与普通水果沙拉完全不同的甜品。其中软嫩多汁的新鲜水果和开心果具有排毒、振奋精神及滋补身体的功效。同时，水果中富含的纤维素有助于促进消化系统健康，钾元素则能降低血压。

4人份

3汤匙黄油
3汤匙细砂糖
300毫升玛萨拉葡萄酒
1个成熟的梨（去核，对半切成4份）
4个无花果（对半切开）
2个桃子（去核，对半切成4份）
2个油桃（去核，对半切成4份）
1个苹果（去核，对半切成4份）
100克开心果（去壳，大致切碎）

1. 将烤箱预热至200℃。取一个小锅，放入黄油加热熔化。倒入玛萨拉葡萄酒，以小火加热5~10分钟直至液体呈糖浆状。关火静置冷却。

2. 将所有水果放在碗中，加入开心果，并倒入2/3冷却后的葡萄酒糖浆。轻柔搅拌直至所有水果均匀覆盖糖浆。将水果倒入烤盆，放入烤箱烤25~35分钟，直至水果热透但未完全烤熟。

3. 将水果从烤箱取出，舀在单独的盘子里。将烤盆中的汁液及未用完的葡萄酒糖浆倒在水果上，即可享用。

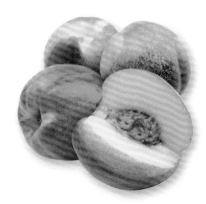

油桃（p22）所有种类的油桃（包括白色果肉品种）均有助于排出体内多余水分。

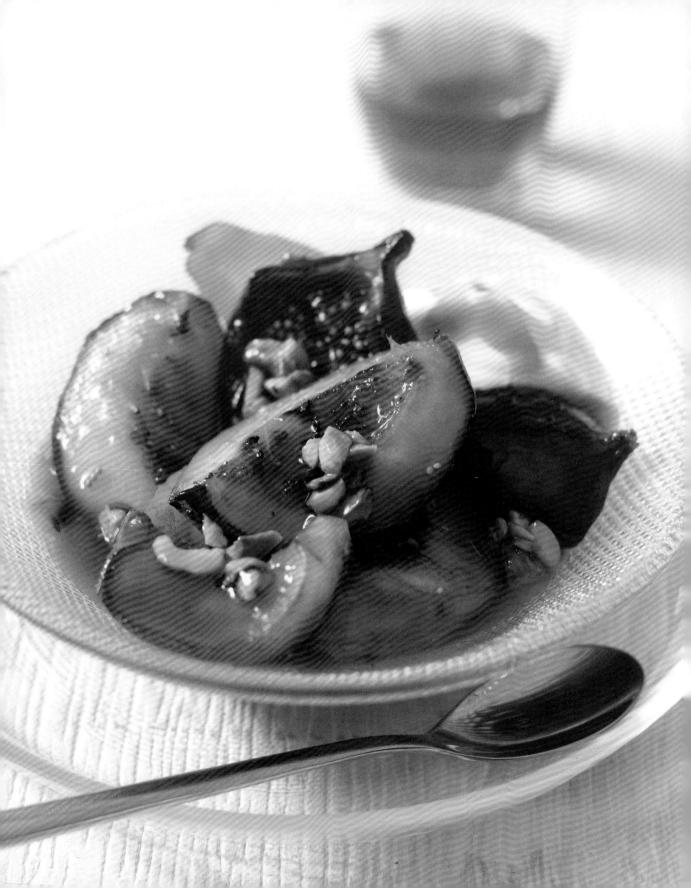

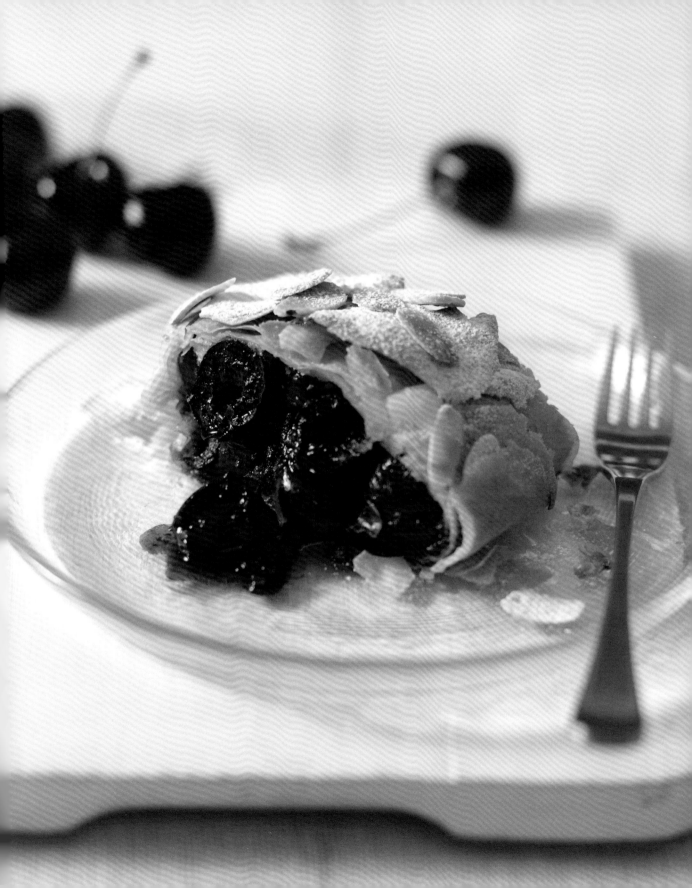

樱桃馅饼

 抑制自由基损伤　　 维护心脏和血管健康　　 缓解关节炎症　　 改善失眠

　　这道馅饼所使用的莫利洛（morello）黑樱桃含有丰富的抗氧化成分，具有保护心脏、抑制炎症（特别是关节炎症）及自由基损伤的功效。同时，莫利洛黑樱桃还含有能改善失眠、提高睡眠质量的褪黑素。如果购买不到莫利洛黑樱桃，可选择其他较甜的樱桃品种，并将1个橙子取皮、半个柠檬取汁混合后作为料汁对樱桃进行腌制，从而提升口感。

4人份

35克新鲜面包屑
50克细砂糖
25克杏仁粉
25克核桃粉
5张酥点生面皮
35克不含糖黄油（熔化，多准备一些用于润滑器皿）
半茶匙肉桂粉
325克新鲜莫利洛黑樱桃（去核）
3汤匙杏仁片（可选）
糖霜（用于装饰）

1. 制作馅料：将面包屑、细砂糖和杏仁粉放在碗中，混合均匀待用。

2. 将烤箱预热至190℃。如果购买不到核桃粉，可将核桃仁放在搅拌机或食品处理器中打碎。料理台上铺一张烘焙纸，取一张酥点生面皮平摊在烘焙纸上，将面皮较长的一边面对自己。往生面皮上刷一层熔化的黄油并撒少许肉桂粉，重复以上步骤使面皮均抹上黄油和肉桂粉。将混合好的面包屑馅料分散倒在面皮上，且面包屑距面皮边缘留有5厘米的距离（有助于在稍后折叠面皮时避免馅料撒出）。若需制作2个馅饼，可将面皮对半切开并使两者中间保持10厘米的距离。把核桃粉分散撒在面包屑上，将樱桃在面皮中间厚厚地推成一长条，同时樱桃四周与面皮边保持5厘米距离。

3. 将面皮较短的一边折叠起来。接着利用烘焙纸辅助，将距离自己最近的面皮较长一边折起覆盖住馅料，把面皮小心地卷成一个长卷。在面卷表面刷上更多黄油并摆放杏仁片（可选）。

4. 移走烘焙纸，将面卷接缝一面朝下放在长烤盘中。置于烤箱中烤30分钟或直至表皮金黄。取出后使其自然冷却10分钟，撒上糖霜即可食用。

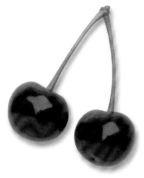

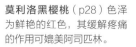
莫利洛黑樱桃（p28）色泽为鲜艳的红色，其缓解疼痛的作用可媲美阿司匹林。

甜酒汁烤榅桲配奶酪

⊛ 维护肝脏功能　　　♡ 促进循环　　　◔ 缓解肌肉和关节疼痛　　　▤ 缓解胃部不适

　　榅桲（又称木梨）是一种非常有名的药用水果，其在传统中医、藏药以及不丹传统医学中常用于治疗肝脏疾病。榅桲具有促进血液循环、缓解风湿性疼痛和小腿肌肉抽筋的功效。同时，也可用于改善脾胃不适，治疗呕吐、腹泻以及消化不良。

4人份

4个较小的榅桲（或2个体形较大的，去皮去核，对半切为4份）

半茶匙豆蔻荚

1汤匙液体红糖

4汤匙甜酒（玛萨拉葡萄酒或麝香葡萄酒最佳，多准备一些用于最后点缀）

4汤匙马斯卡彭奶酪

1. 将烤箱预热至180℃。将榅桲放入烤盆，撒入豆蔻荚和液体红糖，倒入一半甜酒和2汤匙清水。放入烤箱烤大约1小时，直至榅桲熟透并且色泽金黄。期间注意观察，可适量加入甜酒或清水以避免烤干。

2. 将马斯卡彭奶酪和剩余的甜酒放在碗中混合均匀。烤好的榅桲分在4个小碗中，将烤盆中剩余的汁液淋在榅桲上。最后在每个碗中舀一勺混合好的奶酪即可。

玫瑰白葡萄酒冰沙

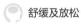 舒缓及放松　　　 促进循环　　　　缓解痛经

　　玫瑰花具有良好的镇静及舒缓神经系统的功效。这款甜品将玫瑰花与少量甜酒搭配，有助于舒张血管，从而促进体内血液循环。同时，玫瑰花还是缓解痛经和经前综合征的优质食材。芳香类玫瑰（如大马士革玫瑰和法国蔷薇）是这款甜品的最佳选择。

4人份

10朵新鲜红玫瑰花苞（或一大把红玫瑰花瓣，可多准备一些用于装饰）
300毫升甜酒（玛萨拉葡萄酒或麝香葡萄酒最佳）
250克细砂糖
2茶匙琼脂片
1个柠檬取汁（经过滤）
1个橙子取汁（经过滤）

1. 将一半玫瑰花和甜酒放入罐子中混合均匀，放入冰箱冷藏。另一半玫瑰放入450毫升清水中煮开，静置使其自然冷却。

2. 过滤玫瑰水，去除玫瑰花瓣。将过滤后的玫瑰水倒入大锅，加入细砂糖以文火加热，搅拌至砂糖全部溶解。升高温度煮沸后继续加热（如果有温度计，可将温度控制在110℃）5~8分钟或直至煮为较稀的糖浆。关火后静置使其自然冷却。

3. 将琼脂片用50毫升热水溶化，倒在玫瑰糖浆中。搅拌均匀后转移至小碗中放入冰箱冷却至凉透。

4. 将冷藏后的玫瑰甜酒与玫瑰糖浆混合均匀，倒入过滤后的柠檬汁和橙汁。全部搅拌均匀，倒入冰淇淋制作机等待20~30分钟，或直至冰凉且浓度合适。若未结冰，可将液体舀入耐冻容器放入冰柜进行冷冻。如果家中没有冰淇淋制作机，可直接将甜酒和糖浆混合液舀入耐冻容器并放入冰柜，每小时取出进行搅拌直至混合液完全结冰。

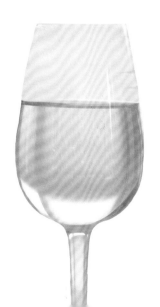
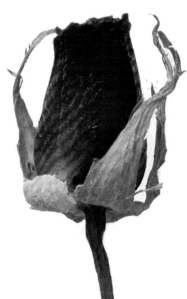

舒缓情绪

少量的白葡萄酒能扩张血管。葡萄酒浸泡玫瑰花（传统常用于舒缓情绪）有助于提升幸福感。

蔓越莓香蕉冰淇淋

 缓解便秘　　　降低血压　　　预防尿路感染

　　不含奶油的冰淇淋是对牛奶过敏人群的理想甜品选择。成熟香蕉具有促进肠蠕动和降血压的功效，同时蔓越莓中的抗菌成分能有效抑制尿路感染（UTIs）。中国传统医学认为，寒凉食品不利于消化系统健康，因此这款甜品偶尔食用即可。

4人份

4根成熟香蕉（切片）
200克蔓越莓
1汤匙细砂糖
1茶匙香草精
50克开心果（去壳并切碎）

1. 将香蕉和蔓越莓放在冰柜中，冷冻至半冻结状态后取出（如果已经完全结冰，则将其取出后静置1小时轻微解冻）。全部放入食品处理器或搅拌机，搅拌至混合均匀，但需保留一定水果质感。倒入4个耐冻碗（搪瓷碗比较安全）或者干净的塑料容器中，放入冰柜冷冻3小时。

2. 冷冻水果的同时，取一个小锅放入细砂糖和少量水（水量刚够溶解砂糖即可）以小火加热。待砂糖全部溶解，放入香草精和开心果混合均匀。关火并静置使其自然冷却。

3. 将冰柜里的碗（或塑料容器）取出，置于室温下稍作回温。用冰淇淋挖勺将其分在4个碗中，并在每碗淋上开心果糖浆即可享用。

小贴士：如果消化系统比较弱，可用少许鲜榨生姜汁代替水来溶化细砂糖（将新鲜生姜磨碎，用纱布包住挤压即可收集生姜汁）。儿童的消化系统尚未发育完全，因此适量食用生姜也对儿童有益。但在食用生姜前，需确保孩子熟悉并能接受生姜的味道。另外，若购买不到新鲜或冷冻蔓越莓，可用蓝莓代替，蓝莓很适合用于制作冰淇淋且不会损失香味及口感。

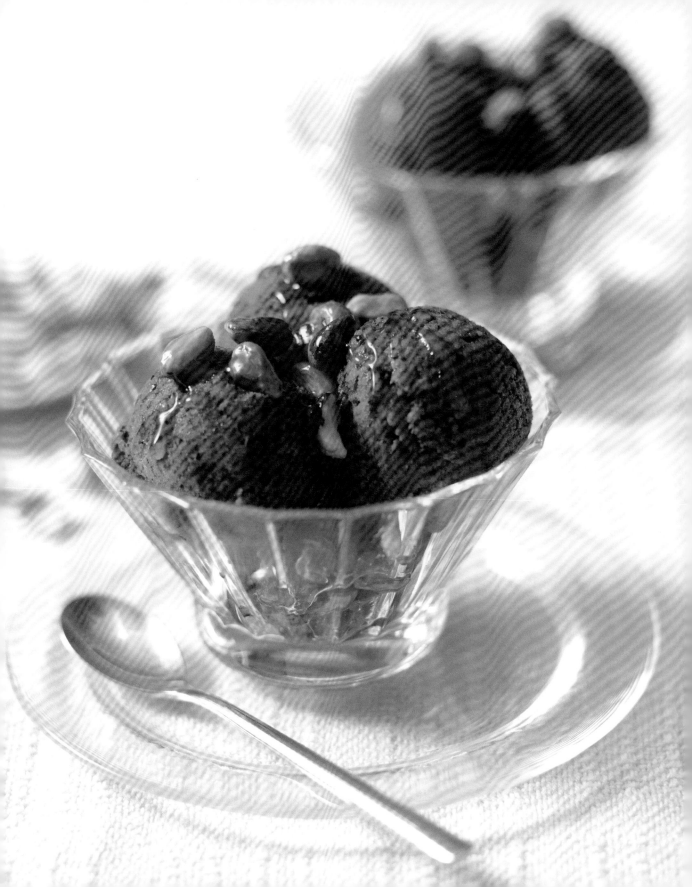

地中海式坚果酥佐玫瑰豆蔻糖浆

 提升幸福感　　　 增强精力　　　 缓解疲劳

　　这款美味的小甜品又称为"蜜糖果仁千层酥"，起源于地中海东部地区并风靡整个欧洲。传统认为，核桃和开心果有益大脑健康并能增强男性精力。同时，使用豆蔻荚能提升这些坚果的有益功效。这道甜品的核心是需采用高品质的新鲜核桃仁作为原料。

制作24个
300克核桃仁
200克开心果（去壳）
15克不含糖黄油（熔化）
500克酥点生面皮
150克核桃油

制作糖浆
300克粗砂糖
3汤匙玫瑰水
1个柠檬取汁
1个柠檬（切成薄片）
10颗豆蔻荚

1. 将烤箱预热至180℃。取2/3核桃仁用食品处理器或搅拌机打成粗粒，再将剩余的核桃仁打成细粉（过多坚果粉会导致最后制成的坚果酥失去松脆口感）。继续将开心果打成细粉，并与之前处理好的核桃粒与核桃粉全部放在碗中混合均匀。

2. 选取长方形烤盘，大小需稍小于酥点生面皮（用于盛放馅料）。将烤盘刷上熔化的黄油，在烤盘中铺一张生面皮并刷少许核桃油。在第一张面皮上方铺第二层面皮。重复以上步骤铺好第三张面皮并刷上较多核桃油，撒上薄薄一层坚果碎，继续覆盖面皮。保持一张面皮一层坚果碎的步骤，直至用完所有坚果碎（注意每张面皮均需刷核桃油）。最后连铺2～3张面皮，每张刷少许核桃油，并在最后一张面皮上刷熔化的黄油。

3. 用锋利的小刀在铺好的坚果面层上沿纵向切片，从顶部一直切到最底部，每片间隔4厘米。将烤盘旋转60度重复切片步骤，切片时仍保持间隔4厘米，从而使每个独立的坚果面块呈现钻石形状。如果面皮在用刀切片时被带起，可整理面皮使其保持水平。切好后整体放入烤箱烤25分钟，之后降低烤箱温度至150℃继续烤25分钟，或烤至色泽金黄且口感酥脆。

4. 烤制坚果酥的同时制作糖浆。将玫瑰水、糖、柠檬汁、薄柠檬片、豆蔻荚和300毫升清水倒在锅中煮沸，转中火继续煮10～15分钟（不盖锅盖）。关火并静置使其自然冷却。待糖浆变凉，取出并丢弃豆蔻荚。将糖浆和柠檬片淋在烤好的坚果酥上，并用干净的茶巾将其覆盖。静置几小时（或一整夜），冷却后即可享用。这款蜜糖果仁千层酥的最佳食用时间是在第二天，此时坚果酥已完全入味且松脆可口。将其放在密封容器里并保存在低温环境下，可保持口感新鲜4～5天。

心形芝麻曲奇

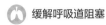 缓解呼吸道阻塞　　 促进肠蠕动　　 维护心脏和血管健康　　缓解腰痛

芝麻是一款传统的滋补食品，其具有润肺清肠、缓解干咳和便秘、保护心脏、改善风湿性疾病和缓解腰痛的功效。研磨芝麻前先将其浸泡一整夜并进行干炒，可降低芝麻中的草酸（会抑制人体对其他营养元素的吸收）含量并且使芝麻更易消化。

制作50～60个

250克芝麻（提前浸泡并干炒）
120克黄油
4汤匙芝麻油
250克细砂糖
2个鸡蛋（打散）
2茶匙香草精
250克中筋面粉
120克自发粉

1. 将芝麻放在碗中，倒入清水至没过芝麻，浸泡一整夜。滤掉水分并将芝麻放入速干机2～3分钟使其干燥。再将其放入中等大小的锅，以小火干炒后待用。

2. 将烤箱预热至180℃。碗中放入黄油、芝麻油、砂糖、鸡蛋和香草精搅打成奶油状。

3. 将芝麻放入搅拌机或食品处理器大致磨碎，再放入黄油、鸡蛋糊继续搅拌。最后将其与面粉混合均匀，揉成面团。

4. 将面团用手揉成圆球状，揉面团时不要过于用力，否则最后烘焙出的芝麻曲奇会特别硬。把面团覆盖上保鲜膜，放入冰箱静置30分钟。

5. 在料理板上撒适量面粉，将面团置于其上并擀成5毫米厚的面饼。取一个爱心形状的厨房小模具在面饼中央压下。将模具中的心形面饼取出，放在铺有烘焙纸的烤盘中，放入烤箱烤7分钟左右或烤至表面金黄。取出后置于食品架上自然冷却。放入密封容器中能保存2～3周。

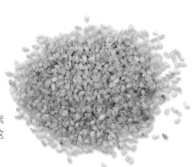

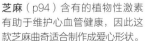
芝麻（p94）含有的植物性激素有助于维护心血管健康，因此这款芝麻曲奇适合制作成爱心形状。

开心果蛋白杏仁饼（开心果马卡龙）

 维护肺功能健康　　 维护消化系统健康　　 促进循环　　 增强身体活力和自信心

　　杏仁和开心果均是蛋白质的优质来源，将它们与豆蔻搭配有益于维护呼吸系统、心血管系统以及消化系统健康。同时，它们具有提高性欲的功效。依照以下这款甜品食谱能制作不少马卡龙，可根据个人需求进行减半。

制作45个

3个蛋白
250克细砂糖
1茶匙磨碎的豆蔻籽
400克杏仁粉
2汤匙玫瑰水
20克整粒开心果（去壳）

1. 将烤箱预热至150℃。将蛋白放在碗中，用手或手持式电动搅拌机将其打发。搅打期间分次加入细砂糖。当所有糖与蛋白混合均匀后，加入豆蔻、杏仁粉和玫瑰水继续搅拌均匀。

2. 在烤盘中铺一张烘焙纸，将手用清水湿润以避免杏仁面团粘手指。用手将杏仁面团捏成核桃大小的圆团并摆放在烘焙纸上，注意摆放时每块面团之间保持一定间距。最后在每块面团中央放置一粒开心果。

3. 放入烤箱烤10～12分钟，取出后置于食物架上使其自然冷却。放入密封容器中可保存2周左右。

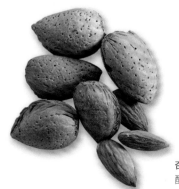

杏仁（p92）富含单不饱和脂肪酸，具有辅助降胆固醇的功效。

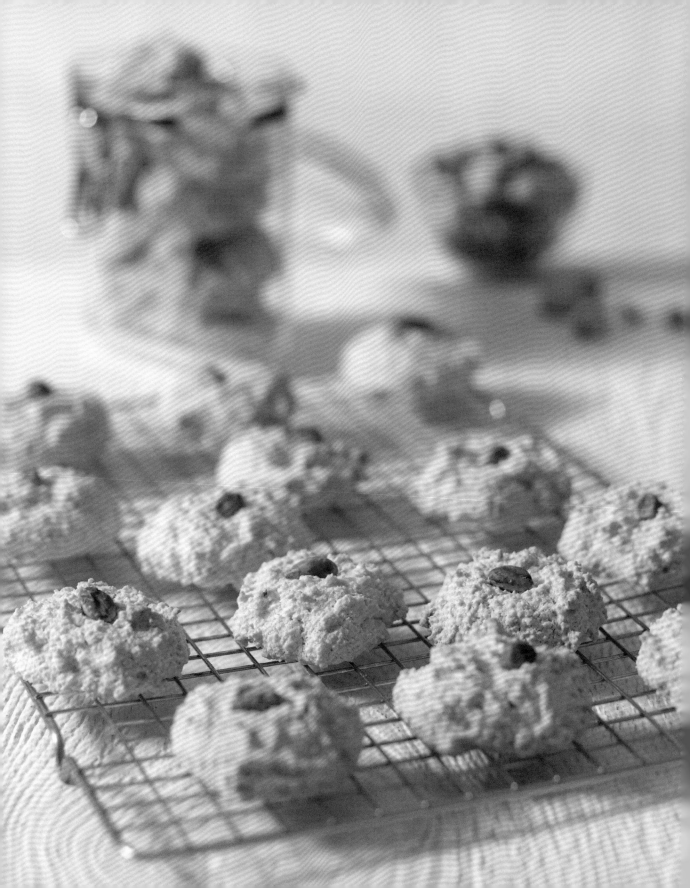

罂粟籽核桃蛋卷

 缓解疲劳　　⬤ 提升幸福感　　⬤ 维护肾脏功能健康　　⬤ 维护心脏和血管健康

这款甜面包卷馅料中的核桃及罂粟籽能振奋精神并增强体力。罂粟籽具有平衡情绪的功效；核桃有助于维护肾脏及肺功能健康、保护心血管健康。同时，核桃还能增强男性生育力，传统常将核桃用于提升性欲。

8人份

制作面团
15克新鲜酵母
60克糖
250克中筋面粉（多准备一些作为干粉）
少许盐
45克黄油（软化）
100毫升牛奶
1汤匙淡朗姆酒
1个柠檬取皮（磨碎）
1个蛋黄
1茶匙香草精油（多准备一些用于润滑器皿）
1个鸡蛋（打散）
糖霜

制作馅料
200克罂粟籽（磨碎）
100克核桃仁（切碎）
60毫升牛奶
1个柠檬取皮（磨碎）
少许磨碎的肉桂
1汤匙淡朗姆酒
25克黄油
60克糖
25克香草糖（或1/4茶匙香草精与25克细砂糖混合）
1个鸡蛋（打散）

1. 制作面团：将新鲜酵母压碎放在碗中，加入糖和面粉各1汤匙，再放入1～2茶匙温水用叉子搅拌，直至酵母完全溶解并形成较浓稠的汁液。盖上盖放置于温暖处等待15分钟。

2. 另取一个碗放入其余面粉和少许盐。缓慢倒入酵母液，轻柔搅拌至呈面包屑状。

3. 小平底锅中放入黄油小火加热使其融化。关火后加入牛奶、剩余的糖、淡朗姆酒、柠檬皮、蛋黄和香草精，搅拌均匀后倒在面粉和酵母混合物中。反复揉面直至面团光滑且不粘碗。揉面期间可根据实际需要加入少许面粉，以形成一个光滑的面团。揉好后在面团上撒少许面粉并用干净的棉布覆盖，放置于温暖处等待20～30分钟进行发面。

4. 将烤箱预热至190℃。制作馅料：将所有用于制作馅料的食材放入大碗，混合成浓稠的酱。

5. 在木质案板或料理板上撒一层面粉，将发好的面团放在案板上擀成约25厘米×18厘米的长方形面饼，面饼厚度约为1厘米。在面饼表面抹上馅料，注意馅料距面饼边缘留1厘米距离。将面饼较长的一边折叠起来，并小心地卷成圆柱形。把面卷放在抹过黄油的烤盘中，将烤盘放置在温暖处20～30分钟再次醒面。

6. 在面卷表面刷上蛋液，放入烤箱烤25～30分钟。取出烤盘，静置使其自然冷却。最后撒上糖霜并切片即可。

小贴士： 自制香草糖：将400克白糖放入密封容器中。取一根香草荚切开并刮出香草籽，把香草荚和香草籽全部放在白糖中。将容器密封好，等待2周即可使用。

什锦水果核桃酥

 改善便秘　　　　提升幸福感

　　节日庆典时可用这道升级款水果蛋糕来丰富餐桌。其富含的纤维素有助于促进肠蠕动并提升肠道健康。梅干、无花果和黑枣能为人体提供缓释能量；麻籽和核桃能提升幸福感并维护心脏健康。这款甜品需提前2天准备。

8～10人份

150克梅干（切碎）
150克黑枣（切碎）
150克无花果干（切碎）
50克橙皮（切碎）
150克核桃（切碎）
75克糖
120毫升玛萨拉葡萄酒
50克可可粗粒（大致切碎）
50克大麻种子
糖霜（用于装饰）

1. 将所有食材（除了糖霜）放入中等大小的锅，以小火加热并搅拌直至糖全部熔化且食材完全混合均匀。

2. 在木质案板或料理板上撒一层糖霜，将混合好的水果干糖碎倒在案板上。滚成粗约5厘米、长约30厘米的香肠状，盖上一条干净的毛巾。静置自然冷却至完全干燥（等待几天后再食用口味最佳）。食用时将其切成约2厘米厚的薄片即可。

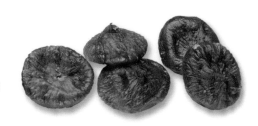

无花果干（p26）含有丰富的纤维素，有助于维护消化系统健康。

DRINKS
饮品

口感顺滑、**改善情绪**且营养丰富的美妙饮品：无论是提神的冰爽饮料还是**滋补**的热饮或茶，均能为人体迅速补充营养，同时极易被**吸收**。

生姜蜂蜜热柠檬水

 预防感冒和流感　　 维护消化系统健康　　 促进循环　　 含有缓释糖

　　柠檬汁、薄荷和生姜是对抗感冒的完美搭配。新鲜生姜外层的薄皮和纤维状的块根含有抗炎物质，有助于减少疼痛及不适；蜂蜜则是一款天然"抗生素"；柠檬和薄荷具有抑菌功效。这款具有治疗效果的饮品很适合感冒初期饮用。

2人份

3厘米新鲜生姜（磨碎）
1个柠檬取汁和皮
1汤匙液体蜂蜜
1汤匙切碎的薄荷叶

1. 将磨碎的新鲜生姜放入小锅，倒入400毫升清水煮开。转小火继续煮15分钟。
2. 用筛子将生姜水过滤，放入柠檬汁、柠檬皮和1汤匙蜂蜜搅拌均匀。放入薄荷叶并倒入耐热玻璃杯即可。饮用时可连薄荷叶一起食用。

芦荟蜂蜜热甜酒

 增强免疫系统　　 排毒

　　蜂蜜和芦荟能够帮助排除体内毒素并增强免疫系统，从而提升人体主要器官的功能。这款饮品传统采用木立芦荟（Aloe arborescens在花期会开出红色花朵），其富含的复合糖类及其他植物营养素能够协同作用。

2人份

150克芦荟叶
100克液体蜂蜜
3汤匙格拉巴酒（grappa）或干邑

用湿棉布将新鲜芦荟叶清洁干净，切除叶上的刺。将叶子切小块放入食品处理器或搅拌机，倒入蜂蜜及格拉巴酒（或干邑）通电搅拌。可根据个人口味加入少量水稀释。搅拌均匀后倒入两个耐热玻璃杯即可饮用。若需作为药酒，可待其冷却后倒入深色的玻璃瓶，储存在冰箱内可保存1周，每日饮用1~2汤匙。

黑莓柠檬水

 缓解咽喉不适　　维护肾脏功能健康　　排毒　　缓解经期不适

　　黑莓是缓解疼痛和咽喉、口腔及牙龈肿痛的优秀食材。其良好的抗氧化、补肾养气及排毒功效使黑莓成为每季必备的时令水果。不要丢弃叶子，黑莓叶能提升这款饮品抑制炎症的效果。饮用时可加入冰块，也可直接热饮缓解咽喉不适。

2人份

4茶匙干黑莓叶（或12片新鲜黑莓叶）
300克黑莓（洗净）
2个柠檬（取汁，可多准备几片薄柠檬片用于装饰）
3汤匙枫糖浆

1. 制作黑莓叶水：将300毫升清水煮沸，倒在黑莓叶上，静置浸泡10分钟。过滤后保留汁液用于制作柠檬水。

2. 将黑莓放入搅拌机或食品处理器搅拌成果浆。如果不喜欢黑莓籽的口感，可用筛子将果浆进行过滤，只保留黑莓汁。

3. 将柠檬汁、黑莓汁、250毫升黑莓叶水倒入罐子，加入枫糖浆搅拌均匀。饮用时倒入大玻璃杯，并在杯口装饰一片柠檬。

麦香柠檬水

 排毒、碱化体液　　 预防尿路感染　　 维护关节灵活

　　这款饮品含有干大麦谷粒及新鲜麦草汁，从而成为一款具有抑制炎症、调整体液酸碱度、净化体内毒素功效的优秀饮品。同时，这款柠檬水不仅有助于维护关节健康、有益肠道和泌尿系统、美容养颜及清除体内垃圾，还能补充身体能量、增强活力并且延缓衰老。

4人份

100克无壳大麦粒（可选）
100克珍珠大麦
2.5厘米柠檬皮（切成4条）
6汤匙柠檬汁
2汤匙蜂蜜（根据个人口味可多准备一些）
6汤匙大麦草汁
4片柠檬片（用于装饰）

1. 如果想自己种植大麦草，可将无壳大麦粒浸泡在一大碗水中一整夜。倒掉碗中的水，将浸泡好的大麦粒种在园艺盆内并加入有机肥。每天向盆内用喷壶喷两次水，直到大麦草长至12～15厘米高即可收获使用（大约需要10天）。

2. 将珍珠大麦放在细筛中，向麦粒上浇煮沸的水并沥干水分。取中等大小的锅，放入珍珠大麦、柠檬皮和1.2升清水加热煮沸。转小火继续煮25分钟后关火，将汁液过滤到干净的容器中。加入柠檬汁和蜂蜜进行调味，混合均匀后放入冰箱冷却。饮用前将自己种植的大麦草榨汁，加入大麦柠檬水搅拌均匀（或直接使用商店出售的大麦草汁）。倒入高玻璃杯并在杯口装饰一片柠檬，即可享用。

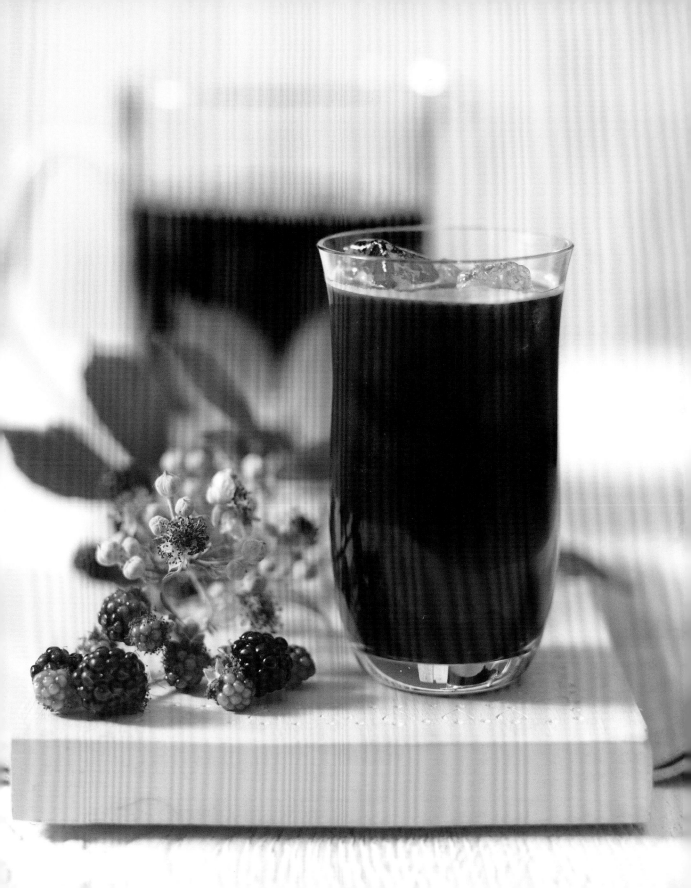

酸樱桃饮

 恢复体力、强健肌肉　　 改善睡眠　　 促进脂肪和糖的代谢

　　酸樱桃广泛生长的东欧及西亚是酸樱桃饮品最流行的地区。这款饮料具有良好的缓解疲劳、舒缓情绪的功效，从而有助于恢复体力及改善睡眠。同时，樱桃还能平衡血糖、提高饭后肝脏代谢脂肪的能力。

4人份
100克酸樱桃干（去核）
200克糖
1汤匙香草精
675克酸樱桃（去核）
枫糖浆（用于调味，可选）
1个青柠（切薄片，用于装饰，可选）

1. 将酸樱桃干冲洗后放在碗中。倒入清水，不断搅拌以去除其表面覆盖的油脂。换水重复搅拌。完全清洗干净后将其放入大碗，倒入清水至没过酸樱桃干，浸泡6小时或一整夜使其泡发。捞出浸泡好的酸樱桃待用并保留浸泡水。

2. 取200毫升浸泡水（若水量不够，可在浸泡水中加入清水）倒入小锅。加入糖，小火加热使糖溶化，煮沸后降低温度继续煮10分钟。放入浸泡过的酸樱桃继续煮20～30分钟，或煮至樱桃变软且汤汁浓稠。过滤汤汁并倒入平底锅（过滤后的水果残渣丢弃），煮沸后关火。加入香草精搅拌均匀，静置使樱桃果浆自然冷却。同时可将新鲜酸樱桃榨汁。

3. 在罐中倒入新鲜酸樱桃汁和樱桃果浆各400毫升，混合均匀并用水稀释。放入枫糖浆调味（可选），并用青柠片装饰（可选）。多余的饮品可倒入消毒玻璃瓶，放入冰箱，保存期限为1～2周。

接骨木果糖浆

 预防感冒及流感　　 缓解呼吸道阻塞　　 保持水平衡　　 缓解便秘

　　辛辣且苦中带甜的成熟接骨木果富含多种抗氧化成分，具有促进排汗、维护肺部健康、保持水平衡和规律肠蠕动的功效，从而有助于预防并缓解感冒、咳嗽及流感症状。这款饮品可作为一款辅助治疗流感的方便糖浆，也可用于烹饪。

2人份
300克接骨木果
4厘米新鲜生姜（磨碎）
300克细砂糖
2个柠檬取汁

1. 将接骨木果和生姜放在中等大小的锅内，加入300毫升清水煮开。盖上锅盖，转小火煮20～30分钟或直至果肉柔软。

2. 用纱布或细筛进行过滤，保留汁液并将其倒在干净的锅中。过滤后的接骨木果和生姜残渣丢弃不用。

3. 在装有接骨木果溶液的锅内放入细砂糖。以小火加热，不断搅拌使糖完全溶化。加入柠檬汁将火转大，煮沸后继续煮10～15分钟或煮至锅内液体呈糖浆状。将糖浆倒入消毒瓶密封，贴上标签，注明日期。放入冰箱保存，需在6周内使用完毕。

冬季能量果汁

 预防感冒及流感　　 补充能量　　 促进血红细胞合成

　　野生玫瑰果、蓝莓和黑莓往往在每年秋季同时收获。这些富含抗氧化成分的浆果有助于提高免疫力、补充能量，同时它们均被认为是传统的补血食品。肉桂也含有丰富的抗氧化物质，对于预防感冒和流感有很好的作用。

2人份

115克玫瑰果（对半切开并去籽）
115克黑莓
115克覆盆子
115克蓝莓
1/4茶匙肉桂
2汤匙接骨木果糖浆（制作方法见左页）
椰子水（用于稀释）

将所有食材（除了椰子水）放入搅拌机或食品处理器，通电搅拌至口感柔滑。饮用时加入椰子水进行稀释以调整至合适的浓度。

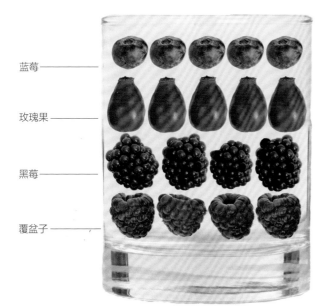

蓝莓————
玫瑰果————
黑莓————
覆盆子————

预防感冒

这是一款完美的冬季防护饮品。富含抗氧化成分的浆果有助于提高免疫力、对抗感冒和流感。同时，这款饮品中玫瑰果的维生素C含量是人体每日推荐摄入量的1.5倍。

葡萄柚南瓜蔬果汁

 预防感冒及流感　　🍊 排毒　　🍵 维护消化系统健康

　　这款具有滋补功效的饮品特别适合冬季饮用。具有柔和甜味的洋葱南瓜含有抑制炎症及抗氧化的成分；味道浓郁的生姜能促进消化；微酸的葡萄柚有助于预防大多数感冒、增强肝脏功能及治疗胆结石；带有微咸口感的芹菜具有利尿功效，有助于排出体内毒素。

2人份

100克洋葱南瓜
1小块新鲜生姜（保留外皮）
1个葡萄柚（选取个头较大的，去皮去内膜）
2根带叶芹菜秆（大致切碎）

1. 将南瓜对半切开并去除所有南瓜籽（南瓜籽烘焙后可用于烹制其他菜肴，或加在沙拉和汤中。如梅干大麦饭，p190）。保留南瓜皮以存留更多营养，并可根据具体情况将南瓜肉切为小块，以使其通过榨汁机入口。

2. 将所有食材榨汁，倒入罐内混合均匀。用筛子过滤掉果汁中的葡萄柚籽，倒入高玻璃杯，尽快饮用。

舒缓芦荟饮

 维护消化道健康　　 清除肠道寄生虫　　 促进循环

　　芦荟具有镇静、抑制肠道炎症的功效，并且有助于缓解便秘及清除肠道寄生虫。同时，姜黄具有类似的舒缓肠道不适、缓解疼痛及促进循环作用。新鲜生姜则有助于维护消化道健康。但需格外注意，生姜具有升高血压的效果，因此高血压人群在制作此款饮品时请省略其中的生姜。

2人份

2厘米新鲜姜黄
2厘米新鲜生姜
1个绿色甜苹果
2根芹菜秆
2片芦荟叶（选取较小的叶片）
椰子水（用于稀释）

1. 用榨汁机将姜黄、生姜、苹果和芹菜秆榨汁并倒在罐中。

2. 用锋利的小刀去除芦荟叶上的刺，并将芦荟叶沿纵向切开。刮出芦荟叶内部的凝胶状叶肉。将芦荟肉放入果汁，搅拌均匀。分别倒入两个高玻璃杯中，即可享用。可根据个人喜好加入适量椰子水以调整果汁浓度。

葡萄柚南瓜蔬果汁 ▶

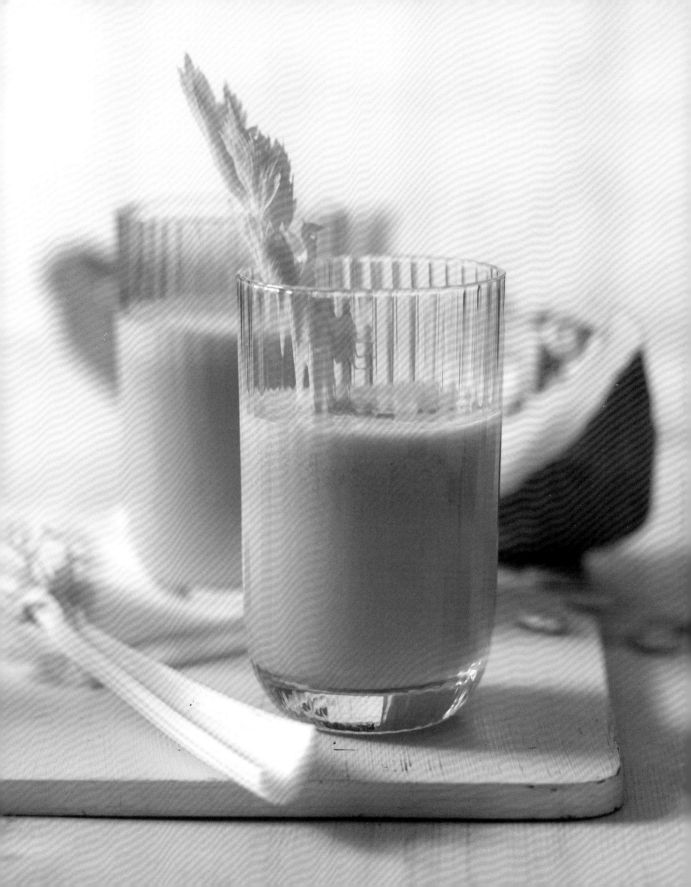

黄瓜菠菜活力饮

 抑制炎症　　 排毒　　 缓解疲劳

　　这款略带辛辣味道的饮品能帮助预防关节疾病。黄瓜、菠菜和姜黄的搭配能抑制关节炎症、促进血液循环。同时，辣椒和生姜具有促进肠蠕动、发汗，以及温和的利尿功效，从而有助于排出体内积累的毒素。

2人份

1根黄瓜（选取较小的，保留外皮）
60克菠菜叶
4厘米新鲜生姜（保留表皮）
4厘米新鲜姜黄（保留表皮）
4根芹菜秆
2个绿苹果（保留果皮）
半个新鲜红辣椒（去籽）

用榨汁机将所有食材榨汁，倒入玻璃罐搅拌均匀即可。此款饮品需尽快饮用以避免营养流失。

养颜五味饮

 维护排毒系统健康　　 保护肝脏　　 美容养颜

　　中国传统医学将食物分为5种味道——苦、甜、咸、酸和辣。这款饮品包括这5种味道，有助于维护肌体平衡。另外，具有辛辣味的黑色萝卜是治疗肝脏疾病的传统食材。甜菜根和胡萝卜均含有丰富的抗氧化成分，从而有助于提高血液中的氧含量及营养输送水平，并具有美容养颜功效。

2人份

1个黑色萝卜或芜菁（中等大小）
1个甜菜根（选取体形较大的）
2根胡萝卜（选取体形较大的）
8根芹菜秆
4个塞维利亚橙（选取较小的，去皮并对半切开）

用榨汁机将所有食材榨汁，倒入玻璃罐搅拌均匀即可。此款饮品需尽快饮用以避免营养流失。

元气蔬菜汁

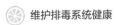 维护排毒系统健康　　 释放细胞能量　　⬤ 促进循环　　 维护消化系统健康

　　这款包含多种根类蔬菜的饮品含有丰富的抗氧化成分和植物营养素，有助于促进血液循环并提高血氧水平。同时，还具有维护人体重要器官（如心脏、肝脏及肾脏）健康，构建人体组织和体液的功效。另外，这款饮品有益肠道健康，能够促进消化并规律肠蠕动。

2人份

2根胡萝卜（选取体形较大的）
1个甜菜根（选取体形较大的）
4根芹菜秆
半个块根芹（去皮）
2个茴香球茎
2厘米新鲜生姜（保留表皮）
1个柠檬（选取体形较小的，保留果皮）
椰子水（用于稀释）

用榨汁机将所有食材榨汁，倒入玻璃罐搅拌均匀。根据个人口味加入适量椰子水调味，倒入高玻璃杯即可。此款饮品需尽快饮用以避免营养流失。

蔓越莓蔬果饮

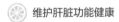 维护肝脏功能健康　　 预防尿路感染　　⬤ 提高专注力

　　中国传统医学认为酸味食品具有滋补肝脏、提高肝功能、排出肠道和泌尿系统垃圾、镇静安神、提升幸福感以及提高专注力的作用。制作这款酸味饮品时，可根据个人口味加入适量椰子水以调整酸度。

2人份

8满汤匙新鲜或冷冻蔓越莓
1个塞维利亚橙（选取较小的，保留果皮，对半切成4份）
1个红色甜椒（去籽）
3根芹菜秆
1根黄瓜（选取体形较小的）
1/4个辣椒（去籽）
1厘米新鲜生姜（保留表皮）
椰子水（用于稀释）

用榨汁机将所有食材榨汁，倒入玻璃罐搅拌均匀。根据个人口味加入适量椰子水调味，倒入高玻璃杯即可。此款饮品需尽快饮用以避免营养流失。

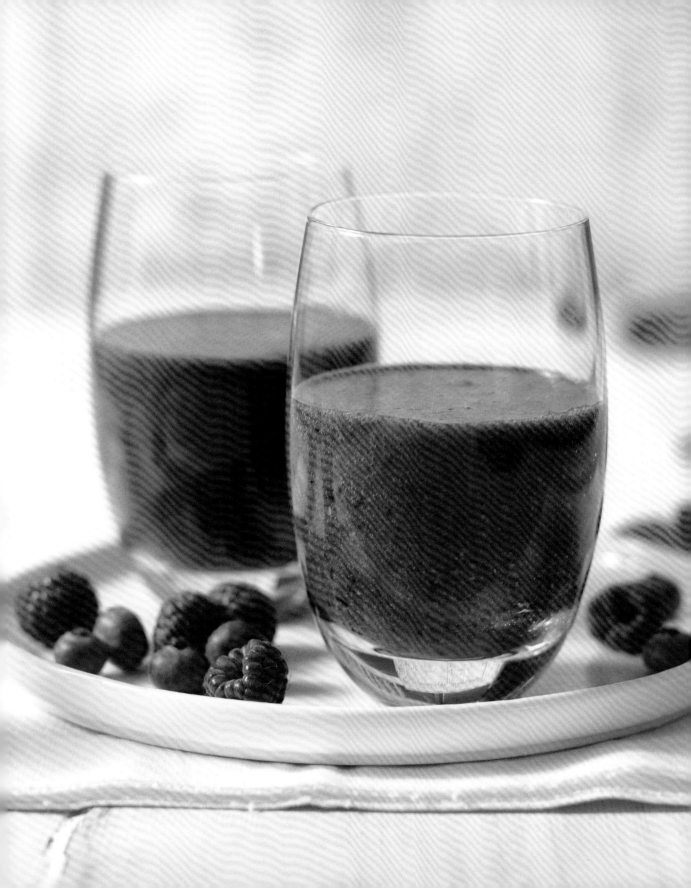

玫瑰糖浆

 舒缓安神、放松情绪　　 增强免疫系统

　　具有温和镇静及增强免疫力功效的玫瑰糖浆，可用于为香草茶增加甜度、制作薄煎饼和冰淇淋、为水果沙拉调味、加在冰沙中或加水稀释成玫瑰水饮料。香味浓郁的大马士革玫瑰或法国蔷薇是制作这款糖浆的最佳选择。低温保存是保留玫瑰糖浆营养成分的重要条件。

制作500毫升
225克粗砂糖
1个柠檬取汁
1个橙子取汁
100克干燥红色玫瑰花瓣（或10朵新鲜玫瑰花苞）

1. 在小锅中倒入300毫升清水以小火加热，放入粗砂糖并搅拌使糖完全溶解。注意加热时控制温度，避免煮沸（煮沸后糖水会变浑浊）。
2. 加入柠檬汁和橙汁，降低温度煮5分钟。在之后的15分钟内分次加入玫瑰花瓣，每加入一些花瓣需充分搅拌后才能再次放入花瓣。煮好后关火，待其自然冷却后进行过滤。
3. 煮玫瑰花瓣的同时，将带盖耐热玻璃瓶进行消毒：用烫肥皂水清洗干净，瓶口向下放入140℃的烤箱内烤15分钟。将煮好的热玫瑰糖浆倒入消毒玻璃瓶中，密封并贴上标签。放入冰箱保存且在6周内使用完。

情人节特饮

 提升幸福感　　 缓解疲劳　　 促进循环

　　这是一款口感美妙的饮品：营养健康且能提高生活质量。含有多种高抗氧化水果和椰子水，有助于为身体补充水分、降低疲惫感。开心果、豆蔻和玫瑰糖浆能提升幸福感。根据个人喜好，可用酸奶代替椰子水制成思慕雪。

2人份
半篮覆盆子（洗净）
半篮蓝莓（洗净）
少量玫瑰糖浆
1/4茶匙豆蔻籽（不超过10个豆荚中的籽，磨碎）
2汤匙开心果（去壳）
250毫升椰子水

将所有食材放入搅拌机或食品处理器，搅拌至口感柔滑。若需立即享用，可直接倒入高玻璃杯；或者装入密封瓶并放入冰箱，可保存2天。

冬季提神饮

 维护肝脏功能健康　　 净化呼吸道堵塞　　促进循环

　　略带苦涩口感的塞维利亚橙为这款饮品增添了神奇的净化功效（维护肝脏功能和促进肠蠕动）。同时，茴香有助于清肺祛痰；香菜能帮助排出体内重金属；生姜能促进循环；胡萝卜则具有抑制炎症及抗过敏的效果。

2人份
4个塞维利亚橙（3个去皮）
1个茴香球茎（选取个头较大的）
1根胡萝卜（选取较大的）
1小束香菜叶和茎
1厘米新鲜生姜（保留表皮）

用榨汁机将所有食材榨汁，倒入玻璃罐搅拌均匀。饮用时倒入高玻璃杯即可。

解酒酸菜汁

 维护排毒系统健康　　 维持水平衡　　 维护消化系统健康、缓解便秘

　　这款饮品适合在宴会后的第二天早晨饮用。所采用的食材全部含有强效排毒成分，从而有助于促进消化和泌尿系统排出体内积累的垃圾及毒素。酸菜传统常用于维护消化系统健康，同时也具有缓解宿醉（尤其是宿醉造成的胃部不适）的功效。

2人份
1根黄瓜
4根芹菜秆
1小束平叶欧芹
1小束香菜叶
1/4柠檬（保留果皮）
4汤匙酸菜（p330）
1汤匙奶蓟酊剂
现磨黑胡椒碎（用于点缀）

将黄瓜、芹菜秆、欧芹、香菜、柠檬和酸菜榨汁并倒入罐子。加入奶蓟酊剂混合均匀，倒入高玻璃杯。表面撒少许黑胡椒碎即可饮用。

深层排毒青汁

 排毒   保持消化系统最佳状态   抑制自由基损害

　　这款富含多种营养的饮品能够提高人体排毒能力，其丰富的叶绿素有助于维护肠道健康并清除体内毒素。大麦草和小麦草中具有多种酶，能维护消化系统健康、促进新陈代谢规律、对抗器官和组织的氧化应激反应，从而具有延缓衰老的功效。

2人份
1束小麦草
1束大麦草
1束平叶欧芹
8片蒲公英叶（选取较大的叶片）
半根黄瓜（选取较小的）
2根芹菜秆
1厘米新鲜生姜

用榨汁机将所有食材榨汁，倒入玻璃罐搅拌均匀。倒入2个玻璃杯，饮用时可根据个人口味加入过滤水或矿泉水调整味道。

幸福代茶饮

 振奋情绪   缓解疲劳

　　植物对精神和情绪的影响与其对人体的治愈效果一样有力。这款包含了多种香草的饮品常用于提升幸福感，缓解忧郁、抑郁和疲惫。这款代茶饮特别适合处于较长疾病康复期或身体长期虚弱的人群饮用，具有快速振奋精神、提升情绪的功效。

2人份
1茶匙干贯叶连翘，切碎
1茶匙干黄芩（美黄芩），切碎
1茶匙干合欢花，切碎

将所有干香草放入茶壶，倒入500毫升沸水。静置15分钟，过滤即可饮用。

小贴士： 合欢花可在中药店购买。

茴香薄荷茶

 维护消化系统健康   **舒缓安神、放松情绪**

　　这款口感清爽的代茶饮采用的芳香类植物有助于维护消化系统健康、缓解腹部痉挛及腹胀。同时具有舒缓情绪、镇定安神的功效，从而能够帮助缓解紧张性头痛。可根据个人喜好来调整这款代茶饮的冲泡时间。

2杯

1汤匙薄荷叶（多准备几片较小的叶子用于点缀）
半汤匙茴香叶
半汤匙莳萝叶
半汤匙马郁兰叶

1. 将所有香草的茎与叶分开（可含有少量茎秆，其芳香物质含量更高）。将每种香草分别切碎并放入茶壶。

2. 往茶壶倒入热水（不是沸水，水温控制在75～80℃为佳，能使这些植物更好地释放其含有的芳香类化合物）。

3. 泡制5分钟（或更长时间），过滤后倒入耐热的玻璃杯，点缀少许小薄荷叶即可饮用。

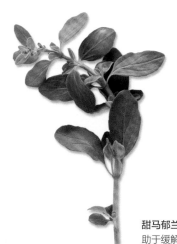

甜马郁兰含有天然镇痛成分，有助于缓解腹部痉挛。

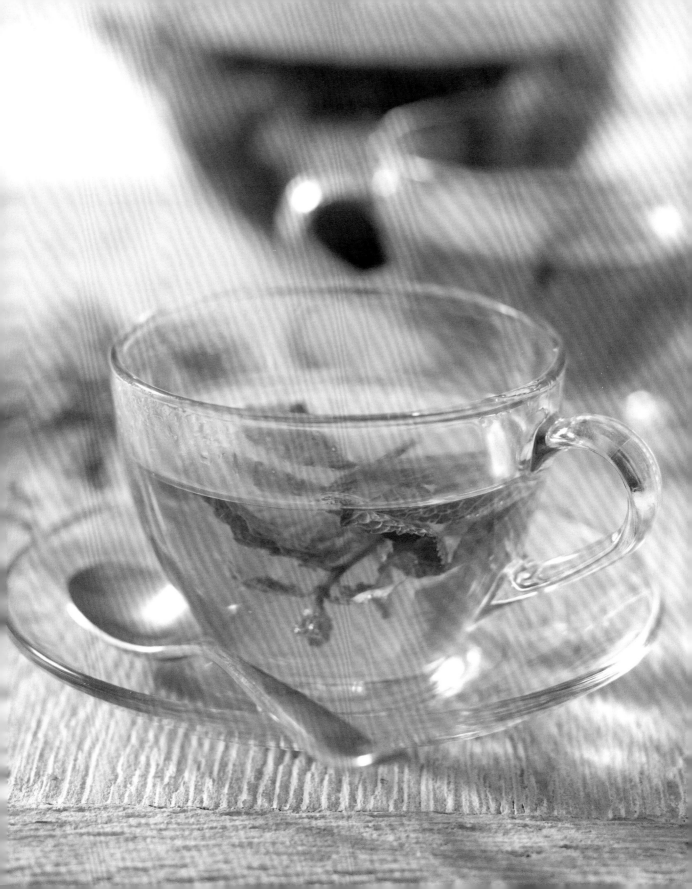

芳香甘草茶

 舒缓安神、放松情绪 　 润肺及为皮肤补水 　 预防感冒和流感

　　这款清爽芳香的代茶饮特别适合在拥挤、集中供暖且工作压力较大的办公室环境下工作的人群饮用。这款饮品中的各种香草有助于镇静安神、放松情绪并提高专注力，还能减小空气中微生物对人体的影响、滋润、舒缓呼吸道系统并能为肌肤补水，从而改善集中供暖对身体的不利影响。

2人份

30克干药蜀葵根，切碎
20克干药蜀葵叶，切碎
20克干椴树花，切碎
20克干马鞭草，切碎
10克干甘草（光果甘草），切碎

1. 将所有干香草放在碗中混合均匀，放在深色的容器或金属茶叶罐或饼干桶中，贴上标签注明日期。

2. 烹煮：取20克混合干香草放入带盖的小锅中，倒入600毫升清水加热煮沸。转小火盖上锅盖继续煮10分钟，关火后再泡10分钟（或更长时间）。过滤后即可享用，也可将过滤后的代茶饮保存在瓶内供全天饮用。

3. 泡制：取1满茶匙混合干香草（或在冲泡球中装入混合香草）放入杯中。倒入250毫升沸水，焖泡10分钟后过滤即可饮用。

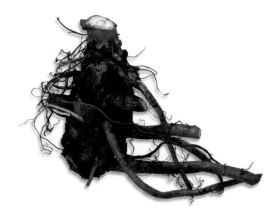

药蜀葵根（p99）具有抗过敏及抑制炎症的功效，尤其适于缓解胃溃疡和肠易激综合征症状。

洋甘菊安神茶

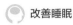 改善睡眠　　　⊙ 缓解心绪

　　身心放松才能拥有良好的睡眠质量。这款安神茶能够帮助舒缓情绪、缓解精神压力及放松肌肉。同时具有天然的减缓心律功效，从而有助于尽快入睡。

2人份

15克干缬草根，切碎
25克干山楂花，切碎
30克干西番莲叶，切碎
20克干五味子，切碎
10克干洋甘菊花（德国洋甘菊），切碎

1. 如果缬草根太粗且不能用手压碎，可用咖啡研磨机或搅拌机将其大致磨碎。

2. 将所有材料放在碗中混合均匀，放在深色的容器或金属茶叶罐或饼干桶中，贴上标签注明日期。

3. 烹煮：取20克混合干香草放入带盖的小锅中，倒入600毫升清水加热煮沸。转小火盖上锅盖继续煮10分钟，关火后再泡10分钟（或更长时间）。过滤后即可享用，也可将过滤后的代茶饮保存在瓶内以供全天饮用。

4. 泡制：取1满茶匙混合干香草（或在冲泡球中装入混合香草）放入杯中。倒入250毫升沸水，焖泡10分钟后过滤饮用。也可根据个人喜好加入1汤匙接骨木果糖浆（p308，其也具有帮助改善睡眠的功效），搅拌均匀即可。

黄芪暖身茶

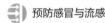 预防感冒与流感　　　⊙ 预防呼吸道感染

　　每天饮用1～2杯这款具有增强免疫力功效的代茶饮，有助于在寒冷的天气里为身体增加额外的健康保障。这款暖身茶能够提高人体自身免疫力，从而帮助预防感冒、流感以及上呼吸道感染，尤其适合慢性免疫缺乏症人群饮用。

2人份

25克黄芪根，切末
20克干接骨木果
20克干紫锥菊根，切碎
15克新鲜生姜，切末
20克干接骨木花，揉搓分散开

1. 将所有材料放在碗中混合均匀，放在深色的容器或金属茶叶罐或饼干桶中，贴上标签注明日期。

2. 烹煮：取20克混合干香草放入带盖的小锅，倒入600毫升清水加热煮沸。转小火盖上锅盖继续煮10分钟，关火后再泡10分钟（或更长时间）。过滤后即可享用，也可将过滤后的代茶饮保存在瓶内以供全天饮用。

3. 泡制：取1满茶匙混合干香草（或在冲泡球中装入混合香草）放入杯中。倒入250毫升沸水，焖泡10分钟后过滤即可饮用。

排毒养颜茶

 排毒   光泽肌肤   维护关节灵活

这款代茶饮中的香草含有深层排毒成分和抗氧化物质，有助于清除体内累积的毒素并光泽肌肤。尤其适于患有复发性关节炎（如痛风）的人群饮用。如果家中能种植黑醋栗，可将叶子采摘并干燥以供整年使用。

供5天饮用
20克干黑醋栗叶，切碎
20克干红三叶草花，切碎
20克干芹菜籽，切碎
20克干荨麻叶，切碎
20克干蒲公英叶，切碎

1. 将所有材料放在碗中混合均匀，放在密封容器中，贴上标签并注明日期。放置在橱柜里避免阳光直射。

2. 烹煮：取20克混合干香草放入带盖的小锅，倒入650毫升清水加热煮沸。转小火盖上锅盖继续煮10分钟，关火后再泡10分钟（或更长时间）。过滤后保存在瓶内以供全天饮用。

泡茶：取1满茶匙混合干香草（或在冲泡球中装入混合香草），倒入250毫升沸水，焖泡10分钟后过滤即可饮用。

天然花果净化茶

 减小污染对人体的影响   抑制自由基损害   排毒    维护皮肤健康

这款含有抗氧化、抗衰老营养物质的代茶饮有助于保护身体免遭外部环境污染。野生水果具有独特的抗氧化成分。将野生水果加入日常饮食中能为人体补血，从而促进体内能量合成、美容养颜并带来幸福感。

供5天饮用
20克干玫瑰果，切碎
10克干越橘，切碎
20克枸杞，切碎
20克干橙皮（制作方法见p220第一步），切碎
10克干木槿花，切碎
15克干五味子，切碎
5克干甘草根，切碎

1. 将所有材料放入碗中混合均匀，放在密封容器中，贴上标签并注明日期。放置在橱柜里避免阳光直射。

2. 烹煮：取20克混合干香草放入带盖的小锅，倒入650毫升清水加热煮沸。转小火盖上锅盖继续煮10分钟，关火后再泡10分钟（或更长时间）。过滤后保存在瓶内以供全天饮用。泡茶：取1满茶匙混合干香草（或在冲泡球中装入混合香草），倒入250毫升沸水，焖泡10分钟后过滤即可饮用。

彩虹蔬菜汤

 缓解疲劳　　　 温和利尿　　　 增强免疫系统

　　这款碱性蔬菜汤具有帮助平衡体液酸碱度及维持水平衡的功效，从而有助于促进身体能量合成。采用时令蔬菜能为人体提供多种必需营养元素。这款汤品可随时直接饮用，也可作为其他菜肴的汤底。同时非常适合康复期病人饮用，将其加入日常饮食能够增强身体对各种疾病的抵抗力。

2人份

半根韭葱，切碎
1根洋葱苗，切成4段
1根带叶芹菜秆，切碎
1根胡萝卜，切碎
1个带皮马铃薯，切碎
1个带皮甜菜根（选取个头较小的），
切碎
1个带皮萝卜（选取个头较小的），
切碎
2片新鲜生姜片
1小颗欧芹
1茶匙香菜籽
1升矿泉水
1束裙带菜（可选），切碎

1. 将所有食材放入小锅，倒入矿泉水煮沸。盖上锅盖转小火煮1.5~2小时。
2. 关火后将锅内汤汁过滤，只保留液体。将热汤倒在瓶中，加入切碎的裙带菜并密封。饮用时倒入玻璃杯供全天随时享用。

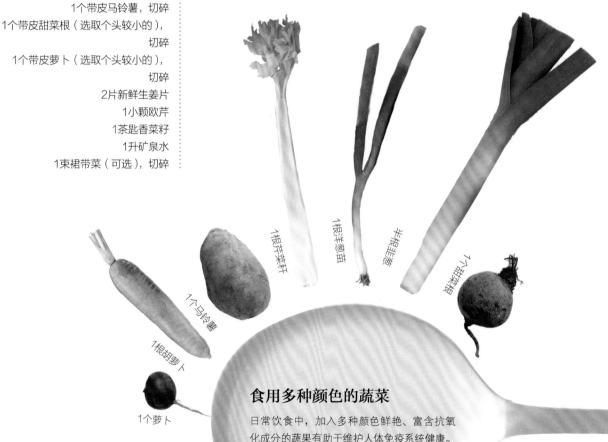

1根芹菜秆
1根洋葱苗
半根韭葱
1个甜菜根
1个马铃薯
1根胡萝卜
1个萝卜

食用多种颜色的蔬菜

日常饮食中，加入多种颜色鲜艳、富含抗氧化成分的蔬果有助于维护人体免疫系统健康。

五味子黄芪汤

 提升幸福感　　 预防感冒与流感　　 排毒并碱化体液

　　人们曾过多地关注将花草茶和其他植物提取物作为偶尔或救急"疗法"，从而忽略了将其加入日常饮食所能为人体带来的营养及健康效益。这款汤品包含多种药用香草、香辛料及各类蔬菜，兼具汤品和草药茶的双重功效，从而为人体提供多种宝贵电解质，并且有助于调节体液酸碱度。

2人份
6克黄芪根
6克五味子
6克黑木耳
6片去皮薄生姜片
4瓣蒜（保留外皮）
4根小葱（保留外皮）
1汤匙香菜籽
半茶匙八角
60克块根芹（去皮并切碎）
1根胡萝卜（选取体形较大的，切片）
1束海带或裙带菜
10颗黑胡椒粒

1. 将所有食材放在中等大小的锅中，倒入600毫升清水煮沸。转小火煮1.5小时并过滤。
2. 作为汤品：倒入两个碗中直接享用；作为代茶饮：倒入2个耐热玻璃杯即可饮用；也可作为排毒疗法的一部分，保存在瓶中供全天饮用。

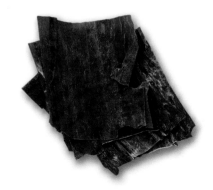

海带（p131）含有丰富的碘元素，有助于维护甲状腺功能健康。

海藻味噌汤

 降胆固醇　　　　　强效利尿　　　　　镇定安神

　　海藻传统常用于碱化血液、降低胆固醇、利尿以及保护人体抵御辐射的影响。这款具有亚洲风味的汤品包含多种海藻和有助于放松情绪、缓解压力的香草（如柠檬草与卡菲尔酸橙叶）。这道海藻味噌汤既可作为饮品，也可作为汤品享用。

1人份（600毫升）

5克裙带菜
5克掌状红皮藻
1小片海带
2根柠檬草
3片卡菲尔酸橙叶
半汤匙香菜籽
60克芹菜根（切碎）
1.5厘米新鲜生姜（切碎）
1根胡萝卜（切碎）
1汤匙大麦味噌
1汤匙香菜叶（切碎）

1. 将所有海藻放在装有冷水的碗中洗净，去除海藻中多余的盐分。

2. 将所有食材（除了大麦味噌和香菜叶）放入中等大小的锅，倒入650毫升清水煮沸。盖上锅盖，转小火煮1.5小时。

3. 将汤汁过滤后倒在瓶中，过滤出的食材残渣弃之不用。在汤汁中加入大麦味噌，混合均匀后再放入香菜叶。可作为代茶饮，倒入2个耐热玻璃杯中直接饮用；也可作为排毒疗法的一部分，将汤汁保存在瓶中供全天饮用。

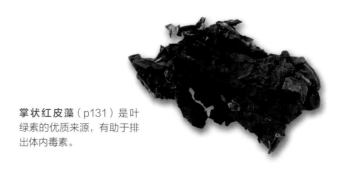

掌状红皮藻（p131）是叶绿素的优质来源，有助于排出体内毒素。

OILS, DRESSINGS, AND EXTRAS

油、调料及其他

这个章节涉及的食品不仅是丰富餐食的额外搭配，同时也能够帮助身体达到最佳健康水平。例如，美味的面包、"活性菌"发酵食品、**香草油**以及各种**果醋**。

甘薯香菜饼

 维护关节灵活　　 保护肝脏　　 促进身体循环

　　甘薯香菜饼是一款传统印度煎饼，有多种食用方法，既可直接趁热食用，也可涂抹开菲尔奶酪（p332）或搭配各种热菜及沙拉食用。这款面饼的主要食材为甘薯、姜黄粉和香菜，它们协同作用具有抑制炎症、保护肝脏并促进身体循环的功效。

制作8～10个

1个甘薯

100克中筋面粉（多准备一些作为干粉）

70克鹰嘴豆粉

半茶匙盐

2汤匙酥油（或澄清黄油）

1个红洋葱（选取较小的，切末）

1瓣蒜（切末）

1茶匙香菜籽（磨碎）

1茶匙姜黄粉

25克香菜叶（切碎）

半个青柠取汁

1. 将烤箱预热至180℃。甘薯用铝箔包裹，放入烤箱烤25分钟或烤至柔软。待甘薯冷却至手感合适时，剥去甘薯皮并将甘薯肉切碎。

2. 将中筋面粉和鹰嘴豆粉放在小碗中混合，加入盐搅拌均匀待用。取一个小锅放入1汤匙酥油加热，放入切碎的洋葱以中火炒至洋葱变软。加入蒜、香菜籽和姜黄粉，翻炒1分钟后关火，放入切碎的香菜叶、甘薯和青柠汁搅拌均匀。

3. 将炒好的配料倒入大碗中搅拌均匀。放入之前将调配好的混合面粉揉成面团，静置15分钟待用。

4. 将面团从碗中取出，放置于撒过干粉的料理板上，揉成长圆柱状。切为8个或10个相同大小的面团并揉成小面球。将面球擀成3～5毫米厚的面饼。注意控制面饼大小，使其可放在厚底煎锅中。重复以上步骤擀好所有面饼，面饼越薄，烹饪所需时间越短。

5. 以中火加热煎锅，放入一张面饼煎约3分钟，翻面再煎3分钟。注意将面饼翻面前需在其表面涂抹一些之前尚未用完的酥油。将煎好的面饼放置在温暖处保温，继续煎完所有面饼。

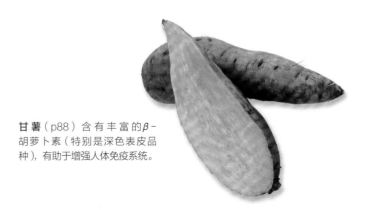

甘薯（p88）含有丰富的β-胡萝卜素（特别是深色表皮品种），有助于增强人体免疫系统。

黑麦面包

 补充能量　　　 强健骨骼　　　 美容养颜、增强发质　　　❤ 降低血压

　　制作高品质面包往往需要很长时间。耗时长说明面包的香味浓郁、口感香醇。用于制作黑麦面包的黑麦粒具有为身体补充能量、强健骨骼及指甲、强韧发质的功效，同时对心脏及循环系统有益。购买时尽量选择现磨全麦黑麦面粉以获取更多营养成分。

制作1整块

制作酵头
200克全麦黑麦面粉
400毫升矿泉水

制作面包
450克酵头
1汤匙黑糖蜜
450~500克全麦黑麦面粉
1汤匙葵花籽
2汤匙南瓜籽
1汤匙葛缕子种子
少许盐
1茶匙香菜籽
1块黄油（额外多准备一些用于润滑器皿）

1. 制作发酵头：将50克黑麦粉和100毫升矿泉水放入干净的大罐混合均匀。盖上干净的厨房棉布，放置在温暖处发酵24小时。酵头发酵的理想室温为18~20℃。当酵头内呈现类似气泡的纹理并散发略酸的气味时，再加入50克黑麦面粉和100毫升矿泉水搅拌。可根据实际需要再加少许水或黑麦面粉以使酵头保持柔软，继续静置24小时。酵头应当充满气泡空隙并散发类似水果的酸味。最后放入100毫升黑麦面粉和200毫升矿泉水混合均匀，静置一整夜使其成为柔软芳香的面团。

2. 取450克酵头放在大碗中，加入100毫升矿泉水和黑糖蜜搅拌均匀。继续加入400克黑麦面粉，用手混合成具有黏性的面团。可根据实际需要再加入一些黑麦粉直至面团手感合适（既不太软也不过于厚重）。盖上一块干净的厨房棉布在温暖处静置几小时。如果酵头充分发酵，面团会在8~12小时内体积增大一倍。

3. 在发好的面团中加入南瓜籽、葵花籽、葛缕子种子和盐，用手揉匀。取一个小煎锅加热，放入香菜籽干炒出香后，将其用杵和臼捣成粉。在容量为900克的长面包模具内壁涂抹少许黄油，均匀撒入香菜籽粉（确保模具内壁每一处都覆盖上黄油和香菜籽粉）。把面团放入面包模具，将面团表面处理光滑，撒少许黑麦粉。覆盖一块干净的厨房棉布，静置于温暖处几小时或直至面团表面明显升高。

4. 将烤箱预热至210℃，放入面团烤10分钟。降低烤箱温度至180℃，继续烘烤45分钟后将面包从烤箱取出。将黄油和2汤匙开水混合搅拌均匀，将黄油液倒在刚取出的面包表面。将烤箱断电，把面包重新放回烤箱用余温加热。取出面包，盖上一块亚麻布静置在食品架上使其完全冷却。黑麦面包在储存期间香味会更加浓郁。将其用亚麻布包裹放置在木质面包箱或布质面包袋中，可保存5~6天。

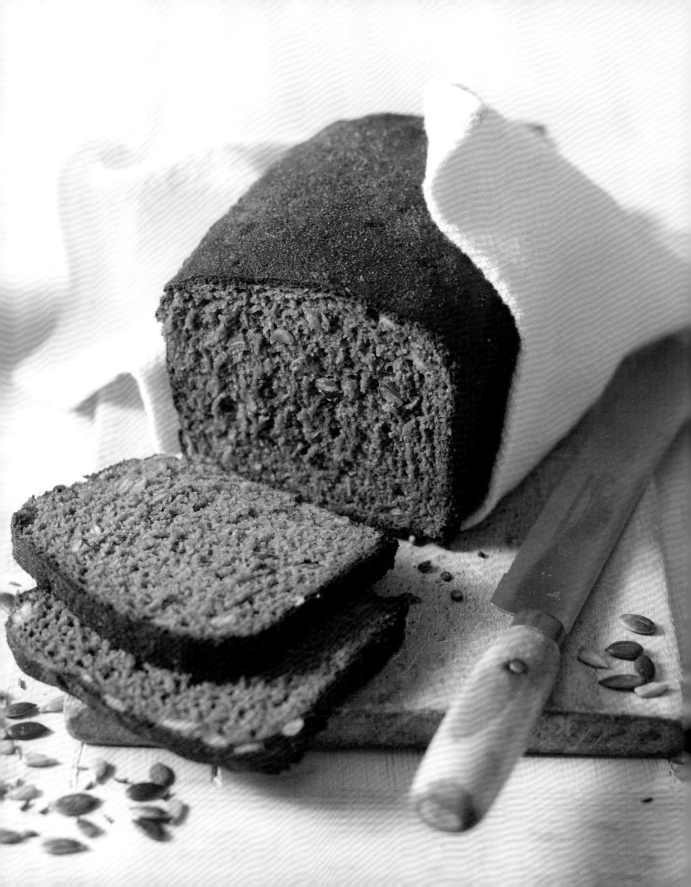

酸菜

 促进肠道有益菌群生长　　 振奋情绪　　 增强免疫系统　　 抗癌

　　将蔬菜保存在卤水溶液中（即乳酸发酵），食用后能促进肠道有益菌群的生长。自己制作的酸菜不仅能满足食欲，还能为人体提供维护肠道健康的各种酶类，从而促进身心健康。同时，酸菜还含有增强免疫系统及抗癌的物质。

制作1.35千克

2.5~3千克白色或红色卷心菜，或红白卷心菜各半

约60克粗海盐或岩盐

1汤匙葛缕子种子

1. 去除卷心菜最外层的叶片，对半切开。去除中间核心部分，平均切成4份。放入食品处理器或用锋利的刀子切丝。将卷心菜丝称重并按比例计算需要的盐量：每2.5千克卷心菜大约需要60克盐。

2. 将卷心菜丝放在干净的大碗中，均匀撒上粗海盐。用手抓揉使盐分充分进入卷心菜中（手法类似制作糕点），直至卷心菜析出汁液且手感湿润。静置几分钟使卷心菜中的水分充分析出且使卷心菜柔软。

3. 将卷心菜丝装进大消毒缸或消毒罐内，分批每次往缸内放入5厘米高的卷心菜丝并撒入一层葛缕子种子。用干净的擀面杖、大杵或果酱罐将每层卷心菜丝向下压，使蔬菜层离缸口保持7.5厘米距离。再倒入析出的卷心菜汁，最后加入凉盐水溶液（1½汤匙盐配1升凉开水）没过蔬菜层。

4. 将酸菜缸放在托盘上，蔬菜上覆盖一层干净的棉布，并在缸口放一个大小合适的盘子（或茶托）。最后在盘子上放一个装满水的罐子或将酸菜缸口包起。

5. 把酸菜缸放在通风良好的室内（理想室温为20~22℃）。每日检查卷心菜是否浸泡在盐水中，定期挑除浮渣并更换干净的棉布。

6. 当卷心菜停止产生气泡时即为发酵完全。当室温处于理想温度时，整个发酵过程大致需要3~4周。将发酵好的酸菜装入消毒罐，贴上标签放入冰箱保存。

小贴士：当室温低于13℃时，发酵过程会被中断；当室温高于24℃时，发酵过程会被破坏。若酸菜表面呈现粉红色且颜色越来越深，或者酸菜变得过于软烂且呈糊状，说明发酵未成功，不能食用。

泡菜

 抑制感染　　 促进循环　　 促进消化系统健康　　 抗癌

　　种类丰富的泡菜是韩国的传统食品，这里介绍的是制作方法最简单的泡菜之一。泡菜中使用的多种香辛料有助于人体抵御细菌和病毒感染。同时，这些香辛料具有促进人体循环及消化的良好功效。泡菜的原料为卷心菜（或中国大白菜），含有多种抗癌营养成分。

制作450~600克

1个中国大白菜（选取体形较小的）
2汤匙海盐
4根洋葱苗（切碎）
2.5厘米新鲜生姜根（去皮磨碎）
1瓣蒜（压碎）
4汤匙米醋
1汤匙泰式鱼露
1个青柠取汁
2汤匙芝麻油
2汤匙烘焙芝麻
2汤匙辣椒酱

1. 将大白菜沿纵向对半切为4等份，再切为5厘米厚的块。将海盐过筛后均匀涂抹在白菜叶上。室温下放置一整夜。

2. 冲洗白菜并用手抓揉，以去除叶片表面多余的盐分。沥去水分并用厨房用纸擦干叶片。

3. 将白菜放入带盖的耐低温容器（需能装入600克的白菜）。将所有配料均匀涂抹在叶片上。

4. 盖上盖，置于室温下浸泡一整夜。之后放入冰箱，等待几天使泡菜继续发酵增香。制作好的泡菜需保存在冰箱中，并在2周内食用完毕。

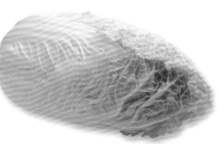

中国大白菜是抗氧化物质和维生素C的优质来源，有助于预防某些种类的癌症。
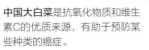

开菲尔牛奶

 促进肠道有益菌群生长　　 增强免疫系统　　 提升幸福感

　　新鲜牛奶经开菲尔菌种发酵所得的开菲尔牛奶有益于人体消化系统健康。消化系统与我们的免疫、内分泌、循环以及中枢神经系统关系密切。开菲尔牛奶具有的镇定舒缓功能，能作用于这些系统从而带来幸福感。制作开菲尔牛奶的最佳原材料是采用未经高温消毒的新鲜牛奶，或者非均质化的灭菌牛奶、绵羊奶或山羊奶。

制作1升

1汤匙开菲尔菌种
1升未经高温消毒的新鲜牛奶（或非均质化的灭菌常温牛奶）

1. 将开菲尔菌种放在干净的罐中，倒入牛奶并在罐口覆盖一条干净的厨房毛巾。放置在避光黑暗处（如橱柜）18小时~1天。

2. 用干净的塑料筛将发酵后的牛奶过滤。过滤出的开菲尔菌种可保留下来用于下次发酵。

3. 将开菲尔牛奶倒入罐子或瓶子保存在冰箱内。开菲尔牛奶的保存期限为1周，但趁鲜饮用口感最好。随着保存时间增加，牛奶的香气会流失且浓度也会变稠。

开菲尔奶酪

 促进肠道有益菌群生长　　 增强免疫系统　　 提升幸福感

　　采用开菲尔菌种发酵可为我们的日常饮食带来高品质食品。这种柔软、奶香浓郁的奶酪有助于增强人体内部系统健康，从而提升免疫力和消化能力。开菲尔奶酪中的大部分乳糖和某些蛋白质，在人体摄入前就已被菌种中的细菌和酵母分解，因此这种奶酪能够被一些乳糖不耐受人群所接受。

制作约300克

1汤匙开菲尔菌种
1升未经高温消毒的新鲜牛奶（或非均质化的灭菌常温牛奶）

1. 将开菲尔菌种放在干净的罐中，倒入牛奶并在罐口覆盖一条干净的厨房毛巾。放置在避光黑暗处（如橱柜）2~4天，直至牛奶分离成液体和固态凝乳两部分。此时开菲尔菌种通常存在于固态凝乳的最上层部分。可用塑料勺将菌种尽可能多地收集起来，保存在冰箱内以供下次使用。

2. 取一个干净的塑料筛放在大玻璃碗上，将牛奶中的凝乳和乳清分离。乳清可根据个人喜好用于烹制汤或各类饮品。凝乳奶酪则装入带盖的陶瓷碗，放入冰箱保存，并在一周内食用完毕。享用时可将奶酪涂抹在薄脆饼干或烤黑麦面包上。

3. 如果想得到口感更加柔滑紧实的软奶酪，可将过滤出的凝乳用棉布包裹后静置一整晚或直至口感适合（放置的时间越长，奶酪口感越紧实）。若想为奶酪额外增加香气，可在奶酪中混入一些亚麻籽碎或其他种子、坚果及新鲜香草，如牛至、罗勒、柠檬百里香或莳萝。

杜松香菜籽油

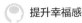 提升幸福感　　○ 促进循环　　◎ 维护前列腺健康

　　这款芳香的调味油能为人体注入活力。其混合了具有温补身体、补充能量等功效的种子油和香辛料，有助于提升幸福感和性欲。这款调味油可作为沙拉料汁，也可为米饭、面条及意大利面增香。

制作200毫升

15克黑胡椒粒
30克香菜籽
15克杜松子
1/4～1/2茶匙辣椒碎
150毫升葵花籽油

用于基础油

2汤匙核桃油
2汤匙南瓜籽油
1½汤匙大麻籽油
1½汤匙黑种草籽油

1. 将所有干燥食材用杵及臼捣碎，放入干净的耐热玻璃罐，倒入葵花籽油。

2. 将烤箱预热至50℃，关掉电源。用棉布将玻璃罐底部包裹起来（避免玻璃在接触到热金属烤架时开裂），放入烤箱，保持罐口敞开，静置6～8小时。期间烤箱内温度需保持在40℃左右，因而需要频繁开关烤箱电源以保证油料温热。

3. 将油料取出过滤掉所有植物种子和香辛料，此时能得到至少100毫升调味油。将其倒入消毒过的深色玻璃瓶，加入核桃油、南瓜籽油、大麻籽油和黑种草籽油。密封后摇匀，贴上标签注明日期，保存在冰箱中并在3周内使用完毕。

玫瑰茴香籽油

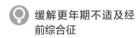 缓解更年期不适及经前综合征　　 抑制炎症　　美容养颜、维护肌肤健康

　　这款具有养颜功效的调味油有助于延缓衰老。随着年龄增加，人体自身将日常饮食中的脂肪转化为 $\gamma-$ 亚麻酸（GLA）的能力会随之下降。这款调味油含有丰富的GLA，从而有助于改善因年龄增长导致的GLA缺乏。同时，还能缓解更年期不适及经前综合征。

制作200毫升

10克干燥百里香
5克茴香籽
5克干燥玫瑰花瓣
5克干燥金盏花
150毫升葵花籽油

用于基础油

3汤匙月见草油
2汤匙琉璃苣油
2汤匙大麻籽油
1汤匙黑种草籽油

1. 将所有干燥食材用杵及臼捣碎，放入干净的耐热玻璃罐，倒入葵花籽油。

2. 将烤箱预热至50℃，关掉电源。用棉布将玻璃罐底部包裹起来（避免玻璃在接触到热金属烤架时开裂），放入烤箱，保持罐口敞开静置6～8小时。期间烤箱内温度需保持在40℃左右，因而需要频繁开关烤箱电源以保证油料温暖。

3. 将油料取出过滤掉所有植物种子和香料，此时能得到至少100毫升调味油。将其倒入消毒后的深色玻璃瓶，加入月见草油、琉璃苣油、大麻籽油和黑种草籽油。密封后摇匀，贴上标签注明日期，保存在冰箱中并在3周内使用完毕。

玫瑰覆盆子醋

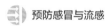 温和利尿　提高对脂肪的消化能力　美容养颜、增强发质　缓解痛经

果醋有益人体健康并且用途广泛。这款玫瑰覆盆子醋既可为食物增香，还可促进身体排毒（每日早晨取1汤匙果醋与温水混合饮用）。要获得高治愈功效的玫瑰覆盆子醋，最佳选择是采用经典芳香玫瑰品种（如大马士革玫瑰和法国蔷薇）以及高品质的有机苹果醋。

制作300毫升
100克新鲜覆盆子
2汤匙新鲜玫瑰花瓣
300毫升有机苹果醋

将覆盆子和玫瑰花瓣放在干净的玻璃罐中，倒入苹果醋至完全没过覆盆子浆果。盖上盖密封后放置在避光黑暗的橱柜中2~3周。过滤后倒在干净的瓶中，密封并贴上标签注明日期。这款果醋的保存期限为3个月。另外，过滤出的覆盆子可根据个人喜好用于制作思慕雪。

黑莓醋

 预防感冒与流感　 光泽肌肤　促进循环

完全成熟的黑莓是一款完美食品，具有多种有益人体健康的成分。黑莓中的花青素、水杨酸、鞣花酸和纤维素能够光泽肌肤、增强发质。另外，黑莓醋还可以作为漱口液来缓解咽喉不适，或者作为饮品帮助预防感冒和流感。制作这款果醋时注意选择高品质的有机苹果醋。

制作300毫升
100克新鲜黑莓
300毫升有机苹果醋

将黑莓放在干净的玻璃罐中，倒入苹果醋至完全没过黑莓浆果。盖上盖密封后放置在避光黑暗的橱柜中2~3周。过滤后倒在干净的瓶中，密封并贴上标签注明日期。这款果醋的保存期限为3个月。另外，过滤出的黑莓可根据个人喜好用于制作思慕雪。

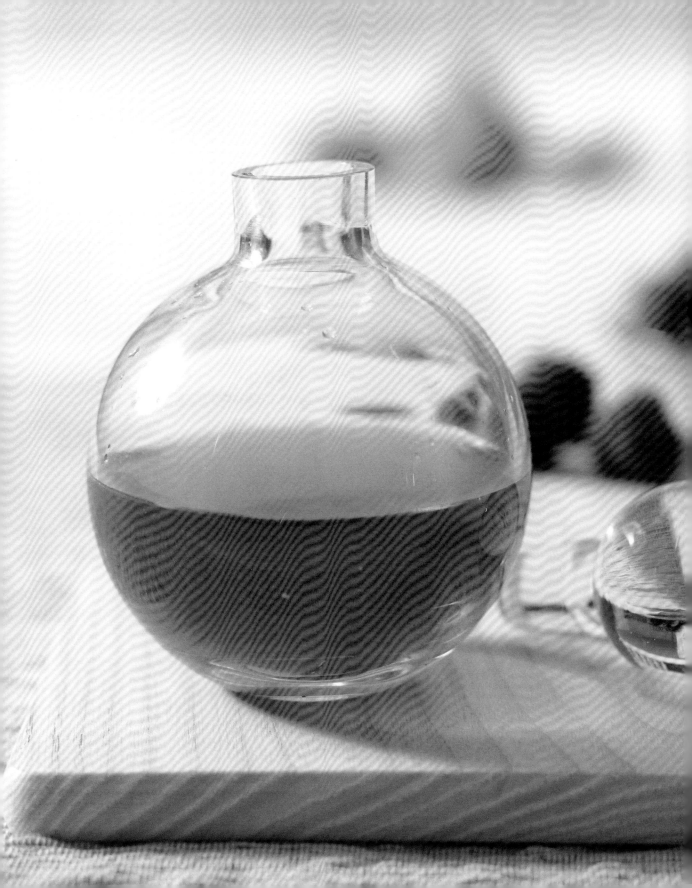

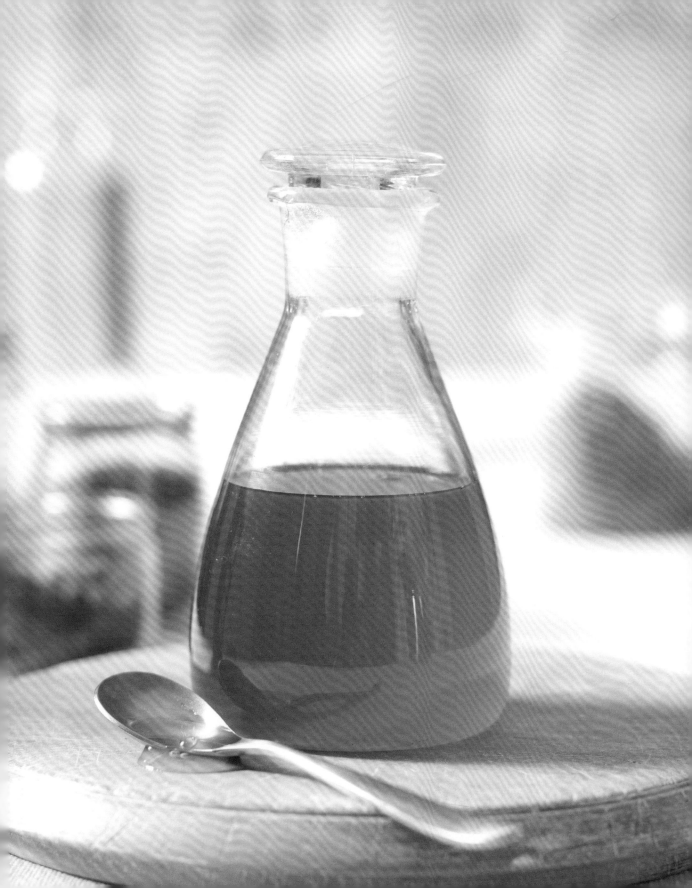

姜黄生姜油

 抑制炎症　　　 维护心脏和血管健康　　　维护消化系统健康

　　这款调味油包含了有益健康的植物籽油及具有抗炎功效的植物。这两种食材的搭配使这款调味油特别有助于缓解关节炎和风湿性疾病、维护心脏和消化道健康。这款性质温热、能增强免疫力的调味油不仅可以作为美味的沙拉料汁，还可以取1~2勺洒在蔬菜或酸奶上，或加在思慕雪中。

制作400毫升
20克干燥牛至
5克干燥鼠尾草叶
10克杜松子
10克干燥迷迭香叶
1茶匙磨碎的姜黄
1茶匙磨碎的生姜
250毫升葵花籽油
3汤匙亚麻籽油
3汤匙大麻籽油
3汤匙琉璃苣油
3汤匙玫瑰果油

1. 将牛至、鼠尾草叶、杜松子和迷迭香叶放入搅拌机或食品处理器搅拌以减小其体积。取一个干净的玻璃罐，放入香草和磨碎的香辛料，倒入葵花籽油至没过所有食材。

2. 将烤箱预热至50℃，关掉电源。用棉布将玻璃罐底部包裹起来（避免玻璃在接触到热金属烤架时开裂），放入烤箱，保持罐口敞开，静置6~8小时。期间烤箱内温度需保持在40℃左右，因而需要频繁开关烤箱电源以保证油料温热。

3. 将油料取出过滤掉所有植物种子和香料，此时能得到至少100毫升调味油。将其倒入消毒过的深色玻璃瓶，加入亚麻籽油、琉璃苣油、大麻籽油和玫瑰果油。密封后摇匀，贴上标签注明日期，保存在冰箱中并在3~4周内使用完毕。

罗勒油

 缓解支气管炎　　　 改善经前综合征　　　 提升幸福感

　　罗勒有益人体呼吸、生殖和神经系统健康，能有效缓解呼吸道充血、堵塞等症状，如鼻窦炎、嗅觉退化及某些支气管炎症。罗勒传统被认为是一种具有提升愉悦感、振奋情绪功效的香草，从而有助于恢复身体活力、增强记忆力并带来幸福感。

制作240毫升
1小束罗勒
110毫升初榨橄榄油
110毫升葡萄籽油

1. 锅中倒入500毫升清水煮沸。另取一个小平底锅，倒入冷水和适量冰块调制成冰水混合物。拿住罗勒束的茎秆部位，将罗勒叶浸入滚水8秒后立刻取出，再将其浸入冰水中以避免罗勒叶褪色或过熟。用厨房用纸吸干叶片上的水分，切除茎秆并将叶片放入搅拌机或食品处理器。加入初榨橄榄油和葡萄籽油，通电搅拌至顺滑。

2. 罗勒油制作好后即可使用。如果想保存更长时间，可将其静置1~2小时，用棉布过滤掉油中的罗勒叶碎，并倒入消毒后的瓶子密封。贴上标签注明日期，保存在冰箱中，并在3~4周内使用完毕。

◀ 姜黄生姜油

营养参考表

维生素补充表

　　食物品质越高，其含有维持人体健康所必需的维生素也就越多。加工、烹饪、储存等工序，以及土壤中的农药和肥料会导致食物营养流失。日常饮食中保持最优的摄入量能满足人体对维生素的需求［关于维生素日均所需摄取量（ADI）和食品所提供的补充量的更多细节部分参见本书p17］。

营养元素	功能	高含量食物来源	备注	日均所需摄取量（ADI）或食物补充量（SR）
维生素A和类胡萝卜素	**维生素A：**抗氧化；维护视力及夜视能力；促进生长发育及生育能力；合成胶原蛋白；润滑黏膜。 **类胡萝卜素：**维生素A的前身；抗氧化；维护心脏及循环系统健康；保护黏膜	**维生素A：**鱼肝油；动物肝脏；多脂鱼类；蛋黄；全脂牛奶；黄油 **类胡萝卜素：**绿色及黄色蔬菜；深绿色叶类蔬菜；甜椒；甘薯；西蓝花；胡萝卜；杏干；梅干；羽衣甘蓝；欧芹；菠菜；藜麦；西洋菜	动物性来源的维生素A吸收率要高于植物性来源的维生素A	**维生素A：** ADI:5000～9000IU SR:10000IU以上 **类胡萝卜素：** ADI:5～8毫克 SR:10～40毫克
维生素B₁（硫胺素）	分解碳水化合物、释放能量；促进生长发育；调节食欲；维护消化及神经系统健康	酵母提取物；小麦胚芽；全麦面粉；葵花籽；糙米；巴西栗；美洲山核桃；猪肉；豆类；荞麦；燕麦；榛子；黑麦；肝脏；腰果	维生素B₁具有光热不稳定特性。例如，食材磨粉工序会导致60%～80%的维生素B₁流失	ADI:1～5毫克 SR:5～150毫克
维生素B₂（核黄素）	与蛋白质协同作用能调节呼吸；促进生长发育；有益皮肤及眼部健康	酵母；动物肝脏；动物肾脏；杏仁；小麦胚芽；野生稻；蘑菇；蛋黄；小米；小麦麸皮；多脂鱼类；羽衣甘蓝；腰果；葵花籽	光照下不稳定	ADI:1.5～2毫克 SR:10～200毫克
维生素B₃（烟酸）	参与释放能量及合成类固醇和脂肪酸；维护消化系统、皮肤及神经系统健康	酵母；野生稻；糙米；全麦面粉；花生；动物肝脏；火鸡；鳟鱼；鲭鱼；鸡肉；芝麻；葵花籽；红肉类瘦肉；荞麦；大麦；杏仁	比较稳定	ADI:15～20毫克 SR:100～3000毫克
维生素B₅（泛酸）	调节碳水化合物及脂肪代谢；缓解压力；增强免疫系统；促进消化	酵母；动物肝脏；动物肾脏；花生；蘑菇；豌豆；糙米；黄豆；鸡蛋；燕麦；荞麦；葵花籽；扁豆；黑麦面粉；腰果；多脂鱼类；火鸡；西蓝花；牛油果	不稳定：烹饪加热、冷冻及制成罐头。同时，将谷物磨粉会导致维生素B₅流失	ADI:5～10毫克 SR:20～500毫克
维生素B₆（吡哆醇、磷酸吡哆醛）	代谢碳水化合物及蛋白质；合成激素及脂肪酸；维护神经系统及皮肤健康；平衡生长激素	酵母；葵花籽；小麦胚芽；金枪鱼；肝脏；黄豆；核桃；多脂鱼类；扁豆；荞麦面粉；豆类；糙米；榛子；香蕉；猪肉；牛油果；全麦面粉；甜板栗；蛋黄；羽衣甘蓝；黑麦面粉	光照下及烹饪后不稳定。磨粉工序会导致75%的维生素B₆流失	ADI:1.6～2.6毫克 SR:10～150毫克

营养元素	功能	高含量食物来源	备注	日均所需摄取量（ADI）或食物补充量（SR）
维生素B$_{12}$（钴胺素）	合成DNA；构建血红细胞；合成油脂及髓鞘；维护神经系统、血细胞、肠道黏膜及皮肤健康	肝脏；贝类；肾脏；多脂鱼类；蛋黄；羊肉；牛肉；奶酪	植物中不含生物活性的维生素B$_{12}$，因此素食主义者必须补充	ADI:2～50微克 SR:300～5000微克
叶酸	合成DNA及RNA；构建血细胞；合成蛋白质；促进生长发育；维护消化系统、神经系统及血红细胞健康	酵母；黑眼豌豆；黄豆；小麦胚芽；肝脏；肾豆；绿豆；芦笋；扁豆；核桃；菠菜；羽衣甘蓝；甜菜叶；花生；西蓝花；大麦；全麦麦片；孢子甘蓝；杏仁；燕麦；卷心菜；无花果；牛油果	光照及加热条件下不稳定。储存及烹饪都会导致叶酸流失。备孕及孕期女性建议补充叶酸	ADI:400微克 SR:500～5毫克
维生素C（抗坏血酸）	抗氧化；维护免疫系统、骨骼、牙齿、牙龈、软骨、毛细血管及结缔组织健康；促进伤口愈合；合成类固醇激素；促进铁元素吸收；调节胆固醇	针叶樱桃；甜椒；羽衣甘蓝；欧芹；叶类蔬菜；西蓝花；西洋菜；草莓；木瓜；橙子；葡萄柚；卷心菜；柠檬汁；接骨木果；肝脏；杧果；芦笋；牡蛎；萝卜；覆盆子	光热不稳定。烹饪会导致10%～90%的维生素C流失	ADI:75～125毫克 SR:250～2000毫克
维生素D（钙化醇）	调节钙元素吸收，维护骨骼及牙齿健康；保护免疫及神经系统健康；预防癌症；调节激素平衡	鱼肝油；沙丁鱼（新鲜或罐装）；鲑鱼；金枪鱼；虾；黄油；葵花籽；肝脏；鸡蛋；牛奶；蘑菇；奶酪	人体皮肤经日晒会合成维生素D，因此不常外出接触日光的人群建议适量补充	ADI:1～5毫克 SR:5～150毫克
维生素E（生育酚等）	抗氧化；增强免疫系统；维护心脏及循环系统健康；平衡脂质；调节性激素；提高生育力及消化能力；生长发育	葵花籽；葵花籽油；红花籽油；杏仁；芝麻油；花生油；玉米油；小麦胚芽；花生；橄榄油；黄油；菠菜；燕麦；鲑鱼；糙米；黑麦面粉；美洲山核桃；全麦面包；胡萝卜	光照及加热造成维生素E的流失。同时，磨粉工序会导致食物中近80%的维生素E流失	ADI:30毫克 SR:100～800毫克
维生素K（叶绿醌、甲基萘醌）	凝血；代谢钙元素；平衡血糖；维护肺组织、心脏及循环系统健康；促进代谢；维护骨骼及皮肤健康；肠道内有益菌群能够合成维生素K	西蓝花；生菜；卷心菜；肝脏；菠菜；西洋菜；芦笋；奶酪；黄油；燕麦；豌豆；小麦整粒；四季豆；猪肉；鸡蛋；海带	光照不稳定。如果肠道内菌群水平健康，那么其合成的维生素K能满足人体所需近50%	ADI:70～150微克 SR:1～20毫克
生物类黄酮（柠檬酸、橙皮苷、芦丁、槲皮素等）	抗氧化；抑制炎症；维护免疫系统健康；抗癌（槲皮素）；保护血管健康（芦丁）	苹果；黑色及红色浆果；黑醋栗；荞麦；柑橘类水果；杏；大蒜；植物嫩芽；洋葱；玫瑰果；樱桃	烹饪及加工会损失部分生物类黄酮	ADI:不适用（N/A） SR:500～3000毫克
必需脂肪酸（ω脂肪酸）	抑制炎症；维护凝血功能；平衡脂质；促进生长发育及生育；有益于脑功能、神经系统、眼睛、皮肤、关节、代谢、激素、心脏及循环系统	鱼肝油；多脂鱼类；牛奶；奶酪；亚麻籽油；大麻籽油；油菜；大豆油；核桃油；黑醋栗籽油	避免氢化、光照及加热	3%～8%热量

矿物质补充表

与维生素类似，矿物质也是人体健康必需的营养素。其在构建骨骼、合成激素及调节心率方面扮演着十分重要的角色。现代食品产业及农耕方式会破坏我们食物中的许多重要矿物质。同时，人体自身不能合成矿物质，因此从食品或高品质补充剂（详细参见本书p17）中获取多种矿物质是必需且必要的。

营养元素	功能	高含量食物来源	备注	日均所需摄取量（ADI）或食物补充量（SR）
硼	激活维生素D；维护骨骼及关节健康	饮用水；杏仁；苹果；黑枣；坚果；豆类；花生；梅干；黄豆	含硼土壤生长的植物大部分也含有硼元素	ADI:2～3毫克 SR:2～10毫克
钙	构建骨骼及牙齿；调节神经系统及肌肉功能；调节激素及血压	海带；海藻；奶酪；角豆；糖蜜；杏仁；酵母；欧芹；玉米；西洋菜；山羊奶；豆腐；无花果；葵花籽；酸奶；甜菜叶；绿色叶类蔬菜；小麦麸皮；牛奶；荞麦；芝麻；橄榄；西蓝花	水质较软则说明其钙元素含量低。食物中磷含量高（大黄、菠菜、谷粒及谷物）会降低人体对钙元素的吸收	ADI:800～1400毫克 SR:1000～2500毫克
铬	代谢葡萄糖；促进生长发育；调节胰岛素和胆固醇	啤酒酵母；牛肉；肝脏；全麦面包；黑麦面粉；辣椒；牡蛎；马铃薯	谷物加工成面粉会损失近50%的铬元素。	ADI:50～200微克 SR:100～300微克
铜	合成人体吸收铁元素必需的酶；构建血红细胞；维护皮肤、骨骼及神经系统功能；合成胶原蛋白	牡蛎；贝类；坚果；巴西栗；杏仁；榛子；核桃；美洲山核桃；豆类；豌豆；肝脏；荞麦；花生；羊肉；葵花籽油；蟹；使用铜质自来水管	与锌和钙元素拮抗（高剂量的锌和钙元素不利于铜的吸收）	ADI:1～3毫克 SR:2～10毫克 人体对于铜元素的代谢率个体差异很大
碘	合成甲状腺激素	海藻；海带；蛤；对虾；鳕鱼；贝类；鲑鱼；沙丁鱼；肝脏；菠萝；鸡蛋；花生；全麦面包；奶酪；猪肉；生菜；菠菜	食盐中常需要添加碘元素，而海盐则不需要	ADI:150微克 SR:100～1000微克
铁	维护血红细胞功能；释放能量；促进生长发育；维护骨骼、呼吸系统、皮肤及指甲健康	海带；酵母；糖蜜；小麦麸皮；南瓜籽；肝脏；葵花籽；小米；欧芹；蛤；杏仁；梅干；腰果；红肉类；葡萄干；坚果类；甜菜；蒲公英叶；黑枣；熟干豆；鸡蛋；扁豆；糙米；杏干；生巧克力	维生素C能促进铁元素的吸收	ADI:10～20毫克 SR:15～50毫克

营养元素	功能	高含量食物来源	备注	日均所需摄取量（ADI）或食物补充量（SR）
镁	合成蛋白质、碳水化合物及脂质；修复DNA；合成能量；调节肌肉活动；稳定钙元素；维护心脏及循环系统健康	海带；海藻；小麦麸皮及胚芽；杏仁；腰果；糖蜜；啤酒酵母；荞麦；巴西栗；坚果类；小米；黑麦；豆腐；甜菜叶；椰子肉；酱油；菠菜；糙米；无花果；杏；黑枣；对虾；甜玉米；牛油果。	磨粉或加工会使谷粒及谷物损失近90%的镁元素	ADI:350毫克 SR:300~800毫克
锰	抗氧化；参与激活酶；维护骨骼及韧带功能	坚果类：美洲山核桃、巴西栗、杏仁；大麦；黑麦；荞麦；豌豆；全麦面包；菠菜；燕麦；葡萄干；大黄；孢子甘蓝；牛油果；豆类	磨粉或加工会使谷粒及谷物损失80%~90%的锰元素	ADI:2.5~7毫克 SR:2~20毫克
钼	调节铁、铜元素及脂肪代谢；牙齿健康；抑制致癌物	扁豆；肝脏；干燥豆类；菜花；小麦胚芽；菠菜；肾脏；糙米；大蒜；燕麦；鸡蛋；黑麦；玉米；大麦；鱼类；鸡肉；牛肉；马铃薯；洋葱；椰子	磨粉或加工会使谷粒及谷物损失近80%的钼元素	ADI:75~250微克 SR:100~1000微克
磷	骨骼健康；稳定钙元素；合成RNA及DNA；释放及代谢能量；激活维生素B	啤酒酵母；小麦麸皮及胚芽；南瓜籽；巴西栗；芝麻；干燥豆类；杏仁；奶酪；黑麦；花生；腰果；肝脏；扇贝；小米；大麦；海藻；鸡肉；糙米；鸡蛋；大蒜；蟹；蘑菇；牛奶	磷元素广泛存在于各类食物中，因此日常饮食中缺乏磷元素的情况非常少	ADI:800毫克 SR:400~3000毫克
钾	调节血压；水平衡；平衡激素；肌肉及神经系统健康	海藻；葵花籽；小麦胚芽；杏仁；葡萄干；坚果类；黑枣；无花果；山药；大蒜；菠菜；小米；干燥豆类；蘑菇；西蓝花；香蕉；红肉类；南瓜；鸡肉；胡萝卜；马铃薯	利尿剂或某些药品会导致体内钾元素流失	ADI:4.5~5.1克 SR:3~8克
硒	抗氧化；排出体内化学毒素；抑制致癌物；提升精子质量；维护生育系统健康；增强生育力；维护甲状腺健康；修复DNA	黄油；鲱鱼；小麦胚芽；巴西栗；苹果醋；扇贝；大麦；龙虾；对虾；燕麦；甜菜；贝类；蟹；牛奶；鱼类；红肉类；糖蜜；大蒜；鸡蛋；蘑菇；紫花苜蓿	磨粉或加工会使谷物损失40%~50%的硒元素	ADI:50~200微克 SR:200~800微克
锌	抗氧化；抑制致癌物；调节免疫系统；抗病毒；合成DNA及RNA；参与激活酶；促进伤口愈合；保护皮肤、头发、肌肉及呼吸系统健康；提高生育力；促进生长发育；维护生育系统健康；合成胰岛素	牡蛎；生姜；红肉类；坚果类；干燥豆类；肝脏；牛奶；蛋黄；整粒小麦；黑麦；燕麦；巴西栗；花生；鸡肉；沙丁鱼；荞麦；多脂鱼类；对虾；白肉鱼类	磨粉或加工会使谷物损失约80%的锌元素；冷冻会使蔬菜流失25%~50%的锌	ADI:15毫克 SR:10~70毫克

维生素和矿物质补充表资料来源于：

Osiecki, H., "*The Nutrient Bible 8th Edition*" (2010,Bioconcepts,Australia)

Liska, et al, "*Clinical Nutrition:A Functional Approach*" (2004,The Institute for Functional Medicine,Washington,USA)

索引（健康领域）

有益人体健康的食物按不同健康领域分为以下组群。

索引

索引中的斜体字条目在本书推荐食谱部分（p176~337）有详细介绍。另外，每道菜肴中的主要食材都给出了适合其他烹饪用途的建议。

致谢

作者感谢在本书创作过程中，对有机食品和健康天然的生活方式大力支持的Peter Kindersley。同时感谢Daphne Lambert在食谱选择部分的帮助与信息反馈，并允许我们将覆盆子杏仁蛋糕的烘焙方式呈现在本书中（p268）（译者注：实际应为p286，原文为p268）。感谢Alex Savage对研究的协助以及Dorling Kindersley对本书从概念设定到全部完成的引导。

Dorling Kindersley 感谢优秀的Neal's Yard Remedies团队。

菜肴摄影：Stuart West
美术指导：Kat Mead
食品造型：Jane Lawrie
道具造型：Liz Hippisley
其他部分摄影：Ian O'Leary
校对：Sue Morony,Kokila Manchanda,Neha Ruth Samuel
索引：Marie Lorimer
食谱测试：Hülya Balci,Amy Carter,Francesa Dennis,Katy Greenwood,Clare Nielsen-Marsh,Ann Reynolds
助理编辑：Martha Burley
助理设计：Collette Sadler,Pooja Verma

出版商感谢如下机构及个人对其照片复制的许可：
（关键词：a-以上全部；b-下面/底部；c-中间；f-远；l-左边；r-右边；t-上边）

70 StockFood.com: Eising Studio - Food Photo & Video(c).
125 Alamy Images: Food Features(br)

封套图片：封面：Dorling Kindersley:Stuart West(bl,b,bc,br);
　　　　　　封底：Dorling Kindersley:Stuart West(tl,t,tc,tr);

其他所有图片© Dorling Kindersley
了解更多：www.dkimages.com